Carl-Auer

*Dieses Buch ehrt zwei außergewöhnliche Frauen,
Kathryn Lane Rossi und Susan Janine Louise Davis,
die nicht nur unser beider Leben je zu einer
unermesslichen Freude gemacht haben, sondern außerdem
für viele Tausend Menschen zu einem Quell
der Heilung geworden sind.*

Richard Hill
Ernest L. Rossi

Mirroring Hands

Eine klientenresponsive Therapie für Körper und Psyche

Aus dem Amerikanischen
von Theo Kierdorf und Hildegard Höhr
Mit Vorworten von Jeffrey K. Zeig
und Hansjörg Ebell

2021

Themenreihe »Hypnose und Hypnotherapie«
hrsg. von Bernhard Trenkle
Reihengestaltung: Uwe Göbel
Umschlaggestaltung: Heinrich Eiermann
Umschlagmotiv: Lucy on the Wall, Ingo Maurer
Umschlagfoto: © Hagen Sczech
Redaktion: Uli Wetz
Satz: Drißner-Design u. DTP, Meßstetten
Printed in Germany
Druck und Bindung: CPI books GmbH, Leck

MIX
Papier aus verantwortungsvollen Quellen
FSC® C083411
www.fsc.org

CPI klimaneutral
Mehr Bäume.Weniger CO_2

Erste Auflage, 2021
ISBN 978-3-8497-0364-6 (Printausgabe)
ISBN 978-3-8497-8263-4 (ePUB)

Die Originalausgabe erschien unter dem Titel
"The Practitioner's Guide to Mirroring Hands"
bei Crown House Publishing, Carmarthen, UK

Published by arrangement with Crown House Publishing Limited
Aus dem Amerikanischen übersetzt von Theo Kierdorf und Hildegard Höhr

Bibliografische Information der Deutschen Nationalbibliothek:
Die Deutsche Nationalbibliothek verzeichnet diese Publikation
in der Deutschen Nationalbibliografie; detaillierte bibliografische
Daten sind im Internet über http://dnb.d-nb.de abrufbar.

Informationen zu unserem gesamten Programm, unseren Autoren
und zum Verlag finden Sie unter: **https://www.carl-auer.de/**
Wenn Sie Interesse an unseren monatlichen Nachrichten haben,
können Sie dort auch den Newsletter abonnieren.

Carl-Auer Verlag GmbH
Vangerowstraße 14 • 69115 Heidelberg
Tel. +49 6221 6438-0 • Fax +49 6221 6438-22
info@carl-auer.de

Inhalt

Danksagung

Die Entstehung dieses Buches hat sich über Jahrzehnte hingezogen und hat viele Entwicklungsstadien und Revisionen durchlaufen. Deshalb ist es wahrscheinlich unmöglich, an dieser Stelle allen Anerkennung zu zollen, die zu seiner Publikation beigetragen haben. Wir bedanken uns zunächst von ganzem Herzen bei allen Patienten und Klienten, die wir im Laufe der Jahre betreut haben und die auf ganz besondere Weise als Mitschöpfer an der Entwicklung von *Mirroring Hands* beteiligt sind. Selbstverständlich gilt unser Dank auch der numinosen und immer noch anhaltenden Präsenz von Milton H. Erickson.

Richard Hill möchte als Erstes Ernest Rossi danken, der seine Bemühungen, ein guter Therapeut zu werden, seit über einem Jahrzehnt begleitet. In den mittleren Lebensjahren einen völlig neuen Beruf zu ergreifen ist unter den Augen der Besten eines Metiers deutlich leichter.

An dieser Stelle müssen wir noch einmal unseren Frauen Kathryn Rossi und Susan Davis für ihre enormen Beiträge sowohl auf beruflicher als auch auf persönlicher Ebene danken. Fast ebenso engagiert war Michael Hoyt in San Francisco, der den Text des vorliegenden Buches in mehreren vorläufigen Fassungen gelesen hat und uns mit wertvollen Anregungen und Ratschlägen zur Seite stand. Besonderen Dank hat auch Nick Kuys aus Tasmania in Australien verdient, der freundlicherweise die Rolle des »exemplarischen Praktikers« übernommen und uns dadurch zu erkennen geholfen hat, was interessant und wichtig war. Ganz besonderen Dank schulden wir weiterhin Jeff Zeig für sein Vorwort. Er ist weltweit bekannt als Ikone professioneller Exzellenz und widmet sich als Begründer und Vorstandsmitglied der Milton H. Erickson Foundation unermüdlich ihrem Gedeihen.

Wir wurden von vielen wunderbaren Menschen unterstützt und ermutigt, unter anderem von John Arden, Bonnie Badenoch, Rubin Battino, Steve Carey, Giovanna Cilia, Lou Cozolino, Mauro Cozzolino, Matthew Dahlitz, Jan Dyba, Roxanna Erickson-Klein, John Falcon, Bruce und Brigitta Gregory, Salvatore Iannotti, Paul Lange, Stephen Lankton, Paul Leslie, Scott Miller, Michael Munion, Carmen Nicotra, Bill O'Hanlon, Kirk Olson, Debra Pearce-McCall, Susan Sandy, Dan

Siegel, Lawrence Sugarman, Reid Wilson, Michael und Diane Yapko und Shane Warren. Es gibt aber noch mehr Personen, mit denen wir uns von Herzen verbunden fühlen, darunter Kollegen und Freunde bei der Global Association for Interpersonal Neurobiology Studies (GAINS), die wir eher als unsere Familie ansehen; außerdem die wundervollen Mitglieder der Milton H. Erickson Foundation; und schließlich Venkat Pulla und unsere Strength-Based-Practice-Social-Work-Gemeinschaft in Autralien, Asien und auf dem Subkontinent. Es war eine wunderbare Reise. Wir danken Euch allen!

Richard Hill & Ernest L. Rossi

Vorwort von Jeffrey K. Zeig

Ernest Rossi hat wichtige Beiträge zur Weiterentwicklung der Psychotherapie geleistet und ist zu einer historischen Persönlichkeit geworden. Er kann sich glücklich schätzen, Richard Hill als Co-Autor gewonnen zu haben.

Rossi hat in vielen Bereichen Wichtiges erreicht, unter anderem, indem er jungsche Perspektiven und die Arbeit von Milton H. Erickson, M. D., der zentralen Persönlichkeit der medizinischen Hypnose im 20. Jahrhundert, erweitert hat. Rossi war Ericksons Boswell[1] und hat seinen Ansatz in der Welt bekannt gemacht. Rossis eigene bahnbrechende Beiträge bewegen sich im Bereich der Psychoneurobiologie. Er hat damit begonnen, hypnotische Techniken in der Geist-Körper-Therapie zu nutzen, bis hin zu der Möglichkeit, durch hypnotische Suggestion die Genexpression zu verändern. Rossi hat erforscht, wie der Geist Gehirn und Körper kreiert. Damit hat er eine Tür geöffnet, durch die andere Forscher nun hinduch- und weitergehen können.

Auch eigene Beiträge zur Hypnose sind kennzeichnend für Rossis Arbeit. Er ist Spezialist für ideodynamische Aktivität – für die Veränderung von Verhalten und sensorischem Erleben durch Assoziationen und mentale Repräsentationen. Wenn wir intensiv an eine Zitrone denken, fangen wir an, Speichel zu produzieren. Wenn wir als Beifahrer in einem Auto sitzen und uns irgendwo auf dem Weg wünschen, dass der Fahrer schnell bremst, treten wir mit einem Fuß auf eine imaginäre Bremse. Diese ideodynamischen Prinzipien, die das Fundament des vorliegenden wichtigen Buches bilden, können die psychotherapeutische Arbeit lenken.

Rossi hat auch die Mirroring-Hands-Technik erfunden, die sowohl für hypnotische Induktion als auch für die Hypnotherapie genutzt werden kann. Im Buch werden das Protokoll für diese Arbeit und die damit verbundene Theorie beschrieben und mit plausiblen klinischen Beispielen illustriert. Auch Varianten werden erläutert, und es wird auf Einschränkungen hingewiesen. Therapeuten, die ihre Behandlungstechnik weiterentwickeln wollen, können hier von einem Meister psychotherapeutischer Arbeit lernen.

---

1 James Boswell, der Biograf Samuel Johnsons, der das erste große Lexikon der englischen Sprache schuf. (Anm. d. Übers.)

Richard Hill ist Koautor dieses Buches, nicht nur Kommentator. Er erklärt die Bedeutung der Neugier als eines lindernden Faktors und geht ausführlich darauf ein, wie das Gehirn dafür genutzt werden kann, den Körper zu ändern. Des Weiteren werden Orientierungen entwickelt, die Klinikern helfen sollen, Burn-out zu vermeiden.

Dieses Buch ist nicht nur eine wichtige Ressource für alle, die mit Hypnose arbeiten, sondern leistet auch jedem Psychotherapeuten, der etwas über Geist-Körper-Psychotherapie lernen will, als Einführung beste Dienste. Die Darstellung erschließt Möglichkeiten zur Auflösung von Problemen, die man bisher nicht mit psychotherapeutischen Techniken behandeln konnte.

Besonderes Lob verdient Ernest Rossis und Richard Hills lebendige Darstellung. Sie haben altes Unterholz gelichtet und einen Pfad gebahnt, dem andere unbedingt folgen sollten.

Jeffrey K. Zeig, Ph. D.,
Milton H. Erickson Foundation

Vorwort von Hansjörg Ebell

»Du weißt nie, was nach der nächsten Wegbiegung kommt.
Sei neugierig und offen dafür!«
Ernest L. Rossi

Vermutlich war diese Haltung maßgeblich dafür, dass Ernest Lawrence Rossi mit einem Lächeln ging, als er am 19. September 2020, im Alter von 87 Jahren, zu Hause in seiner geliebten Bibliothek für immer eingeschlafen ist.[2] *Mirroring Hands,* sein letztes Buch, verfasst gemeinsam mit Richard Hill, präsentiert die Essenz seiner jahrzehntelangen Erfahrung und Forschungen, gewissermaßen sein Vermächtnis: Aufgabe jeder therapeutischen Begleitung ist es, Problemlösefähigkeiten sowie Heilung zu fördern, die Begleiteten dazu zu ermutigen, neugierig auf die weitere Entwicklung zu vertrauen und ihr offen zu folgen.

»*What are You going to learn and do with all that stuff?*«, schrieb Rossi 1983 als Widmung in mein Exemplar der von ihm herausgegebenen *Collected Papers of Milton H. Erickson on Hypnosis.* Damals stand noch in den Sternen, dass der Carl-Auer Verlag mich bitten würde, ein Vorwort zu diesem Buch zu schreiben. In Kenntnis der englischen Ausgabe von 2017 habe ich diese Aufgabe gerne übernommen – auch, um es mit einer Art interkultureller Verständigung im Dienst der Hypnotherapie zu verbinden. Dieses ausführliche Vorwort soll als Schuhlöffel dienen, der hilft, in diesen wichtigen, aktuellen Beitrag zur hypnotherapeutischen Fachdiskussion hinein zu schlüpfen. Selbst erfahrenen Praktikerinnen und Praktikern, denen ideomotorische Techniken vertraut und selbstverständlich sind, empfehle ich, sich bei der Lektüre Kapitel für Kapitel an die Hand nehmen zu lassen und der Entwicklung des Themas Schritt für Schritt zu folgen – auch wenn es verführerisch sein mag, über die anschaulichen Beispielfotos der Technik und beeindruckende Fallbeispiele einzusteigen.

Die Grundregel der »spiegelnden Hände« klingt ganz einfach: Beobachte und begleite, wie sich die rechte und/oder die linke Hand deiner Klienten *ideomotorisch,* d. h. von sich aus, bewegen; fordere sie

2 »Tribute«-Zoom-Meeting mit Kathryn Lane Rossi u. v. A. (initiiert von Kris Klajs am 20. November 2020).

auf, hineinzuspüren und zu beschreiben, wie sich das anfühlt und was dabei innerlich so alles auftaucht – einfach so oder in Hypnose. Auf diese Weise werden nicht nur höchst komplexe Ausgangsvoraussetzungen zu verschiedensten Themen sichtbar, sondern auch sich daraus ergebende Entwicklungen symbolisiert. Damit werden diese zugänglich für behutsames Nachfragen und für fördernde Impulse, von innen wie von außen. Hill und Rossi betonen immer wieder, wie wichtig es sei, dabei sensibel auf jegliche Art von persönlich-individueller Eigendynamik zu achten und diese zu respektieren. Mitzugehen *(pacing)* wird grundsätzlich für wichtiger erachtet, als den Prozess in eine gewünschte Richtung zu beeinflussen *(leading)* – insbesondere auch dann, wenn Letzteres höchstwahrscheinlich gelingen würde. Wenn schon *Suggestionen* gegeben werden, d. h. Vorschläge im Sinne der eigentlichen englischen und französischen Wortbedeutung, dann um dazu zu ermutigen, dem Geschehen zu vertrauen und ihm neugierig und zuversichtlich zu folgen.

Mirroring Hands, auch in der Originalausgabe der Buchtitel, spricht als Terminus technicus für sich. Der im Englischen zusammenfassend formulierte Untertitel *A Client-Responsive Therapy that Facilitates Natural Problem-Solving and Mind-Body Healing* würde wörtlich übersetzt nur viele abstrakte Begriffe aneinanderreihen, die weitere »Übersetzungen« seitens der Leserinnen und Leser erforderlich machen. Der Verlag hat sich darum für eine verkürzte Version entschieden: *Eine klientenresponsive Therapie für Körper und Psyche.*

Klientenresponsiv? Als neuer Fachbegriff weist dieses Eigenschaftswort über das inzwischen fest etablierte – ursprünglich von Rogers vorgeschlagene – *klientenzentriert* hinaus. Abgeleitet ist das Wort von *respond/response* und steht für antworten, reagieren, erwidern sowie für Resonanz und Rückbezüglichkeit im Austausch zwischen Therapeut und Klient.

Joseph Barber – Kliniker, Forscher und Pionier auf dem Feld von Hypnose und Schmerztherapie, der auf diesem Gebiet in Format und Bedeutung mit Rossi vergleichbar ist – hat seine *hypnotic responsiveness* gezielt dem akademischen Konzept der Suggestibilität entgegengesetzt.[3] In diesem Beziehungsmodell wird die Passung von Therapeut und Klient mit Schlüssel und Schloss verglichen, um zu erklären,

---

3 The Locksmith Model: Accessing Hypnotic Responsiveness. In: S. J. Lynn a. J. W. Rhue (eds.) (1991): Theories of Hypnosis. Current Models and Perspectives. New York (Guilford).

warum der Zugang zu klinisch äußerst wertvollen Hypnosephänomenen im einen Fall zu erstaunlichen Veränderungen führt, in einem vergleichbaren Fall aber misslingt. Auch Kontextfaktoren bestimmen das Ergebnis. Sich als Patient mit Schmerzen und Ängsten in die Notaufnahme einer Klinik zu begeben, erweitert die Ansprechbarkeit *(response)* auf Hypnose und angemessene Suggestionen maßgeblich – sicherlich weit über die statistische Normalverteilung hinaus, die vermutlich bei den gleichen Personen als Teilnehmer an einem Suggestibilitätstest unter Alltagsbedingungen gefunden worden wäre. *Hypnotic reponsiveness* impliziert, dass Ansprechbarkeit und Reaktionsfreudigkeit auf Hypnose und Suggestionen von der Qualität der therapeutischen Beziehung abhängen und von Kontexterwartungen wesentlich beeinflusst werden *(placebo response)*.

Das Buch mit der Beschreibung zu beginnen, wie alles mit einem Besuch bei Ernest Rossi zu Hause anfing, ist ein erstes und gutes Beispiel dafür, was *klientenresponsiv* beinhaltet. Ein Gespräch auf Augenhöhe zwischen einem von einer Kongressdemonstration der *Mirroring Hands* faszinierten Besucher und dem international renommierten Leuchtturm der Hypnose. Dabei ist ein Funke übergesprungen, die Initialzündung nicht nur für eine tiefgreifende persönliche Entwicklung des Erstautors Hill, sondern auch für dieses Buch.

Erfreulich knapp gefasste Kapitel enthalten die jeweils wesentlichen Aspekte in der Überschrift und enden mit einem Rückblick *(review)*, der auf das nächste Kapitel bzw. den nächsten Gedankenschritt vorbereitet. Jedes Detail beinhaltet Aspekte des Ganzen, und das Ganze spiegelt sich in jedem Detail wider. Auch für hypnosystemisch versierte Leserinnen und Leser werden vertraute Begriffe in einer aufeinander aufbauenden Argumentation knapp, präzise und auf das jeweilige Thema bezogen definiert und ausgeführt.

Kürzel wie *NNNE* für den von Rossi so genannten *Neuheits-Numinosum-Neurogenesis-Effekt* sind zwar in beiden Sprachen Wortungetüme, werden im Text aber nachvollziehbar erläutert und verwendet. Die Begriffe *mind-body healing* und *mind-body therapy* stehen für psychosomatische Zusammenhänge und werden inzwischen auch in deutschsprachigen wissenschaftlichen Publikationen verwendet. Die Übersetzung als *Geist-Körper-Heilung* beinhaltet ein hohes Risiko, in ein Minenfeld von Vor-Urteilen und Miss-Verständnissen zu führen, auch wenn Rossi diesbezüglich sehr geerdet war: Über Jahrzehnte hat er in den Feldern von Chronobiologie, Psychoneuroimmunologie und

Epigenetik geforscht und viele wissenschaftlich fundierte Bücher und Artikel in Fachzeitschriften publiziert.

Besondere Aufmerksamkeit verdient die immer wieder verwendete Einteilung in *vier Phasen* oder vier *Schritte: Information, Inkubation, Durchbruch und Illumination sowie Verifikation.* Für eine professionelle therapeutische Begleitung bieten sie eine Struktur zur Prozessreflexion, geeignet sowohl für einzelne Therapiestunden wie auch für Lern- und Entwicklungsprozesse über einen längeren Zeitraum. Auch hier betonen die Autoren, dass Präsenz und Aufmerksamkeit der Begleitenden sensibel und responsiv darauf ausgerichtet bleiben sollten, die *Ideodynamik* zu erkennen und dieser entsprechend Raum zu geben, Neugier und Zuversicht zu wecken, um den Zugang zu *Möglichkeitsräumen* zu eröffnen – verbunden mit dem Angebot, diese gemeinsam oder auch selbstständig zu erkunden.

Ist man bei dieser Art von Begleitung gut zusammen unterwegs, führt dies an ein *growing edge* (Kante, Grenze, Rand) zum Wachstum. Eine solche Wachstumszone steht – wenn man Rossis Beispiel folgen will – bis zum letzten Atemzug zur Verfügung, gemäß seinem Credo: *»Du weißt nie, was nach der nächsten Wegbiegung kommt. Sei neugierig und offen dafür.«*

Mit dieser Auffassung und Haltung kann man sich dem annähern, was die Autoren unter *natural problem-solving* verstehen, nämlich unserer Natur entsprechende Problemlösungen zu erleichtern, zu fördern, zu ermöglichen, zu unterstützen, bereitzustellen und/oder zu moderieren. Für all diese Bedeutungen steht das englische *facilitate,* wenn wir uns als Therapeutinnen und Therapeuten *klientenresponsiv* der Ideodynamik individueller Entwicklungsschritte eines Menschen widmen. Selbstverständlich ist dabei nicht alles möglich (veranschaulicht in der Grafik auf S. 62). So wie wir Menschen als warmblütige Säugetiere auf die homöostatische Regulation unserer Körpertemperatur um 37 Grad Celsius angewiesen sind, gibt es Ober- und Untergrenzen. Innerhalb dieser Grenzen existieren jedoch in jedem komplexen, selbstorganisierenden System unzählige Optionen, die über sog. *Attraktoren* eröffnet oder versperrt werden.

Milton H. Erickson hat die Bedeutung der uralten philosophischen Erkenntnis, dass alles nur *im Hier und Jetzt* stattfindet, ins Zentrum der therapeutischen Aufmerksamkeit gerückt. Sowohl das, was als *Vergangenheit* erinnert wird, als auch die Hochrechnung, die *Zukunft* genannt wird, sind individuelle Konstrukte im gegebenen Moment.

Deren Ideodynamik ist weitestgehend unbewusst. Jeder Zustand ist damit kausal begründet, so wie er ist, und kann nicht anders sein. Wie es jedoch weitergeht, ist mehr oder weniger offen. Leidvoll erlebte Beschränkungen und Hindernisse sind oft durch die im impliziten Gedächtnis abgespeicherten biografischen Erfahrungswerte bzw. durch automatische und blitzschnelle Rückgriffe darauf in neuronalen Netzwerken mitverursacht – mit entsprechenden Annahmen, was möglich ist und was nicht. Solche Grenzen sind zwar äußerst wirkmächtig, aber auch zugänglich für Veränderungen (u. a. durch Epigenetik und Neuroplastizität) – selbstverständlich nicht zu jedem Zeitpunkt und nicht für jeden. Insbesondere bei Instabilität des Systems, d. h. in einer Krise oder in der Wachstumszone *(growing edge)*, sind Risiko und Chance die zwei Seiten derselben Medaille. Eine klientenresponsive therapeutische Unterstützung kann für die Entwicklung in diesen Momenten sehr hilfreich sein.

Sicherlich gibt es auf diesem Planeten und im Leben jeder Person objektive und subjektive Grenzen, auch für mögliche Entwicklungen. Es lohnt sich jedoch vermutlich immer, genauer zu untersuchen, wo genau diese verlaufen. Der Vorteil einer therapeutischen Begleitung besteht aus systemischer Sicht schlicht und einfach darin, dass ein zugewandtes Gegenüber zur Verfügung steht. Diese weitere Perspektive ist eine andere und nicht per se besser. Bei leidvollen Erfahrungen und Konflikten oder in Sackgassen des Lebens stehen mit therapeutisch kompetenter Unterstützung sehr wohl mehr Optionen zur Verfügung, als wenn man sich alleine mit alldem befassen würde. Mittels *Mirroring Hands* kann es gelingen, wesentliche Zusammenhänge zu entdecken, sie zu hinterfragen und zu verändern und/oder sogar Probleme durch Wachstumsschritte einfach hinter sich zu lassen. Ein Segen für die Begleiteten. Hill und Rossi betonen, dass die Begleitenden grundsätzlich darauf achten sollten, ihre eigene Sichtweise nicht bevormundend überzustülpen.

Mirroring Hands leistet zwei wichtige Beiträge zur Fachdiskussion der therapeutischen Hypnose: Erstens erweitert dieser klientenresponsive Ansatz den auf Pathologie und Störungen ausgerichteten Macher- und Reparatur-Ansatz in Medizin und Richtlinienpsychotherapie durch die *salutogenetische Perspektive* (A. Antonovsky). Nicht nur für Millionen chronisch Kranke sollte sich die therapeutische Begleitung an Optionen zu Gesundung und Heilung ausrichten, am *Gärtner-Prinzip* von kundigem Hegen und Pflegen. (Dazu habe ich den

Vorschlag einer *Resonance Based Medicine* unterbreitet – ergänzend zur *Evidence Based Medicine.*[4])

Zweitens beziehen Hill und Rossi überzeugend Stellung in der uralten Auseinandersetzung »Technik versus Beziehung« bzw. in der Frage, wie es am ehesten gelingt, Hypnosephänomene für therapeutische Ziele zu verwenden *(utilisieren)*. Sind die erstaunlichen Veränderungen eine Folge mächtiger Techniken, oder wird individuelles Potenzial durch die therapeutische Beziehung zugänglich? Als Kronzeuge sei hier Jay Haley angeführt:

> »Nach traditioneller Anschauung war Hypnose ein Zustand des Individuums. Der Schwerpunkt lag dabei auf der Suggestibilität der Versuchsperson, auf der Tiefe ihrer Trance usw. Erickson ist nun hingegangen und hat sowohl die hypnotisierte Person als auch den Hypnotiseur in die Beschreibung mit einbezogen. Wenn er von ›Hypnose‹ spricht, meint er damit nicht nur Prozesse, die sich im Inneren des Hypnotisierten abspielen, sondern er meint den gesamten Austausch zwischen zwei Menschen. Folglich legt er in seiner Arbeit besonderen Wert darauf, die Kooperation der Versuchsperson bzw. des Patienten zu gewinnen, sich mit Widerstand auseinanderzusetzen, die Bestätigung dafür zu erhalten, dass etwas geschieht usw.«[5]

Rossis Blick auf das ideodynamische Geschehen in und mittels Hypnose war von Neugier geprägt. Ständig war er auf der Suche nach dem »Aha!« und dem, was er als NNNE *(novelty-numinosum-neurogenesis-effect)* benannt hat. In vielem war er seiner Zeit visionär voraus. Vermutlich trifft das auch zu auf seine Suche nach einem kleinsten, gemeinsamen Nenner, einem *Quantum* der existenziellen Dimension. Ähnliche Gedankengänge haben viele Physikerinnen und Physiker beflügelt und sie zu immer neuen Erkenntnissen geführt bzw. mit jeder Antwort zu weiteren wichtigen Fragen.

In diesem Sinne wünsche ich diesem Buch viele Leserinnen und Leser – und diesen viele Aha-*Momente.*

Hansjörg Ebell
München, im Februar 2021

---

4 Ebell, H. J. (2017): Hypno-Therapeutische Kommunikation: Kernelement einer auf Resonanz basierten Medizin (»Resonance Based Medicine«). *Hypnose-ZHH* 12 (1+2): 173–202.

5 Haley, J. (1996): Typisch Erickson. Muster seiner Arbeit. Paderborn (Junfermann), S. 55.

Einleitung

Richard Hill lernt Ernest Rossi kennen

Ich habe Ernest Rossi das erste Mal im Dezember 2005 »mirroring hands« demonstrieren sehen. Ich war von seiner unbestreitbaren intellektuellen Kompetenz und seinen vielfältigen Ideen regelrecht umgehauen. Mir war klar, dass dies ein wichtiger Wendepunkt in meinem Leben war. Es musste einen Grund dafür gegeben haben, dass ich 7500 Meilen weit geflogen war, um an der Evolution of Psychotherapy Conference teilzunehmen. Ich hätte mir im Traum nicht vorstellen können, dass diese Reise eine zehnjährige Auseinandersetzung mit Ernest Rossi nach sich ziehen würde, die in unserer gemeinsamen Arbeit an diesem Buch gipfelte.

Aber Dinge geschehen nun einmal, und es entspricht ihrer Eigenart, uns über alles, was wir wissen müssen, aufzuklären. Manchmal merkt man schnell und leicht, worauf es ankommt, in anderen Fällen muss man mehrmals unsanft aufgeschreckt werden, bis man endlich versteht, worum es geht und was im Gange ist. Was also hat mich unsanft aufgeweckt? Das waren im Laufe der vergangenen zehn Jahre eine ganze Menge Ereignisse. Ich werde Ihnen nun ein Erlebnis schildern, das einige Jahre zurückliegt und durch das mir völlig klar wurde, warum ich mich zu *Mirroring Hands* so sehr hingezogen fühlte. Ich hoffe, dass ich es Ihnen durch die Beschreibung dieser Fallgeschichte erleichtere, eine Weile »in meinen Schuhen zu gehen«.

Hills Fallgeschichten: Eine Besichtigungstour

Ich öffnete auf ein unerwartetes Klopfen hin die Tür zu meinem Behandlungsraum. Eine Frau Mitte oder Ende 30 stand vor mir und fragte, ob sie mich sofort konsultieren könne. Das ist zwar ein ziemlich ungewöhnlicher Einstieg, aber ich hatte tatsächlich gerade etwas Zeit und bat sie deshalb einzutreten. Sie sprach schnell und starrte mich ziemlich unumwunden an, was mir etwas auf die Nerven ging; allerdings kam mir ihr Blick nicht psychotisch vor, sondern nur ungewöhnlich intensiv. Mit der Geschwindigkeit eines Maschinengewehrs erläuterte sie mir *ihre* Bedingungen für die bevorstehende Therapiesitzung.

> Auf Ihrem Praxisschild steht, dass Sie Beratung und Gehirntraining anbieten. Ich weiß nicht, was Gehirntraining ist. (Sie wartete nicht ab, ob ich es ihr erklären würde.) Ich komme von einem anderen Psychiater direkt zu Ihnen. Ich habe schon viele Therapeuten kennengelernt und praktisch jede Therapieform ausprobiert … und ich habe alles gelesen. Glauben Sie, dass Sie etwas anders machen können als Ihre Kollegen? Ich gebe Ihnen dafür 60 Minuten Zeit.

Die ganze Situation war eine recht ungewöhnliche Herausforderung für mich. Wir fingen also mit der Arbeit an. Die Frau setzte sich, und ich spulte meine Routine für Erstgespräche ab. Die Klientin war nicht besonders begeistert darüber, dass sie ihre Geschichte ein weiteres Mal einem Therapeuten erzählen sollte.

Dann schaute sie auf ihre Uhr und sagte:

> Sie haben noch 45 Minuten.

Nur kein Druck! Im Sinne der Tradition Milton H. Ericksons hielt ich bei der Klientin Ausschau nach ein paar Anhaltspunkten für mein weiteres Vorgehen (Erickson 2008, S. xii). Sie hatte sich eigentlich klar ausgedrückt: Komm mir gar nicht erst mit einem der Standardbehandlungsverfahren! Es war fast, als hätte sie gesagt: »Behandle mich überhaupt nicht!« Das war ein ziemlich außergewöhnliches Erlebnis, und um ehrlich zu sein: Ich wusste wirklich nicht, was ich tun sollte. Deshalb beobachtete ich sie. Sie benutzte Ihre Hände sehr ausdrucksvoll, indem sie sie in meine Richtung bewegte, um beim Sprechen bestimmte Dinge zu betonen. Plötzlich fühlte ich mich in einen meiner Workshops mit Ernest Rossi versetzt. Was ich sah, ähnelte dem, was bei der Mirroring-Hands-Arbeit geschieht. Ich war mir ziemlich sicher, dass noch kein Therapeut diese Technik bei der Arbeit mit ihr genutzt hatte.

> Mir fällt auf, dass Sie Ihre Hände sehr ausdrucksvoll bewegen. Haben Sie sich schon einmal genauer angeschaut, was mit Ihren Händen vor sich geht? … Ist Ihnen schon aufgefallen, was wirklich interessant an den Händen ist?

Sie reagierte erstaunlich kooperativ, schaute sich etwa 30 Sekunden lang ihre Hände an und wendete ihren Blick dann wieder mir zu.

> Was tun Sie da?

Sie hatte mir im Grunde erklärt, sie halte nicht viel davon, was Therapeuten dächten. Außerdem war sie es leid, dass ihre Therapeuten ihr immer wieder neue Therapien angedient hatten. Ich täuschte Verwirrung vor und antwortete:

> Ich weiß es nicht. Aber Sie haben gesagt, Sie hätten alles getan. Also noch einmal ... Haben Sie so etwas schon jemals getan?

Die Frau starrte mich einen Moment lang konzentriert an, schaute dann auf ihre Uhr und sagte schließlich betont sachlich:

> Sie haben noch 35 Minuten.

Ich fing mit der Mirroring-Hands-Arbeit an. Wie das im Einzelnen vor sich geht, wird später in diesem Buch erklärt. An dieser Stelle möchte ich nur erwähnen, dass mir die Frau irgendwann im Laufe dieser Arbeit ein wenig überrascht mitteilte, sie habe das Gefühl, ihre Hände repräsentierten zwei Aspekte ihrer Persona. Die eine Hand stehe für einen Teil, den sie verberge, wohingegen die andere Hand darstelle, wie sie sich öffentlich zeige. Ich wiederum hatte das Gefühl, dabei zuzuschauen, wie diese Frau Türen zu Räumen öffnete, in die sie lange nicht hineingeschaut hatte. Manchmal teilte sie mir mit, was in ihr vor sich ging, in anderen Fällen erforschte sie ihre inneren Räume nur privat. Während der nächsten 30 Minuten geschahen viele Dinge, die für diese Darstellung nicht wichtig sind, doch schließlich kamen ihre beiden Hände zusammen und zur Ruhe, wobei die Hand, die ihr »öffentliches Selbst« repräsentierte, von der Hand, die für ihr »privates Selbst« stand, völlig bedeckt wurde.

Die Klientin blieb kurze Zeit still und schaute dann empor. Der bohrende Blick ihrer Augen war einem weicheren Schauen gewichen. Auch sprach sie nun langsamer, und ihre Stimme wirkte kontemplativer. Offensichtlich wusste sie jetzt etwas, das ihr 30 Minuten vorher noch nicht klar gewesen war. Im Laufe der nächsten 15 Minuten – ja, sie blieb länger, als sie mit ihrer Deadline von 60 Minuten prognostiziert hatte – berichtete sie mir, sie habe das »öffentliche Selbst« als ihren Beschützer geschaffen, der ihr geholfen habe, mit frühen familiären Problemen fertigzuwerden. Ihr war nun klar, warum sie sich so frustriert gefühlt und sich vorangegangenen Therapieversuchen verweigert hatte. Alle meine Vorgänger hatten ihr öffentliches Selbst zu »reparieren« versucht, das aber ja ihr Beschützer war. Wäre es jemandem gelungen, ihr den Beschützer wegzunehmen, wäre das für ihr privates Selbst eine Katastrophe gewesen.

Nachdem sie ihren Therapeuten viele Jahre lang nur erlaubt hatte, ihr *Beschützer-Selbst* zu *sehen*, waren ihre Hände an diesem heutigen Tag zu Spiegeln ihres tieferen, verborgenen Selbst geworden. Während dieses Mirroring-Hands-Erlebnisses hatte sie Räume erforschen können, die ihr normalerweise verschlossen gewesen waren oder die sie gemieden hatte. Sie hatte sich um ihr verletzliches privates Selbst kümmern können und hatte ihrem »Schutzengel-Selbst« so eine wohlverdiente Ruhepause ermöglicht. Erstaunlicherweise hatte sie den größten Teil dieser Arbeit ohne jedes Eingreifen meinerseits und ohne jede Anweisung von mir erledigt. So hatte sie gefunden, wonach sie gesucht hatte: eine Möglichkeit, ihre Heilung selbst einzuleiten. Wahrscheinlich würde sie bestätigen, dass diese 60 Minuten ihr Leben völlig verändert haben. Gleichzeitig haben sie auch mir einen sehr wichtigen Anstoß gegeben.

Worum geht es in diesem Buch?

Wir werden im Folgenden erklären, wie man mithilfe der Mirroring-Hands-Technik therapeutische Prozesse der geschilderten Art ermöglichen und fördern kann. Außerdem werden wir aufzeigen, wie sich unser therapeutischer Ansatz in alle Arten von Therapien und sogar in das Alltagsleben integrieren lässt. Die Frau in unserem Beispielfall fand auf zahlreichen Ebenen natürliche »innere« und »zwischen«-Verbindungen, die buchstäblich ihre Psychoneurobiologie veränderten. Die Realisationen und Wandlungen, die sie erlebte, deuten auf zahlreiche implizite Aktivitäten hin, unter anderem hinsichtlich der Neuroplastizität und neuronaler Integrationen, kognitiver Wahrnehmungen, die das Gewahrsein verändern, der Genexpression und Proteinsynthese, die diese Prozesse ermöglichen, und potenzieller epigenetischer Veränderungen ihrer DNS (Rossi et al. 2008b, S. 39–44; Simpkins a. Simpkins 2010). Auf der beobachtbaren Ebene erlebte die Klientin offensichtlich neue Gedanken und ein tieferes Selbstverständnis. Sie war zu ihren Problemlösungsfähigkeiten in Kontakt getreten und war bereit, selbst an ihrer Heilung zu arbeiten. Wir werden beschreiben und demonstrieren, wie man Mirroring Hands einsetzen kann, aber wir werden auch – und das ist mindestens genauso wichtig, wenn nicht sogar noch wichtiger – den Wissens- und Verständnisrahmen erforschen, der mit diesem Prozess zusammenhängt und ihn unterstützt. Wir unterscheiden sieben Varianten von Mirroring Hands. Sie werden in Kapiteln dargestellt, die unterschiedliche Aspekte des umgebenden und unterstützenden Rahmens beleuchten. Das vollständige Bild wird im Laufe des Buches sichtbar werden, während wir Sie mit den Einzelheiten der Technik und den Grundlagen des Mirroring-Hands-Ansatzes vertraut machen.

Wann, wo und warum?

Wir möchten gleich zu Beginn klarstellen, dass wir Mirroring Hands hier nicht als *die Therapie* für alles und jedes hinstellen werden. Es handelt sich dabei ebenso wenig um ein Wundermittel wie bei irgendeiner anderen Therapie. Die Therapieforschung ist gerade zu der Erkenntnis gelangt, dass keine Therapie zwangsläufig wirksamer ist als eine andere (Wampold et al. 2016, S. 14–32; Connoly et al. 2014, S. 47). Was die Situation noch verwirrender macht, ist der Hinweis, dass Therapeuten aus eigener Erfahrung wissen, dass eine bestimmte Therapie bei einem Klienten durchaus wesentlich erfolgreicher sein *kann* als andere Ansätze, bei einem anderen Klienten hingegen eine andere Behandlung wirksamer ist. Das Rätsel lässt sich lösen, wenn wir den Klienten[6] ins Zentrum des therapeutischen Prozesses stellen, wenn wir Erfahrung und Effizienz des Therapeuten und der Therapien, die er benutzt, berücksichtigen und wenn zwischen Therapeut und Klient eine angenehme und fruchtbare Beziehung (eine therapeutische Allianz) besteht (Ardito a. Rabellino 2011, S. 270; Miller et al. 2013, S. 88–97). Eine pragmatische Definition *evidenzbasierter Praxis* hat einen Druck erzeugt, der darauf abzielt, für die Arbeit mit Klienten Therapien vorzuziehen oder sogar als ausschließlich zulässig zu beurteilen, die als wissenschaftlich fundiert gelten. Diese Sicht scheint bei Krankenversicherern, Kostenträgern anderer Art und in vielen Aus-

6 In diesem Buch wird bei allgemeinen Aussagen der besseren Lesbarkeit wegen in der Regel die männliche grammatische Form verwendet. Die weibliche sowie alle anderen Formen sind stets mitgemeint.

bildungsinstitutionen immer mehr Bedeutung zu gewinnen. Obgleich wir das Bemühen um zuverlässig positive Behandlungsresultate schätzen, haben wir andererseits das Gefühl, dass solche einschränkenden Zielsetzungen nicht der Weg sind, dem wir folgen sollten.

Vielleicht wird es Sie überraschen zu hören, dass die Presidential Task Force der American Psychological Association im Jahre 2006 eine formelle Definition entwickelt und publiziert hat, die nicht die Bedeutung der Evidenz in den Mittelpunkt stellt:

> »Evidenzbasierte Praxis in der Psychologie (EBPP) ist die Integration der besten verfügbaren Forschungsergebnisse und klinischer Expertise im Kontext der Charakteristika, der Kultur und der Präferenzen des Patienten« (Übers. d. Ü.; American Psychological Association Presidential Task Force on Evidence-Based Practice 2006, S. 273).

Es ist ziemlich klar, dass der *Klient* der Kontext ist und dass die Therapie, die Intervention oder die benutzte Technik nur ein Teil der Integration von zuverlässiger Praxis, Erfahrung des Klinikers und Reaktion des Klienten ist. Ein klientenzentrierter Ansatz ist nichts Neues. Ein solcher wurde erstmals von Carl Rogers in der zweiten Hälfte des 20. Jahrhunderts vorgestellt (Rogers 1957a, S. 199–203; Rogers 2007, S. 240–248.). Wir sind der Auffassung, dass beim Bemühen um eine wirksame Therapie ein noch tiefgründigeres Engagement möglich ist, wenn man den Therapeuten bittet, noch einen weiteren Schritt vom Klienten zurückzutreten, sobald dieser »zentriert« ist, und es so der Therapie zu ermöglichen, sich auf *klientenresponsive* Weise zu entfalten. Bei der Frage nach dem *Wann, Wo* und *Warum* geht es also wesentlich um den Klienten, nicht um eine irgendwie vorgeschriebene oder übliche Behandlung und um vorgegebene Therapieprogramme oder -pläne. Nun ist auch dies zu relativieren, will man der Tatsache Rechnung tragen, dass es Fälle gibt, in denen ein Therapeut bei einem Klienten einen großen Teil der Arbeit selbst tun und eventuell sogar ein Therapieprogramm entwickeln *muss*. Bei genauerer Betrachtung kann man allerdings sogar solche Situationen als *klientenresponsiv* bezeichnen, weil der Klient zeigt, dass er Hilfe braucht, um an einen Punkt zu gelangen, wo er mit der eigenen Arbeit beginnen kann.

Die Methode »Mirroring Hands« wird zum bestmöglichen Zeitpunkt, am bestmöglichen Ort und mit den besten Absichten vorgestellt – wann, wo und warum – in Reaktion auf die Äußerung des

Klienten über seine Bedürfnisse. Nach unserer Auffassung ist das in jeder Art von Therapie möglich, weil die bestmögliche Therapie grundsätzlich aus der Interaktion zwischen dem Klienten und dem Therapeuten resultiert (Stiles et al. 1998, S. 439–458; Hatcher 2015, S. 747–757). Deshalb ist es nicht in unserem Interesse, im Voraus festzulegen, unter welchen Bedingungen Sie Mirroring Hands einsetzen sollten, sondern es geht uns darum, Ihnen aufgrund unserer eigenen Erfahrungen mit dieser Methode Empfehlungen an die Hand zu geben.

Wenn Sie »einfach nicht wissen«

Mirroring Hands wird oft benutzt, um den Stillstand, das »Ich weiß nicht« eines Klienten, zu überwinden oder sogar ein »Wir wissen nicht« wie in dem zu Beginn dieser Einleitung beschriebenen Fall. Natürlich ist das letztlich der Grund, aus dem Menschen zur Therapie kommen – weil sie nicht wissen, was Sie tun sollen, oder weil sie nicht wissen, was Ihr Problem wirklich beinhaltet. Manchmal sprechen sie über das Gefühl, dass es da etwas zu wissen gibt, das sie aber einfach nicht erreichen können, oder dass etwas den Zugang zu diesem Wissen versperrt.

Abgesehen von den Techniken oder Prozessen, die im Laufe einer Therapiesitzung genutzt werden, geht es zunächst immer um den Aufbau einer therapeutischen Allianz (Lambert a. Barley 2001, S. 357–361). Dies beginnt oft mit einem Gespräch über die Probleme des Klienten – ein für die meisten Therapeuten sehr vertrauter Anfang. Das Gespräch basiert weitgehend auf *explizitem Gewahrsein*, und sowohl der Klient als auch der Therapeut verbalisieren dabei oder drücken auf andere Weise bewusst aus, was sie denken oder fühlen. Interpersonaler Rapport ist für den Aufbau einer Vertrauensbeziehung zum Klienten und für sein Sicherheitsgefühl unverzichtbar. Sobald Vertrauen und ein Gefühl der Sicherheit entstanden sind, kann mit der Arbeit an dem Problem begonnen werden, dessentwegen der Klient sich in Therapie begeben hat.

Unterhalb des Bewusstseins befindet sich eine innere, implizite Welt, die weder sprachlichem Ausdruck noch bewusstseinsgesteuertem Verhalten unmittelbar zugänglich ist. Diese Welt ist verborgen, schwer fassbar und abstrakt. Erinnerungen und Gefühle, die kaum zu ertragen sind, werden oft »absichtlich« in der impliziten inneren

Welt verborgen. Verhaltensweisen und Emotionen können an der Oberfläche des Bewusstseins zutage treten, als sei ihr Ursprung völlig unbekannt. Solche Phänomene werden gewöhnlich »Symptome« genannt, aber gleichzeitig ist dies die Art, auf die sich das Implizite im Expliziten zeigt. Symptome erzeugen Gefühle der Unverbundenheit und Desintegration, wodurch eine Disharmonie entsteht, die Klienten dazu bringt, einen Therapeuten aufzusuchen. Mirroring Hands ist eine *natürliche* und *responsive* Art, einen Klienten zu befähigen, diese Verbindungen wiederherzustellen. Wir werden zeigen, wie dies selbst dann gefahrlos und zuträglich geschehen kann, wenn das Erleben des Klienten in der Therapie schwierig und für ihn belastend ist.

Wie genau in der Therapie verfahren wird, hängt davon ab, was der Klient tun kann, was er zu tun erwartet und wozu er bereit ist. Weiterhin kann dabei eine Rolle spielen, was er über Sie als den Therapeuten und über Ihre Arbeitsmethode weiß. Klienten, die gezielt wegen Mirroring Hands zu Ihnen gekommen sind, wollen vielleicht augenblicklich mit dieser Art der Arbeit beginnen. Diesem Wunsch kommen wir nicht immer sofort nach. Wir berücksichtigen vielmehr *alle* Botschaften, die ein Klient übermittelt. Mit der Sensibilität, die ein Therapeut gegenüber den vielen Ebenen der Kommunikation eines Klienten aufbringen muss, werden wir uns in Kapitel 7 (»Natürliche, angenehme und sensible Beobachtung«) ausführlich beschäftigen.

Wir beschreiben zwar nur einige Varianten der Nutzung von Mirroring Hands, doch kann der Ansatz auch noch auf viele andere Arten verwendet werden. Durch das Zusammenwirken von Klient und Therapeut entsteht, was im betreffenden Augenblick erforderlich ist. Wir werden in Kapitel 12 (»Improvisation, Drama und Mirroring Hands«) näher auf diesen Aspekt eingehen. Improvisation ist im Grunde eine ungeplante Form der Nutzung Ihrer Wissensbasis und Ihrer vorhandenen Fertigkeiten. Was genau in der Psychotherapie geschieht, ist charakteristisch für die Kunst des betreffenden Therapeuten (Schore 2012; Storr a. Holmes 2012). Stellen Sie sich einen Pianisten vor, der sich von der Melodie des Stücks, das er spielt, entfernt und zu improvisieren beginnt. In den Tönen, die er dann produziert, kommen seine Fertigkeiten, seine Erfahrung und seine Expertise zum Ausdruck, und sie werden außerdem vom eventuellen Zusammenspiel mit anderen Musikern, vom Publikum und von seiner Vorstellungsfähigkeit beeinflusst. Ein schlecht ausgebildeter oder unerfahrener Spieler mit unzureichenden technischen Fertigkeiten ist einfach nicht in der Lage, ebenso gut zu improvisieren wie ein Meister seines Instruments. Diese Kompetenz entwickelt sich im Laufe der Zeit. Weil uns wichtig ist, dass jeder Therapeut seine eigenen, besonderen Qualitäten bei der Arbeit mit Mirroring Hands zur Geltung bringt, empfehlen wir Ihnen dringend, alles zu lernen, was Sie interessiert. *Es ist uns ein wichtiges Anliegen, dass Sie sich an Ihrem Interesse orientieren.* Außerdem sollten Sie sich durch regelmäßige Supervision um Feedback über Ihre Arbeit bemühen und Ihre Klienten immer wieder fragen, was ihnen nützlich ist (Miller et al. 2006, S. 5–22). Wir werden unterschiedliche Möglichkeiten erforschen, sich Feedback von Klienten zu verschaffen und so die Wirkung der therapeutischen Arbeit zu überprüfen, während wir uns mit verschiedenen Varianten von Mirroring Hands befassen und einige Fallbeispiele betrachten. Wir hoffen, dass Ihnen das hilft, als Kliniker Vertrauen zur Anwendung aller Ihrer Möglichkeiten zu entwickeln und sich dabei wohlzufühlen. Ebendeshalb hat der Klient Sie aufgesucht und lässt Sie an seinem Erleben teilhaben!

Wo beginnen wir?

Bücher beginnen häufig mit einer historischen Reflexion und Evaluation. Im Einklang mit dieser Gepflogenheit geht es in unserem ersten Kapitel um die Geschichte von Mirroring Hands und darum, wie dieser Ansatz aus der Psychotherapie im Allgemeinen, der therapeutischen Hypnose und Ernest Rossis langjähriger Zusammenarbeit mit Milton H. Erickson im Besonderen hervorgegangen ist. Ungewöhnlich ist allerdings, dass man zu einem Protagonisten einer solchen Vorgeschichte Kontakt hat. Kapitel 1 (»Die Geschichte der ›Mirroring Hands‹«) gibt ein Interview – eigentlich ein Gespräch – zwischen Ernest Rossi und Richard Hill wieder. Darin werden Informationen erwähnt, die der Öffentlichkeit bisher noch nicht zugänglich waren. Außerdem werden einige als bewährt geltende psychotherapeutische Vorgehensweisen hinterfragt, und schließlich erläutern wir unsere persönliche Sicht auf Gesundheit und Wohlbefinden.

Das wiedergegebene Gespräch macht auf eine erste Herausforderung aufmerksam, mit der sich Kapitel 2 (»Denken *in* den Systemen des Lebens«) beschäftigt. Wir beginnen unsere Untersuchung mit einem frischen Blick auf unsere Art zu denken. Wir alle wurden im Sinne einer logischen Tradition erzogen, die auf dem Ursache-Wirkungs-Prinzip basiert, obwohl die Realität der Welt, in der wir leben, sich von dieser Sicht ein wenig unterscheidet. Kapitel 2 widmet sich den Wundern und den scheinbar mysteriösen Prozessen, die mit Systemen, Komplexität und Chaos assoziiert werden. Die Komplexitätstheorie erklärt, vereinfacht ausgedrückt, was geschieht, wenn viele Dinge zueinander in Verbindung treten, interagieren, sich integrieren und Resultate produzieren. Die meisten von uns sehen, dass wir in jedem beliebigen Augenblick allen möglichen Einflüssen unterliegen und dass man nur schwer im Voraus wissen kann, was geschehen wird. Es wäre wunderbar, wenn die Dinge so einfach lägen, dass es jeweils nur eine Ursache und ein vorhersagbares Resultat gäbe; doch aufgrund unserer Lebenserfahrung wissen wir, dass jedes Geschehen tatsächlich deutlich unvorhersehbarer ist.

Die neuesten Ansätze der Gehirnforschung, die durch die im Jahr 2013 von Präsident Obama in den USA lancierte Brain Initiative gefördert wurden, haben zu einer Verlagerung des Forschungsfokus von einzelnen Gehirnkomponenten und Verarbeitungsmechanismen zur Betrachtung des Gehirns als eines komplexen Systems geführt, das sich durch den Energie- und Informationsfluss ständig verändert.[7] Beim Durcharbeiten des vorliegenden Buches werden Sie feststellen, dass auch wir uns um eine Veränderung etablierter Denkmuster bemühen. Statt einen Therapeuten als jemanden zu sehen, der zwar mit Klienten zusammensitzt, sich aber außerhalb von ihnen befindet und damit in einer vom Geschehen distanzierten Position – mithin als jemanden, der Interventionen vorschlägt, die schließlich zur Auflösung des Problems führen –, werden wir Ihnen erläutern, wie man ein Therapeut sein kann, der sich *zusammen mit dem jeweiligen Klienten in einem therapeutischen System befindet*. Wir werden zeigen, inwiefern das *Im*-System-Sein (statt des Einwirkens *auf* das System) eine völlig andere Verbindung zum Klienten schafft. Der Therapeut wird dadurch auf ganz natürliche Weise klientenresponsiv, und der Klient braucht dem Therapeuten nicht mehr zu *folgen*, sondern gelangt ins Zentrum des Therapieprozesses. Damit wird der Klient zur Quelle seiner eigenen therapeutischen Veränderung (Rossi 2004b; Scheel et al. 2013, S. 392–427).

---

7 Siehe https://www.braininitiative.nih.gov/ [22.12.2020].

Ein Rahmen für alle Therapien?

Obgleich wir uns wissenschaftlich fundierten Konzepten und Prinzipien verpflichtet fühlen, enthalten die theoretischen Kapitel des Buches nicht nur trockene akademische Theorie. Vielmehr beschreiben und erforschen wir darin, was für jede Art psychotherapeutischer Praxis gültig ist. Deshalb hoffen wir: Sie werden feststellen, dass Sie den Verständnisrahmen und die Grundlagen, die wir hier auf Mirroring Hands bezogen beschreiben, auf jede klinische und jede private Aktivität anwenden können. In den betreffenden Kapiteln wird beschrieben, wie Systeme funktionieren, wie sie sich selbst organisieren und wie wir – als Kliniker, Klienten und Privatleute – uns als kreativ am jeweiligen Prozess Beteiligte wohlfühlen können. Wir versuchen, den Fokus von der Rolle des bewusst Kontrollierenden oder des dominierend Beeinflussenden hin zur Bejahung eines Zustandes der Teilhabe an den natürlichen Eigenschaften unseres Seins zu lenken, die weder Kontrolle noch Dominanz benötigen. Denn wir können an einer kreativen Integration unseres gesamten Systems teilnehmen. Wir sind der Auffassung, dass Kontrolle und Dominanz des Erlebens die *Effizienz* einer Therapie verringern und dem Kliniker und dem Klienten die Arbeit *erschweren* können (Rosenfeld 1992, S. 205–226; Hopps et al. 1995). Wir weisen in diesem Zusammenhang nochmals darauf hin, dass uns sehr wohl klar ist, dass pragmatisches, kontrollierendes und sogar dominantes Vorgehen manchmal notwendig sein mag, dass man dies aber kaum als Therapie bezeichnen kann. In den meisten Fällen geht es dabei darum, den Klienten oder seine Situation *vor Beginn der eigentlichen therapeutischen Arbeit zu stabilisieren.*

Das vorliegende Buch befasst sich größtenteils mit Situationen, die einer Therapie zugänglich sind. In diesem Sinne ist es zu verstehen, wenn wir sagen, dass Sie lernen werden, das Wissen über unsere natürlichen Rhythmen und Zyklen auf die schwierigsten Fälle anzuwenden. In Kapitel 9 (»Neugier und der Elefant im Raum«) werden Sie möglicherweise umfassendere Anwendungsmöglichkeiten entdecken, wenn wir erforschen, was Neugier weckt und was sie versiegen lässt. In Kapitel 5 (»Die Rhythmen und Zyklen des Lebens in der Therapie«) wird erklärt, was wir unter natürlichen Rhythmen und Zyklen verstehen. Nach unserer Auffassung versetzt dies die psychotherapeutische Praxis in den Kontext dessen, was an uns natürlich ist, wie die uns umgebende Welt funktioniert und wie wir selbst in der Welt aktiv werden.

Was noch?

Jeder, der Mirroring Hands in der Praxis kennengelernt hat, hat in den eigenen Händen eine energetische Veränderung und ein verändertes Empfinden gespürt. Ist Mirroring Hands nur eine kognitive Intervention? Oder geschieht dabei tatsächlich etwas? In Kapitel 14 (»Untersuchungen und Experimente«) befassen wir uns mit den Untersuchungen von Leonard Ravitz und mit unseren entsprechenden aktuellen Ergänzungen. Die faszinierende Arbeit dieses Forschers ermöglichte die grafische Aufzeichnung elektrodynamischer Vorgänge in Echtzeit, wobei elektrische Veränderungen in der linken und rechten Hand im Millivoltbereich erfasst werden. Die Aufzeichnungen dokumentieren nicht nur energetische Veränderungen, sondern auch unterschiedliche Resultate zwischen linker und rechter Körperseite. Durch den Nachweis, dass es sich um energetische Prozesse im Mikropartikelbereich handelt, haben wir die Tür zur Quantenfeldtheorie geöffnet. Wir fühlen uns verpflichtet, diese faszinierende Thematik zumindest zu skizzieren, um Ihnen bestimmte Grundlagen zu vermitteln und Ihre Neugier zu wecken und Sie so dazu anzuregen, andernorts ausführlichere Informationen zu suchen. In Kapitel 15 (»Hinab in das Kaninchenloch«) erforschen wir die Welt der Quanten und spekulieren außerdem darüber, was die Zukunft uns bringen könnte. Die »harte Wissenschaft« (u. a. auch Ausflüge in die Quantentheorie bzw. Quantenfeldtheorie) präsentieren wir hauptsächlich in Kapitel 15, um Ihnen die Möglichkeit zu geben, ein wenig in sie einzutauchen, sofern Sie möchten.

Der kreative Randbereich, in dem die Weiterentwicklung stattfindet

Wir beenden diese Einleitung, wie wir sie begonnen haben: mit einer persönlichen Betrachtung von Richard Hill:

> »Obwohl ich mich glücklich schätze, das Privileg genossen zu haben, von Ernest Rossi als Mentor betreut zu werden, ging es für mich immer darum, wohin das Erleben mich führt – wie ich mich verändere, wo ich mich weiterentwickle.

> Das vorliegende Buch ist ein Ausdruck dessen, was im Laufe des letzten Jahrzehnts im Rahmen meiner Zusammenarbeit mit Ernest Rossi bei der Erforschung neuer Ideen und Techniken entstanden ist. An jenem verheißungsvollen Tag im Dezember 2005 wurde definitiv etwas initiiert; aber die Last der Verantwortung für meine Entwicklung lag immer ausschließlich bei mir. Es war meine Aufgabe, mich im aufregendsten Bereich meines Seins effektiv und produktiv zu entwickeln – in jenem *growing edge* genannten Randbereich, in dem wir uns weiterentwickeln« (Rossi 1992, S. 216–238).

Als *growing edge* wird der Randbereich des Ihnen bekannten Raumes, Ihrer bekannten Fähigkeiten, Ihrer bekannten Behaglichkeit bezeichnet. Von diesem Randbereich aus begeben Sie sich in einen kreativen Raum, in dem alles neu und unbekannt ist. Das Hinaustreten aus dem Randbereich ist kein Bruch mit dem und keine Trennung von dem, wer und was Sie sind, sondern nur das, was der Begriff nahelegt: das Erreichen eines Punktes, an dem Entwicklung möglich ist. Vergessen Sie nie, dass Sie mit allem verbunden bleiben, *was Sie sind.* Das Abenteuer besteht darin, in einen Raum hineinzuwachsen, in dem Sie zu mehr werden, als Sie momentan sind. Ich (RH) bin immer noch dabei, meinen Randbereich der Entwicklung zu erweitern, und Ernest Rossi hat mir gesagt, dass auch er, obwohl er schon Mitte 80 ist, seinen kreativen Randbereich immer noch ausdehnt.

Sich im kreativen Randbereich der Entwicklung aufzuhalten kann schwierig sein, denn Sie sind dort allein. Sie mögen zwar in vielerlei Hinsicht unterstützt und ermutigt werden, doch ist und bleibt dies ein unbekannter Raum. Unser einzigartiger Ausdruck dessen, was wir lernen, und die Art, wie wir das Gelernte in unser Alltagsleben integrieren, ist die Erweiterung, die wir in unserem Randbereich realisieren. Jede therapeutische Technik und jeder Prozess ist Ausdruck der Bewegung eines Menschen nach außen in *seinen* kreativen Randbereich der Entwicklung und des Wachstums. In diesem Kontext betrachtet, gibt es keine Therapie, keine Behandlungstechnik und keine therapeutische Vorgehensweise, die perfekt für Ihre persönliche Situation geeignet ist, weil alle diese Dinge im Randbereich der Entwicklung eines anderen Menschen entstanden sind. Einige mögen Ihrer Situation und Ihren Bedürfnissen recht nahekommen, aber dies ist der Grund, aus dem ericksonsche Psychotherapie so schwer genau nachzuahmen ist: Der einzige perfekte ericksonsche Therapeut war Erickson selbst. Wir alle müssen unsere persönliche beste Form der Behandlung und unseren besten Ausdruck selbst finden, um uns bei unserer therapeutischen Arbeit natürlich, wohl und unbelastet fühlen zu können.

Als Autoren dieses Buches fragen wir uns wirklich, wohin Sie all dies führen wird und was Sie mit unseren Worten und Ideen anfangen werden. Wie könnte dieses Buch Sie dazu befähigen, ermutigen oder inspirieren, *Ihren* Randbereich der Entwicklung zu erforschen? Was werden Sie selbst neu entwickeln? Vielleicht ist es nur etwas sehr Kleines. Vielleicht ist es aber auch eine radikale Veränderung. Kapitel 9 (»Neugier und der Elefant im Raum«) ist aus der jahrelangen Arbeit Richard Hills mit Ernest Rossi entstanden, aber auch aus seinem eigenen Leben. Was sagt das *Ihnen*? Was befindet sich in Ihrem Geist, das über Ihren Randbereich der Entwicklung hinüberschwappen könnte? Ziel dieses Buches ist, Ihnen zu zeigen, wie *wir* es gemacht haben, damit Sie erforschen können, wie *Sie* es machen könnten.

»Man kann kein Neuland entdecken, ohne zuzulassen, dass man sehr lange die Küste aus den Augen verliert.«
André Gide: *Die Falschmünzer*

Damit wir an den Punkt kommen, an dem wir uns jetzt befinden, muss schon eine Reise stattgefunden haben. Es ist völlig normal, sich Fragen nach der Vorgeschichte zu stellen, danach, wie sich Dinge verändert und weiterentwickelt haben. Deshalb ist es auch völlig normal, wenn wir dieses Buch mit einem historischen Rückblick beginnen. Und dazu können wir in unserem Fall die Quelle selbst nutzen: Ernest Rossi. Deshalb werden wir ihn fragen, wie alles anfing.

1 Die Geschichte von »Mirroring Hands«

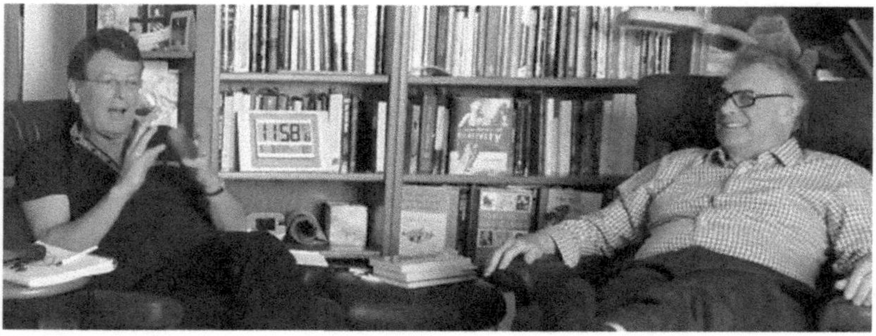

Abb. 1.1: Richard Hill und Ernest Rossi im Gespräch (Juni 2016)

Im Juni 2016 begegnete ich Ernest Rossi und seiner Frau Kathryn in ihrem Haus in Kalifornien. Der Hauptgrund für diesen Besuch war die Vorbereitung auf die Arbeit am vorliegenden Buch. Wir trafen uns sieben Tage lang und zeichneten Interviews und Gespräche von insgesamt über 25 Stunden Dauer auf. In der zweiten Sitzung des ersten Tages dieser Woche fragte ich Ernest Rossi: »Wie ist der Mirroring-Hands-Ansatz historisch entstanden? Wie ist er aus Deiner ›Lehrzeit‹ bei Milton Erickson hervorgegangen?« Ich habe den größten Teil der Antwort auf diese Frage reproduziert. Das Transkript wurde um der Klarheit der Darstellung willen redigiert und um einige Kommentare ergänzt. Kursivschrift dient der Hervorhebung bestimmter Wörter.

In diesem Transkript und im gesamten weiteren Buch werden Richard Hill durch die Abkürzung RH und Ernest Rossi durch ELR gekennzeichnet.

Aus den Gesprächen zwischen Rossi und Hill

Los Osos, Kalifornien, 1. Juni 2016, 14 Uhr

RH Vielleicht ist dies die Gelegenheit, was meinst du? Unter all meinen Fragen war eine, dass ich von dir wissen wollte, wie der Mirroring-Hands-Ansatz entstanden ist.

ELR Oh ... was die Essenz ist, die tiefste Essenz ...

RH Genau!

ELR Ich erinnere mich, dass ich einmal mit den Worten vorgestellt wurde: »Und jetzt wird Ernie Rossi seinen Ansatz mit den Händen vorstellen.« *(Wir lachen)* Ist das nicht dämlich?

RH Und das war … alles?

ELR Ich habe gedacht: »Er versteht es nicht.« Was hatte er nicht verstanden? Wir haben zwei Seiten … Du weißt schon, die Sache mit der linken und rechten Hemisphäre. Es geht aber auch um die Perspektive der Quantenfeldtheorie und der Kognition, der Empathie, der Persönlichkeit, der Gehirnplastizität, der Moleküle und der Genexpression, bis hin zur Ebene der Quanten. Es ist hier *(deutet auf seinen Kopf) eingebaut.*

RH Ja, ich bin mit vielem davon vertraut …

ELR *(hält einen Augenblick inne und denkt darüber nach, wo er anfangen soll)* Ich war oft dabei, wenn David Cheek bei Milton Erickson war; es gab also ein Gespräch zwischen uns dreien … genauso war es oft, wenn Ravitz da war … und ich lernte während dieser informellen Fachsimpeleien vieles, wofür die öffentliche Wahrnehmung der therapeutischen Hypnose kein Verständnis zu haben schien …

Man kann Milton Erickson mit Recht als einen der wichtigsten Vertreter der modernen Psychotherapie und der therapeutischen Hypnose bezeichnen. Er wurde in den 1920er-Jahren zum Psychiater ausgebildet und führte umfangreiche Untersuchungen auf dem Gebiet der therapeutischen Hypnose durch. Die Milton H. Erickson Foundation, die Jeffrey Zeig leitet, pflegt das Erbe Ericksons durch die Organisation von Ausbildungsaktivitäten, mithilfe eines riesigen Archivs und durch eine jährliche Konferenz, die Ericksons Arbeit würdigt und die Weiterentwicklung der Psychotherapie fördert.[8] Ericksons Schriften sind am besten zusammengefasst in den 16 Bänden der *Collected Works of Milton H. Erickson, M. D.* (2008–2015), herausgegeben von Ernest Rossi, Kathryn Rossi und Roxanna Erickson-Klein (Erickson 2008–2015). Erickson war ein meisterhafter Lehrer. Diejenigen, die Zeit mit ihm verbrachten, von ihm lernten und in Zusammenarbeit mit ihm ihre eigenen Ansätze entwickelten, bilden ein »Who is who« der modernen Psychotherapie.

8 Siehe: http://www.erickson-foundation.org/ [22.12.2020].

Ernest Rossi besuchte Erickson regelmäßig, oft jeden Monat gewöhnlich für etwa eine Woche. Diese Besuche begannen im Jahre 1972 und wurden bis zu Ericksons Tod im Jahr 1980 fortgesetzt. Da viele bedeutende Persönlichkeiten Erickson besuchten, war sein Haus ein fruchtbares Ambiente für jeden Studenten, Forscher und Autor. Leonard Ravitz, ein Psychiater von der Yale University, war um das Jahr 1945 Student Ericksons. Er war an der Entwicklung von Verfahren zur Messung elektrodynamischer Felder beim Menschen und der Unterschiede zwischen linker und rechter Körperseite beteiligt. In den 1950er-Jahren wendete er diese Technik in Zusammenarbeit mit Erickson auf Probanden an, die sich in hypnotischen Zuständen befanden. An dieser Stelle soll es genügen zu erwähnen, dass das Messgerät, das dazu benutzt wurde, anderen elektrodynamischen Messgeräten ähnelte, etwa dem Gerät, das die Gehirnaktivität misst und ein Elektroenzephalogramm (EEG) erstellt, oder dem Gerät, das die elektrische Aktivität des Herzens misst und ein Elektrokardiogramm (EKG) erstellt. Ravitz und Erickson instruierten Rossi im Gebrauch des Messgeräts und führten Mitte der 1970er-Jahre Experimente an sich selbst, an Familienmitgliedern und an Patienten durch, die Ravitz großenteils in seinem Buch *Electrodynamic Man* (Ravitz 2002) dokumentiert hat. Auch während meines Besuchs bei Rossi führten wir solche Experimente durch, unter anderem an zwei Menschen in Trance, wozu wir eine moderne Version des ursprünglichen Geräts benutzten. Bei diesem Experiment wurden Rossi und ich zur »linken« und »rechten« Seite einer Dyade, die durch Kontakt über die Hände zu einem Schaltkreis verbunden waren. Die Einzelheiten unserer Soloexperimente und anderer früher durchgeführter Experimente werden in Kapitel 14 erläutert (siehe auch: Rossi a. Rossi 2016a, S. 14–25; Rossi a. Rossi 2016b, S. 47–68). Wichtig ist, dass bei diesen Versuchen die Messelektroden an den Handinnenflächen befestigt wurden. Die Spannung wurde als Linie auf einem Papierstreifen aufgezeichnet, der Veränderungen während des Experiments dokumentierte. Weil die Werte für die rechte und die linke Körperseite in unterschiedlichen Linien aufgezeichnet wurden, konnten wir Veränderungen auf den beiden Seiten und Unterschiede hinsichtlich der Aktivität der beiden Körperseiten separat verfolgen.

Dr. David Cheek war für Rossi ein weiterer wichtiger Mentor, der seine medizinische Laufbahn als Arzt für Gynäkologie und Geburtshilfe begann. Er entwickelte starkes Interesse an Hypnose und erfand den Prozess des »ideomotorischen Signalisierens« (Cheek 1994). Dies hatte er durch seine Teilnahme an Hypnoseseminaren gelernt, die Erickson in den 1950er-Jahren veranstaltet hatte. Die positive oder »Ja«-Reaktion und die negative oder »Nein«-Reaktion werden dabei jeweils einem anderen Finger zugewiesen, und der Versuchsperson wird beigebracht, mit dem Erheben des einen oder des anderen Fingers zu reagieren. In Trance erhebt und bewegt sich der eine oder der andere Finger ohne Beteiligung des Bewusstseins – »fast wie von selbst« –, was eine Verbindung zu impliziten, unbewussten Regionen im Gehirn der Versuchsperson nahelegt. Die Bewegungen können mit dem bewussten Dialog im Einklang stehen oder nicht und in letzterem Fall auf einen Konflikt oder eine Inkongruenz zwischen Bewusstsein und Unbewusstem des Probanden hindeuten. Die nicht bewusste, nicht selbst gesteuerte Aktivität ähnelt der Handlevitation, ebenfalls eine ideomotorische Reaktion, die »von selbst« auftritt und ein Verhalten während der Hypnose ist, das einen Trancezustand anzeigen kann. Entscheidend und in diesem Zusammenhang zu beachten ist, dass unterschiedliche Reaktionen der Finger entgegengesetzte Aspekte der untersuchten Situation spiegeln können.

* * *

ELR Ich lese also die Fachliteratur und sitze mit diesen Leuten zusammen, und dann wird mir klar, dass es in der Literatur den Begriff »ideomotorisch« gibt, der bei mir etwas auslöst, eine Aktivität ... damit bin ich verbunden. Ich bin meinem Wesen nach ein Top-down-Mensch. Die Idee ruft etwas hervor *(deutet mit seinen Händen eine Bewegung vom Kopf am Körper entlang abwärts an)*.

Dies war eine Sache, die ich an Cheek als brillant empfand und die der Rest der Hypnosewelt nicht verstand. Es gab da nämlich ein paar »Wissenschaftler«, die auf ihre »Wissenschaftlichkeit«, ihre »Experimente« und ihre »Forschung« im Bereich der Hypnose stolz waren und die Cheeks Ansehen zunichtemachen wollten.

Sie stellten fest, dass die Fingerbewegungen nicht zuverlässig waren. Cheek sagte: »Das ist Ihr ›Ja‹-Finger, das ist Ihr ›Nein‹-Finger, und das ist Ihr ›Ich weiß nicht‹-Finger.« Diese »Wissenschaftler« führten dann ein paar Experimente durch, stellten fest, dass die Probanden unzuverlässig reagierten, und erklärten daraufhin: »Cheek ist *unwissenschaftlich!« (unterstreicht dies durch eine Pantomime)*. Sie brachten die ganze Welt der Hypnose und der Psychotherapie gegen die Idee der »Ideodynamik« auf.

Was für ein einfältiger Mechanismus wäre es denn, wenn jedes Mal, wenn ich »Ja« sage, sich Ihr »Ja«-Finger erhebt, und jedes Mal, wenn ich »Nein« sage, sich Ihr »Nein«-Finger erhebt? Es geht hier um menschliche Komplexität, nicht um menschliche Unzuverlässigkeit!

Die »Wissenschaftler« waren auf der Jagd nach wissenschaftlicher Objektivität, genau wie in den 1890er-Jahren, als in Würzburg in Deutschland die experimentelle Psychologie entstand. Sie sagten: »Psychologie ist eine Wissenschaft, eine experimentelle Wissenschaft«, und seither arbeitet sich diese Wissenschaft an der Subjektivität der Menschen ab ... Im Grunde sprachen diese sogenannten Wissenschaftler über ihr Erleben der Welt nur aus der Perspektive ihrer linken Hemisphäre – der verbal und mathematisch orientierten Hirnhälfte –, statt die rechte Hemisphäre – die episodisch und erlebensorientierte Hemisphäre – einzubeziehen. Es war also nicht so leicht, die Wahrheit zu erkennen. Ich sah die Wahrheit in Erickson, und ich sah die Wahrheit in Cheek. Aber ich sah auch, dass die Fingersignale unzuverlässig sein konnten, und das machte mir Sorgen.

Daraufhin arbeitete ich mit Cheek zusammen an einem Buch (Rossi a. Cheek 1988), und ich entwickelte all diese Paradigmen, all diese Techniken, all diese Kästen, die sich in dem Buch befinden und die tatsächlich immer noch gut sind. Ich habe sie zwar nicht so oft benutzt, weil andere Dinge meine Aufmerksamkeit fesselten. Ich war auf der Suche nach etwas anderem, weil mir etwas Sorgen machte, nämlich die Fingersignale: Bei einigen Menschen tauchten sie einfach nicht auf.

In seiner Umgebung war Cheeks Autorität so stark, dass sich die Finger der Probanden wie von selbst erhoben. Doch die »Wissenschaftler« sagten, die Finger reagierten nicht von selbst, sondern Cheek würde sie »programmieren«. Deshalb war ich auf der Suche nach etwas weniger leicht »Programmierbarem«.

Im Grunde zielt deine Frage darauf, welche Entwicklungsschritte mich zur Erfindung der Mirroring-Hands-Technik brachten ... Das war die Idee der Ideodynamik – die Essenz der sogenannten Trance. Die Ideodynamik war auch der Punkt, an dem sich meine Sicht und die Sicht Cheeks unterschieden. Er sprach von »ideomotorisch«; aber wenn von »ideomotorisch« die Rede ist, muss es auch »ideosensorisch« geben, und nach meiner Meinung umfasste das Wort »ideodynamisch« beides. Als ich mit Cheek zusammen an unserem Buch arbeitete, benutzte ich darin das Wort »ideodynamisch«. Aber er fand das nie wirklich gut.

RH Wie bist du dazu gekommen, die Hände zu benutzen?

ELR Ich glaube, es ergab sich aus der Körpersprache *(demonstriert den Gebrauch einer Hand und dann der anderen während unserer Diskussion)*.

Ich dachte: »Warum soll ich nicht die ganze Hand benutzen?« Nun, das ist die Verbindung zu Erickson, der die Nutzung der Handlevitation in der therapeutischen Hypnose erfunden hat. Ich weiß nicht mehr genau, wann es passiert ist, aber ich glaube, ich habe die Ideen von Erickson und Cheek zusammengefügt, um den Geist-Hand-Spiegelungs-Ansatz der therapeutischen Hypnose zu erfinden. Erickson hat dies getan *(erhebt seinen Arm vom Stuhl wie bei einer Handlevitation)*, und das war für viele Klienten schwierig, aber vielleicht ...

(Seine Augen funkeln, als würden sie einen numinosen Aha-Moment der Entdeckung erleben.) Ah, jetzt erinnere ich mich an die Verbindung.

Dies war eine der frühesten Ideen vom Wesen von Hypnose – dass es sich dabei um eine Manifestation von Elektromagnetismus handelt. Ich glaube ... Ich weiß nicht, ob ich selbst oder jemand anders es entdeckt hat ... Manchmal denke ich: »War das wirklich ich, oder habe ich es irgendwo gelesen?« Jedenfalls sind in historischen Büchern über Hypnose Bilder von alten Männern mit großen Augen zu sehen ... und sogenannte magische Gesten ... Ich weiß, dass ich in diesen historischen Dokumenten mit der Idee magnetischer Bewegungen konfrontiert worden bin, aber ich habe irgendeine Verbindung zwischen Magnetismus und Händen und der Faszination bezüglich des von mir so genannten »Neuheits-Numinosum-Neurogenesis-Effekt« [NNNE] entdeckt, der die wissenschaftliche Grundlage der therapeutischen Hypnose ist (Rossi 2004b, S. 215–227).

Wenn du also deine Hände so positionierst *(legt seine Hände getrennt vor sich)*, kannst du – ideosensorisch – spüren ... Du kannst ... es ... tatsächlich subjektiv spüren ... Nun, während ich meine Augen schloss, als ich demonstrierte, dass ich es wirklich spürte *(agiert seine Denkprozesse aus)* ... Habe ich das Zusammenziehen der Hände wirklich gespürt? Ja! Aber konnte ich auch eine »Nein«-Reaktion spüren, bei der sich die Hände trennen? Im Moment, Richard, spüre ich in deiner Gegenwart das Auseinanderstreben der Hände ...

Als ich das tat, verband ich das Ideomotorische mit dem Ideosensorischen ... Ich spekuliere nun, dass dieses sehr fragile subjektive Erlebnis ein *Quantenquale* innerer Empfindung und Wahrnehmung ist, das nur ich fühlen und realisieren kann. Dies ist die Essenz des Selbst, ein geheimes inneres Empfinden meiner Lebendigkeit, das niemand außer mir erleben kann! Sollten wir dies »Quanten-Seinsgefühl« oder die »Ungewissheit des Selbst« nennen? Ich frage mich ... ist dies die Essenz des sehr fragilen und numinosen Erlebens von Empathie,

Mitgefühl, Beziehung und Heilung während des Mind-Mirroring zwischen Menschen, die einander im realen Leben lieben und in der psychotherapeutischen Beziehung? Darüber habe ich noch nie etwas geschrieben, oder?

RH Ich glaube nicht ... nein.

ELR Hier versuchte Rossi also sozusagen zu »verdoppeln«. Ich versuche, die Hypnotisierbarkeit – das Wort gefällt mir überhaupt nicht – der Person zu steigern. Statt von Hypnotisierbarkeit zu sprechen, würde ich lieber von einer Quanten-Hypersensibilität gegenüber der eigenen inneren Ideodynamik sprechen ... einem *Quantenquale* innerer Empfindung und Wahrnehmung. Übrigens basiert mein Wechsel zur Quantenfeldtheorie teilweise darauf, dass es endlich jemand kapiert hat. In der Fachzeitschrift American Journal of Clinical Hypnosis wurde ein Artikel veröffentlicht, in dem es heißt: »Ernie Rossi hat gesagt, es gehe weniger um Suggestion [...]«, und dann heißt es völlig korrekt: »Erickson war kein Genie der Manipulation [...]. Rossi sagt, es sei zutreffender, Erickson als genialen Beobachter zu bezeichnen.« (Hope a. Sugarman 2015, S. 212–229)

RH Du schreibst das in Band 6 der Collected Works ... (Erickson 2010).

ELR Das hat mir Mut gemacht. Jemand hatte es kapiert! Ja, das genau denke ich auch. Das ist die neue Verbindung zur Quantenebene menschlichen Erlebens ...

RH ... die Beobachtung ...

ELR ... und die tiefere Quantenebene der Sensibilität. Quantum und Hypnose sind weder merkwürdig noch sonderbar. Sie sind eine weitere Dimension von Hypersensibilität gegenüber der eigenen inneren Welt.

Das Problem der Psychotherapie ist, dass Menschen Probleme haben. Warum? Weil sie nicht wissen, wie sie sich selbst und ihren eigenen Impulsen zuhören können, ihrer eigenen Wahrheit, ihrem eigenen Mythos. Warum folgen nicht alle Menschen ihrer inneren Leidenschaft? Weil die äußere Welt sie in ihrem Bann hält.

RH Der eigenen Glückseligkeit zu folgen ist auch das, was Joseph Campbell empfiehlt ... (Campbell a. Moyers 1991)

ELR Genau. Ein typischer Lehrer sagt: »Nun zeichnest du ein ›a‹, und zwar so, nicht so ...«, und dann muss das Kind üben, ein »a« zu zeichnen – zuerst ein kleines »a« und dann ein großes »A«. Der größte Teil dessen, was Kinder lernen, besteht darin zu lernen, wie man Dinge nicht macht. Es gibt Millionen von Arten, unendlich viele Arten, etwas nicht zu tun, aber offenbar nur eine Art, etwas »korrekt« zu tun.

RH Das ist meine Gewinner-Verlierer-Idee, die darauf basiert, dass es eine Art zu gewinnen gibt und dass alles andere verliert ... (Hill 2006; Berne 1996)

ELR Genau ...

RH ... und zu verlieren ist schlecht.

ELR ... und damit sehen wir den »Macht«-Instinkt in Aktion.

RH Richtig ...

ELR ... Aggression statt Sensibilität und positiver Empathie. Mit diesem Thema befasse ich mich – können Menschen sich dazu erziehen, die Werte »Sensibilität« und »Wohlbefinden« auf Quantenebene zu beherzigen, statt sich von Stress, Angst, Süchten und Depression überwältigen zu lassen?

RH Genau.

ELR Ich hätte fast »subjektives Gewahrsein« gesagt, aber das subjektive Gewahrsein kann die subtilste *Quantenquale*-Ebene von Sensibilität sein. Sie ist so subtil, dass viele Menschen sie gar nicht bemerken, weil sie unmittelbar von der individuellen Beschaffenheit ihrer Gehirnstrukturen und von der klassischen Umgebung sowie von der Quanten-Kontingenzen-Umgebung abhängig ist. Wir alle haben im Leben unendlich viele verschiedene Möglichkeiten ...

Grundsätzlich haben Menschen Probleme, weil die äußere Welt sie vor die Scheinalternative »It's my way or the highway« stellt. Wenn wir jemandem erklären, er könne etwas nur auf eine ganz bestimmte Weise tun, vertiefen wir dadurch nur die Pathologie des Betreffenden. Deshalb ist ein Politiker wahrhaft groß, wenn es sich um jemanden wie beispielsweise Lincoln handelt, der etwas zum Ausdruck bringt, das in den flüchtigen Schatten des menschlichen Bewusstseins und der menschlichen Kognition auftaucht ...

RH Der Zeitgeist?[9]

ELR Ja, wir sollten einander nicht zu Sklaven machen usw. Ich glaube nicht, dass ich das jemals irgendwo geschrieben habe, aber das grundlegende menschliche Problem ist, dass Menschen ihre Stimme verloren haben ... Der Grund ist das Schulsystem ... die zentrale Be-

9 Im Original deutsch, Anm. d. Übers.

deutung von Prüfungen und Konkurrenz ... der Wettbewerb darum, wessen Stimme dominieren wird, statt dass man nach demjenigen mit dem sensibelsten Verständnis sucht ... Wer wird die Welt einmal in einem neuen Licht sehen, so wie Einstein?

Weißt du eigentlich, dass Einstein nicht gut in Mathematik war und im Patentbüro nur ein Inspektor dritter Klasse?

Menschen haben also nicht deshalb Probleme, weil sie Probleme haben, sondern weil niemand ihnen beigebracht hat, ihr eigenes Genie zu respektieren. Jeder Mensch ist ein Genie, wenn er lernt, sein Bestes zutage zu fördern und optimal zu nutzen! Wie können wir einander helfen, unsere Chancen zur Selbstentwicklung zu erkennen? Das ist das wahre Problem bei den Bemühungen von Politikern um »Nation Building« – nicht ständige Selbsterhöhung, die ein Verbrechen ist ...

Nun sind also Quanten-Sensibilität, Beobachtung, Empathie und Mitgefühl sich selbst und anderen gegenüber wichtig, nicht Suggestion ...

RH ... und ganz sicher nicht Anleitung ...

ELR Da kannst du sicher sein. ... Als ich im Jahr 1996 an meinem Buch *A Symptom Path to Enlightenment* arbeitete, kam mir plötzlich eine wichtige Erkenntnis: Symptome sind in Wahrheit unsere Orientierung (Rossi 1996) Symptome zeigen uns, wo wir mit der Konsensus-Realität kollidieren, und somit müssen wir lernen, daran zu arbeiten ... Aber die äußere Welt ist natürlich nicht fair. Sie sagt nicht: »Oh ja, genau so ist es. Letztlich haben Sie wirklich recht, Richard ...« Ich kenne einen Politiker, der zurzeit für seine dominierende Position kämpft; der würde so etwas nie zu dir sagen.

Auf diese Weise stellte ich die Verbindung zwischen Hypnose, Quantum-Selbstsensibilität und dem NNNE her. Die dominierende äußere Welt sagte: »Nicht deine Selbstsensibilität und Selbstschöpfung ist wichtig, sondern meine Anleitung sorgt dafür, dass sich für dich alles gut entwickelt.«

Mein Kampf konzentrierte sich immer darauf, wie ich jemanden dazu bringen könnte, sich selbst gegenüber sensibler zu sein, sein eigenes positives Erleben zu erforschen, seine eigene einzigartige Wahrheit zu finden und, nachdem der Betreffende seine Wahrheit gefunden hatte, seine Leidenschaft, sozusagen, wie er mehr Fertigkeiten entwickeln könnte, um seine Wahrheit seiner Umgebung mitzuteilen. Das ist Phase 4 des kreativen Zyklus[10] – man tut seine innere Arbeit,

10 Mehr zu den vier Phasen des kreativen Zyklus in Kapitel 5.

benutzt den NNNE, um das Bestmögliche aus sich zu machen, und gibt dann etwas von Wert zurück.

Dies wurde für mich zu einer sehr wichtigen Weiterentwicklung gegenüber der Position Cheeks, der selbst festlegte, welcher Finger »Ja« und welcher »Nein« bedeutete. Mein erster Schritt auf dem Weg, der mich von diesem Ansatz zu einem neuen führte, bestand darin, den Fokus auf »Schauen wir doch mal, welcher Ihrer Finger Ihr ›Ja‹-Finger und welcher Ihr ›Nein‹-Finger sein wird« zu richten. Wir brachten den Klienten dazu, »Ja, ja, ja, ja …« zu sagen, und stellten dann fest, welcher seiner Finger sich bewegte. Das ist ein heikler Prozess. Aber als Cheek mit mir arbeitete, bewegte sich mein *(von ihm zuvor festgelegter Ja-)*Finger wirklich … Allerdings galt das nicht für jeden seiner Probanden. Hast du Dr. Cheek einmal kennengelernt?

RH Nein.

ELR Er war eine ziemlich eindrucksvolle Persönlichkeit – ein wunderbar liebevoller Hausarzt. Es war schon angenehm, ihn nur anzuschauen. Wenn er lächelte, fühlte man sich gut bei ihm aufgehoben – eingehüllt in die Flügel seines Wohlseins …

Dann habe ich eine Phase erlebt, in der die Finger wie Magneten sein konnten. Ich habe alle möglichen Übergangsphänomene durchlebt, und schließlich wurde mir die Bedeutung inneren Gewahrseins und der Selbstfürsorge im Alltagsleben klar *(beschreibt mit beiden Armen einen großen, weit ausladenden Kreis, wobei sich seine Hände sehr langsam im Raum bewegen)* … Ich stellte in meinem persönlichen Erleben fest, dass sogar ich etwas spüren kann, obwohl ich nicht besonders »suggestibel« bin. Wenn ich mit jemandem therapeutisch arbeite, befinde ich mich in der Regel in einem Zustand tiefer Empathie und tiefen Rapports. Ich versuche, mein Gefühl der Verbundenheit mit der anderen Person zu stärken, indem ich sie frage: »Spüren Sie, dass ein Teil von Ihnen von sich zu stoßen versucht, was Sie nicht mehr brauchen, und dass ein anderer Teil von Ihnen versucht zusammenzuziehen, was Sie annehmen müssen?« Sah die andere Person dann ihre eigenen Hände langsam zueinander hinstreben, fragte ich: »Bewegen sich die Hände wirklich aufeinander zu? Oder greifen Sie bewusst ein, damit das passiert?« Der Proband antwortet dann: »Nein, ich tue das nicht!«

Als eines Tages die Finger eines Klienten einander berührt hatten, wagte ich zu fragen: »Was würde wohl geschehen, wenn die Magneten, die inneren Kräfte, umgekehrt würden? Könnten Sie dann fühlen oder spüren, wie Ihre Hände auseinanderstreben?« Natürlich entfernten sich die Hände daraufhin voneinander. Dann sagte ich:

»Bemühen Sie sich gerade, Ihre Rolle möglichst gut zu spielen, oder geschieht das alles wirklich wie von selbst?« Das Wie-von-selbst-Geschehen – das, was Hypnotherapeuten als »leichte Dissoziation« bezeichnen würden – wurde für mich sehr wichtig beim Entwickeln einer Vorstellung von sich verändernden neuartigen Zuständen des Bewusstseins und der Kognition. Ich vermute mittlerweile, dass solche Zustände verstärkter ideosensorischer Dynamiken eine Dimension des Bewusstseins auf der Quantenebene des NNNE sind, die sich zurzeit entwickelt.

Wenn also der NNNE selbstständig vonstattengeht, ist natürlich alles in der Natur auf der Quantenebene der Ungewissheit, der Wahrscheinlichkeit und des Potenzials für kreative Veränderung unbewusst. Auf diese Weise stellen wir Kontakt her – eine Verbindung zwischen neu entstehendem Bewusstsein, der Kognition, den Träumen und der probabilistischen Natur des Quanten-Unbewussten. Viele Jahre lang blieb ich dabei, essenzielle »Ja«- oder »Nein«-Zustände emotionalen Übergangs durch meine Mirroring-Hands-Technik zu fördern, Gehirn-Geist-Zustände mittels NNNE zusammenzuziehen oder auseinanderzutreiben. Dann kam es zu einer letzten wichtigen Veränderung: Ich entdeckte, wie ich das Gleiche ohne Nutzung einer hypnotischen Metapher erreichen konnte. Es reichte, einfach zu sagen: »Legen Sie Ihre Hände ungefähr auf Brusthöhe und mit einander zugewandten Handflächen zusammen – als würden sie einander spiegeln –, und wir schauen dann, was ganz von selbst geschieht.«

Als ich dies zum ersten Mal sagte, war es vermutlich ein Fehler. Ich vergaß, den Begriff »magnetisch« zu erwähnen. Ich hatte es einfach vergessen. Vielleicht war ich an jenem Tag müde. Jedenfalls sagte ich: »Schauen wir doch einmal, ob die Hände zusammenkommen oder sich voneinander entfernen.« Natürlich meinte ich, dass dies wie Magnete funktionieren würde, aber ich vergaß, das Wort »Magnete« zu erwähnen, und stellte fest, dass der Prozess wirklich wie von selbst vonstattenging, ohne die Magnet-Metapher, die der klassischen historischen Hypnose entstammt.

RH Es gab also keine Suggestion?

ELR Genau. Dann folgte der nächste Schritt, und das war … Ich versuche, mich daran zu erinnern, wie der Sprung zustande kam … »Spüren Sie, welche Hand sich so anfühlt, als würde sie Ihr Problem zum Ausdruck bringen?« Und das war für die Klienten sehr leicht, ganz unabhängig davon, ob sie glaubten, eine Hypnose zu erleben oder nicht! Bei der Handlevitation hatte es immer Probleme gegeben –

nicht jeder ist dazu in der Lage. Und die Finger waren unzuverlässig. Aber jeder konnte plötzlich spüren: »Oh, tatsächlich, diese Hand fühlt sich wie das Problem an ...«

Später verallgemeinerte ich es: »Wenn Sie in der einen Hand Ihr Problem haben, was haben Sie dann in der anderen Hand?« Was ist das Gegenteil von einem Problem? Nun, wohl eine Lösung! Wenn also hier das Problem ist, dann ist das, was in der anderen Hand geschieht, das Gegenteil – eine Heilung oder ein Aha-Erlebnis, also eine psychologische Einsicht oder Phase 3 des kreativen Zyklus. Daraufhin wurde das Konzept »Gegenteil« in meinem Geist sehr wichtig, so wie es dies auch für C. G. Jung war.

Ich hatte also einen Pfad gefunden – einen idiosynkratischen Pfad zwischen dem Problem und seiner Lösung, einen »Symptompfad zur Erleuchtung« –, und auf diese Weise ist das Buch gleichen Namens entstanden.

RH Oh, dann passt alles zusammen.

ELR Ja, das ist meine tägliche und stündliche Arbeit! Ich habe eine Möglichkeit entdeckt, das, was andere mit Hypnose getan haben, zu tun, ohne dass ich das, was ich tue, Hypnose oder Magnetismus oder auch nur Suggestion nenne. Was war das, was ich tat? Ich förderte das ideodynamische Bewusstsein und die entsprechende Kognition. Rein ideodynamisch – ideosensorisch und ideomotorisch. Hey, lasst uns mal so richtig auf den Putz hauen ... Wir könnten es Ideo-Spaß nennen und ein Buch über achtsame positive Psychologie schreiben! Oder Ideo-Schmerz? Beispielsweise könnten wir bei Schmerzpatienten und vielleicht auch Menschen mit einer Posttraumatischen Belastungsstörung (PTBS) sagen: »Schauen wir einmal, welche Hand den Schmerz ausdrückt und was das Gegenteil davon beinhaltet. Halten Sie den Schmerz einen Augenblick lang in dieser Hand, und lassen Sie dann zu, dass Sie das Gegenteil empfinden.« Hier verstärke ich das Ideosensorische: »Und dann schauen wir einmal, was das Gegenteil von Schmerz sein könnte ...«

Im Gegensatz zu Schmerz muss es eine angenehmes Gefühl sein. Ich verlagere also den Fokus des sensorischen/perzeptiven Bewusstseins und der entsprechenden Kognition im Gehirn vom Schmerzzentrum zum Genusszentrum. Dies können wir nun die quantenexperientelle Essenz der Neurowissenschaft und Neuropsychotherapie nennen.

Danach sprachen wir eine Weile über einen kürzlich in der Zeitschrift *Nature* erschienenen Aufsatz, in dem die Position der Wörter und ihre

Verteilung über verschiedene Gehirnbereiche beschrieben wird, was darauf hinweist, dass Kommunikation ein Zusammenwirken aller Gehirnaggregate – also globale Interaktivität – erfordert (Huth et al. 2016, S. 453–458).

ELR Dies könnte der Ursprung des Ideosensorischen sein. Ich muss mir den Aufsatz in Nature noch einmal genauer anschauen und prüfen, ob darin der Begriff »ideosensorisch« benutzt wird. Dies verhilft mir zu einer neuen Einsicht in die neurowissenschaftliche Grundlage der therapeutischen Hypnose. Wenn ich ein Wort sage – nehmen wir einmal an: »Welpe« –, tauchen beim Hörer ein Bild und ein Gefühl auf, die beide mit »Welpe« assoziiert werden: das Bild – verbal, das Gefühl – sensorisch; Assoziationen zu Sanftheit, Anmut und dem Welpenanteil Ihrer Persönlichkeit ... und man fängt an, der Welpe in seinem Inneren zu sein. Im Gehirn manifestiert sich eine ideosensorische Dynamik. Tatsächlich geht diese Thematik alle Schulen psychotherapeutischer Arbeit etwas an. Wir verfügen heute über all diese unvorstellbar teuren Maschinen, die Wissenschaftlern ermöglichen zu erklären, was im Gehirn eines Menschen vor sich geht. Ist das die neue Neuropsychotherapie? Man könnte ein Buch darüber schreiben!

RH Ich habe gerade aufgeschrieben, was du vorgeschlagen hast – »ein neuer psychotherapeutischer Ansatz ...«. Ich kann mir vorstellen, dass du mit Erickson Situationen erlebt hast, in denen du dachtest: »Meine Güte, bin ich in diesem Raum?« Denn wenn ich so etwas auf ein Blatt Papier schreibe, »Na klar, Richard macht das schon ...«, das ist außergewöhnlich! Ich werde diese Einschränkung überwinden; aber vor zwölf Jahren war ich in der Welt der Psychotherapie gar nichts ...

ELR Suchst du immer noch nach einer Art Fundament?

RH Das hier ist der Anfang einer erstaunlichen Veränderung dessen, was mit mir geschieht ...

Wenn Sie weiterlesen, werden Sie sehen, dass Rossi der Meinung war, ich hätte etwas verstanden und eine Blockade aufgelöst und das sei wichtig für mich. Plötzlich geht es in unserem Gespräch nicht mehr um Rossis Erinnerungen, sondern um etwas sehr Reales und in *meiner* inneren Welt Präsentes. Diese Veränderung wirkt mühelos, aber vielleicht wäre es besser, das Geschehen als *mühelose Mühe* zu bezeichnen. Es spiegelt aber auch Rossis *natürliche Begabung* als Förderer anderer – im konkreten Fall als mein Förderer.

RH Nun, ich befinde mich in einem Raum mit Ernie Rossi, der sagt: »Du kannst dieses Buch schreiben.« Das ist ziemlich gut. Es stärkt mein Selbstvertrauen …

ELR Selbstvertrauen. Du empfindest jetzt Selbstvertrauen?

RH Nun, du hast verursacht, dass ich jetzt Selbstvertrauen empfinde.

ELR Wir sollten ein wenig innehalten und dein Selbstvertrauen spüren …

Wir sitzen einige Minuten still da.

ELR Siehst du, wie sensibel ich war und wie selbstsensibel [self-sensitive] du jetzt bist? Du hast endlich das Wort »Selbstvertrauen« über die Lippen gebracht, und du lächelst und wirkst angeregt; deshalb schalte ich meine eigenen Gedanken jetzt ab und sage mir: »Sei still, du verdammter Narr … hör einfach zu!« Und dann sage ich zu dir: »Okay, lass uns gemeinsam ein paar Minuten lang still sein und dein Selbstvertrauen genießen.« Du hast die Augen geschlossen und sofort »Ja, ja!« gesagt. Das war meine Sensibilität – die Quantenebene unseres Rapports. Unser Mind-Mirroring. Wir haben einen Punkt erreicht, an dem Richard nach etwas in seinem Randbereich der Entwicklung gegriffen hat, seinem eigenen NNNE, ohne dass ich fragen musste: »Was ist dein growing edge, Richard? Was ist deine Leidenschaft?« Deine Leidenschaft hat sich manifestiert, und ich habe diese winzige Manifestation gesehen, und das ist meiner therapeutischen Sensibilität als »Quantenfeldtheorie-Psychotherapeut« zuzuschreiben *(vorsichtiges Lachen, weil wir beide noch nicht so recht wissen, was das bedeuten könnte)*. Wenn es um solche Randbereiche des Wachsens geht, um deine Leidenschaften – darum, wohin du gehen musst, bin ich sehr sensibel. Ich reagiere sehr sensibel, wenn es um Phase 2 des kreativen Prozesses geht – um deine Schwierigkeiten, die Punkte, an denen du nicht weiterkommst, wo du dein Selbstvertrauen nicht erleben kannst.

Und in diesem wichtigen Augenblick habe ich die Geistesgegenwart zu sagen: »Lass uns in Anbetracht dessen eine Weile schweigen«, und dann lasse ich dich zu einer natürlichen inneren Suche, einer Exploration über diese Thematik aufbrechen. Das saß! Du sagtest: »Ja, ja.« Du verspürtest innerlich sofort ein gutes Gefühl – warmherzig und selbstbewusst wie deine von dir selbst erzeugte Motivation für die Arbeit an einem Buch. Das ist ein ideales Beispiel für meine Arbeitsweise. Wenn du eine Metapher aus dem Bereich der Hypnose benutzen willst, kannst du es eine hypnotische Induktion nennen; du bist aber in deinen Randbereich des Wachsens und der Entwicklung, in dein Inneres eingetaucht. Jetzt ruiniere ich das Ganze natürlich, indem ich es analysiere und darüber rede, aber ich wollte dir ein Beispiel vorführen. Ist dir klar, wie simpel das war? Das war ericksonsche Sensibilität, keine manipulative Genialität. Du fühltest dich sehr gut, als ich dir deinen Hunger nach Selbstvertrauen spiegelte, und das war genau das, was du brauchtest, um deinem eigenen Besten zum Ausdruck zu verhelfen. Du hast aber noch eine andere Veränderung vollzogen. Selbstvertrauen ist nicht so wie dieser Politiker *(lacht)*. Du bist zuversichtlich, weil sich das gut anfühlt. Es fühlt sich innerlich gut an, und du befindest dich auf dem richtigen Pfad – vom Symptom zur Sicherheit auf deinem momentanen Pfad zur Erleuchtung ... und es geschieht in dir, jetzt!

Das ist das Geheimnis, das sich hinter Ericksons Maxime verbirgt, die Aufgabe von Therapeuten bestehe darin, die Last der Verantwortung für die Effektivität der Psychotherapie wieder dem Klienten aufzubürden (Erickson 1964, S. 269–271). Es ist ein wenig altmodisch ausgedrückt, und es klingt simpel, aber dies war ein Beispiel dafür, wie Erickson die Last dem Klienten wieder selbst auferlegte und wie diese innere Aufgabe natürlicherweise den vierphasigen kreativen Zyklus und den NNNE evozierte, wodurch man automatisch in eine »private therapeutische Trance« verfällt. Man muss in Trance verfallen, um den manchmal schwierigen Übergang von Phase 2 zu Phase 3 des kreativen Zyklus bewältigen zu können; anschließend kann man sich Zeit für eine Pause nehmen und das Resultat genießen. Weil du motiviert bist, dieses Interview zu einem Bestandteil deiner persönlichen Entwicklung zu machen ...

Wir pausieren eine halbe Minute in einem erneut spontan entstandenen Zustand der Innenfokussierung und des Rapports – einem Gefühl des Erfolgs beim Wechsel in Phase 4 des kreativen Zyklus.

RH In meinen Lehrveranstaltungen benutze ich einen Film, den ich auf YouTube gefunden habe. Darin forderst du einen Therapeuten auf: »Gehen Sie aus dem Weg!«

ELR Ja! Genau da fängt die Therapie an.

RH ... und wenn ich diesen Film vorführe, in dem du das sagst, bevor ich selbst mich dazu äußere, dann hilft das. Vielleicht ist es ein wenig altmodisch ausgedrückt, aber es gefällt mir. Ich finde, es ist gut ausgedrückt, auch wenn einige meiner Zuhörer der Meinung sind, dass ich etwas altmodisch rede ... Ich weiß nicht ...

ELR Die Aufmerksamkeit des Therapeuten ist darauf gerichtet, sich sehr stark für das Erleben [des Klienten] zu interessieren; er fokussiert also nicht auf die Therapie. Die beste Antwort, die vom Therapeuten kommen kann, lautet, dass er daran arbeitet herauszufinden, wie er sensibler wahrnehmen kann, was in ideodynamischer Hinsicht im Klienten wirklich vor sich geht – was sein Herz und seine Seele wärmt.

RH Also operiert jeder mit dieser Dynamik, und dies ist ein motorischer und sensorischer Vorgang und kann auch ein Bottom-up-Vorgang sein. Wir müssen triggern ... In dieser Hinsicht vertrete ich die Auffassung, dass Neugier die Bewegung auf eine ganz bestimmte und sehr nützliche Weise mit Energie versorgt. Dann taucht eine Idee auf oder vielleicht auch eine motorische Handlung ...

ELR ... es könnte auch eine Art Behagen sein ...

RH ... eine Empfindung ...

ELR Ja, du hast eine Verbindung zwischen Neugier und der Essenz von Therapie hergestellt. Darüber solltest du jetzt etwas schreiben ...

Ich schreibe auf meinen Notizblock: »*Neuartigkeit (Novelty)* – etwas, das unsere ›Beachtung‹ weckt: Neugier auf Information; *Numinosum* – Verwunderung und Staunen angesichts dieses neuartigen Reizes – Neugier auf Spiel; und *Neurogenesis* – die Förderung von Genaktivität, Proteinsynthese und Gehirnplastizität – Neugier, die auf Möglichkeiten gerichtet ist.«

Das Wort »Numinosum« spielt für Rossis Lehrtätigkeit und in seiner praktischen Arbeit eine zentrale Rolle. Der Begriff wurde von einem deutschen Theologen, Rudolph Otto, in seinem berühmten Buch *Das Heilige* aus dem Jahr 1917, das immer noch erhältlich ist, erstmals benutzt (Otto 1917). Auch Carl Gustav Jung hat den Begriff »Numinosum« oft erwähnt. Er spricht von einen »unbeschreibbaren« Gefühl, das fast unabhängig vom Willen auftritt, einem Gefühl, das mehr ist als man selbst – faszinierend, geheimnisvoll, wundersam, verblüffend, ungeheuerlich.

ELR Ja. Ich nenne das jetzt den Neuheits-Numinosum-Neurogenesis-Effekt [NNNE]. Etwas ist dir neu – das ist jetzt fundamentale Neurowissenschaft –, etwas in der Umgebung hat dein Interesse geweckt. Das Numinosum ist deine Faszination und Verwunderung in Anbetracht von etwas, das dir sehr wichtig ist. Dieser neuartige Reiz verzaubert dich, und dadurch wird das spirituelle Empfinden geweckt, das Rudolf Otto »Numinosum« genannt hat. Dies ist nach meiner Auffassung die essenzielle neurowissenschaftliche Dynamik der Genexpression, der Proteinbildung und der Gehirnplastizität, die circa zwölfmal täglich – alle 90 bis 120 Minuten (was dem grundlegenden Ruhe-Aktivitäts-Zyklus entspricht) – die Generierung neuen Bewusstseins, neuer Erkenntnis und der Geist-Körper-Heilung unterstützt (Kleitman 1982, S. 311–317).

RH Den dynamischen Fluss der Aktivität, der sich auf vielen Ebenen bewegt, in einer komplexen Reaktion auf das, was bei oberflächlicher Betrachtung wie ein simples Verhalten oder eine Emotion erscheint …

ELR Nun sind wir vom Sensorisch-Perzeptiven – Ideodynamischen – zu den Emotionen gewechselt – und von dort zur Aktivierung von Genen, die real neue Proteine und neue Zellen produzieren, wodurch die adäquaten neuronalen Systeme, Immunsysteme und heilenden Faktoren verstärkt werden. Du fängst an, dich stärker für das »Gegenteil von Schmerz« zu engagieren, also für Behagen – und für das Gegenteil des Problems, was ein therapeutisches Bewusstsein ist. Ich benutzte den Ausdruck »Fördern des therapeutischen Bewusstseins und des Erkennens [Cognition]«. Das ist meine Bezeichnung für die Arbeit, die ich jeden Tag tue. Ich bin ein Förderer der Optimierung des Bewusstseins und des Erkennens …

RH … mittels Sensibilität …

ELR Ja, mithilfe von Sensibilität und deiner Neugier. Letztere führt zum Numinosum, wenn man sensibel genug ist, aber nicht, wenn man sich so verhält, wie Menschen es normalerweise tun. Wenn das Neuartige dich verzaubert, kannst du in einen neuen Raum in deinem Geist-Gen-Gehirn eintreten, und du erschaffst dich dadurch praktisch neu. Das ist eine simple neurowissenschaftliche Beschreibung von alldem.

RH Neugier gegenüber Möglichkeiten!

ELR Genau! – Möglichkeitsdenken …

RH … und ich sehe darin einen Unterschied zum herkömmlichen Verständnis von Neugier. Es ist mir wichtig zu zeigen, dass es einerseits eine generelle Neugier auf Informationen gibt und andererseits eine Neugier auf unerwartete Informationen – Neugier auf Spiel –, die zu Ausgangspunkten für neue Möglichkeiten werden, weil Neugier auf Informationen und Spiel nur so lange ihre Funktion erfüllt, bis die Informationen gefunden sind. Neugier auf Möglichkeiten hingegen ist ergebnisoffen – so wie das Numinosum –, weil sie sich im Randbereich des Wachsens und der Weiterentwicklung bewegt, in dem es keine Einschränkungen gibt.

ELR Genau! Hast du das aufgeschrieben?

RH Ich habe es aufgenommen ...

ELR Gut.

RH Um es vereinfacht auszudrücken: Neugier schaltet das »gute Zeug« ein, indem sie dich zunächst in den bestmöglichen Anfangszustand versetzt. Meiner Meinung nach gibt es im Gehirn ein »Neugier-System«, und zwar im Bereich der Nuklei oder Kerne, die sich wie eine kleine Versammlung oben auf dem Hirnstamm und an der Basis des Mittelhirns befinden [siehe hierzu Kapitel 9] und die ich »Nuntius-Kerne« nenne. Mir scheint, dass dies im Grunde nur eine nette kleine Möglichkeit ist, physisch und neurobiologisch zu beschreiben, worüber wir gerade gesprochen haben. Wir mögen, was die Neugier bewirkt! – Sie schaltet »gutes Zeug« ein.

ELR Genauso ist es.

RH Und wir können alle zuversichtlich sein. Damit meine ich nicht nur emotionale Zuversicht, sondern auch körperliche Zuversicht ...

ELR Ja ... und Behagen – das ist ein großes Wort!

RH ... und das ermöglicht dir, das Numinosum und die Neugier zu fühlen ...

ELR Verwunderung, Faszination und Staunen angesichts des Ungeheuerlichen.

RH Neuheit ist ein Trigger – Neuheit/Überraschung/Interesse –, der die äußere Welt, die Gewinner-Verlierer-Welt, wie ich sie nenne, diese dominierende äußere Welt, unterdrückt. Wenn du dem Neuen gegenüber nicht sensibel genug bist, beginnt das System möglicherweise nicht damit ...

ELR Richtig ...

RH »Sensibel« ist aus meiner Sicht heute das große Wort. Ein sehr wichtiges Wort ... *(Wir halten einen Augenblick inne und genießen diese Offenbarungen)*

RH Ich sitze hier nun schon eine ganze Weile und schaue mir ein Bücherregal auf der gegenüberliegenden Seite des Raumes an, wo ich ein Buch entdeckt habe, das ein Freund von mir herausgegeben hat. Es handelt sich um *Creating the Moment* von Michael Hoyt.

Tatsächlich wurde dieses Buch von Michael Hoyt und Moshe Talmon herausgegeben, allerdings hat es den Titel *Capturing the Moment* (Hoyt a. Talmon 2014). Ich habe mit Michael darüber gesprochen, dass ich den Titel des Buches falsch benannt hätte. Er antwortete, ich sollte den korrekten Titel erwähnen, den »Irrtum« aber trotzdem im Text lassen, weil er für den betreffenden Augenblick relevant gewesen sei. Er hatte das Gefühl, dass wir *einen Augenblick erschaffen* hätten und dass wir die zufällige Falschbezeichnung für sich selbst sprechen lassen sollten.

ELR Genau, das ist das Wichtigste. Der »kreative Augenblick« ist Phase 3 – das Aha, das Positive – und viele Therapeuten sind nicht in der Lage, den Augenblick zu ergreifen …

(Wir genießen beide eine kontemplative Pause)

RH Es gibt jetzt so vieles, worüber ich nachdenken muss … da frage ich mich, ob wir heute noch mehr tun können.

ELR Du könntest einiges davon mitnehmen und vielleicht heute Nachmittag etwas darüber schreiben.

RH Das werde ich tun. Wir haben über so viele wunderbare Ideen gesprochen … so viele interessante Begriffe, Konzepte und Prinzipien, die ausführlicher erklärt werden sollten. Wir werden diese Dinge im ganzen Buch benutzen; deshalb sollten wir wirklich die Grundlagen klären. Ich finde, wir sollten einen Abschnitt ausschließlich für diese Grundlagen reservieren. … Das sind keine Dinge, die wir »tun«, sondern Dinge, die unterhalb dessen, was wir tun, liegen, und auch innerhalb dessen. Was wir tun, ergibt sich aus diesen Grundprinzipien. Deshalb bin ich der Meinung, dass wir dort beginnen und diese Dinge klären sollten, damit jeder sie versteht … das ist ein guter Plan. Ich werde jetzt gehen und daran arbeiten!

2 Denken *in* den Systemen des Lebens

Vorbereitung des therapeutischen Geistes

ELR Hast du in den Büchern, die ich dir gegeben habe, die Geschichte über Leeuwenhoek gefunden?

RH Ja, habe ich, Ernie! Er hat ein Mikroskop entwickelt und damit als erster Mensch rote Blutkörperchen und Bakterien gesehen ... Es muss unglaublich gewesen sein, zum ersten Mal in den Körper zu schauen.

ELR Was denkst du darüber?

RH Er konnte sehen, woraus wir bestehen.

ELR Weil es mehr ist, als man mit bloßem Auge erkennen kann?

RH Und seit jener Zeit sind wir noch viel tiefer vorgedrungen ... bis zur DNS.

ELR Was denkst du darüber?

RH Wir haben aufgrund dessen alle möglichen medizinischen und psychotherapeutischen Behandlungsverfahren verändert ...

ELR Genau ...

RH Deshalb ist es wichtig, dass wir mehr darüber wissen, woraus wir bestehen.

ELR Und darüber, wie das gesamte System funktioniert ...

RH Das System?

ELR Okay, einen Moment bitte ... *(geht zum Bücherregal und nimmt ein Buch heraus)* ... Lies das hier ...

(Aus den Gesprächen zwischen Rossi und Hill im Juni 2016)

Ein neuer Klient kommt in die Klinik, und nachdem die Anmeldungsformalitäten erledigt sind, setzen Therapeut und Klient sich zusammen und reden etwa eine Stunde miteinander. Unabhängig von der Methode, die Sie als Therapeut benutzen, offenbart der Klient irgendwann etwas über den Grund seines Kommens: über das *Etwas,* das ihn quält; über das *Etwas,* das nicht in Ordnung ist; über das *Etwas,* das nicht gut ist oder sich schlecht anfühlt. Niemand sucht einen Therapeuten auf, um ihm zu sagen, alles sei in bester Ordnung, er fühle sich großartig, und in seinem Leben gebe es nichts, was sich ändern müsse. Alle Klienten kommen, um herauszufinden, warum sie sich *nicht* gut fühlen, und um diesen Missstand zu beheben.

Woher wissen wir, dass mit uns etwas *nicht in Ordnung* ist? Offenbar existiert in uns allen eine Instanz, die das weiß. Und außerdem gibt es in uns etwas, das es *vorzieht*, okay zu sein, und das einen Punkt zu erreichen versucht, an dem wir uns wieder okay fühlen: zu erreichen, dass wir uns wieder gesund, positiv, geliebt und verbunden fühlen und als Teil von etwas, das uns als sinnvoll und wichtig erscheint. Von den soeben genannten Seinszuständen geht eine Attraktion aus. Ein Mensch, der zur Therapie erscheint, reagiert auf diese natürlichen Bedürfnisse, Tendenzen, Neigungen und Präferenzen. Unglücklicherweise steht es mit dem, was der Betreffende in seinem momentanen Leben tut, nicht besonders gut, und möglicherweise verschlimmert es seine Situation sogar. Wer will das wissen? In diesem Moment jedenfalls weiß es weder der Klient selbst noch der Therapeut.

Etwas muss die Ausweglosigkeit durchbrechen. Es gibt Dutzende, ja sogar Hunderte von therapeutischen Methoden, die darauf abzielen, die Probleme eines Klienten zu beheben. Aber könnten wir von allen diesen Möglichkeiten einmal absehen und uns den natürlichen Fähigkeiten *im Inneren* des Klienten zuwenden? Sollte es uns gelingen, sie zu aktivieren, wird vielleicht auch das System, das uns »in Ordnung bringen« will, in diesem Sinne tätig werden. Kann ein Klient diese inneren Fähigkeiten erschließen, obwohl er gar nichts über sie weiß oder das Vertrauen zu ihnen verloren hat?

Im vorliegenden Buch bezeichnen wir diese Prozesse als unsere *natürliche Problemlösungsfähigkeit* und als *Geist-Körper-Heilung*. Um diese inneren Selbstheilungsfähigkeiten zu erschließen, müssen wir uns in einem *therapeutischen Bewusstseinszustand* befinden. Damit ist jene *Geisteshaltung* gemeint, die weiß, dass mit Ihnen nicht alles in Ordnung ist, die aber bereit und in der Lage ist, die Prozesse zu initiieren, die alles wieder in Ordnung bringen. »Nicht okay zu sein« ist ein anderer Bewusstseinszustand, in dem es schwierig ist, zu den eigenen Problemlösungs- und Heilungsfähigkeiten in Verbindung zu treten. In diesem Seinszustand geht es uns nicht gut, oder wir fühlen uns krank. Dies ist ein zerrüttender Bewusstseinszustand. Eine Therapie zielt darauf ab, uns durch Prozesse zu geleiten, die

Veränderungen zum Positiven bewirken und uns in einen Zustand des Wohlbefindens versetzen. Dies tritt ein, wenn wir nicht nur zu unserem besseren Selbst in Verbindung treten, sondern auch in der Lage sind, diese Veränderungen in unser gesamtes System von den Neuronen bis hin zu den Genen zu integrieren. Dies ist ein *integrierender Bewusstseins*zustand. Mirroring Hands geleitet uns vom Zustand der Störung zum therapeutischen Bewusstseinszustand und von dort zur Integration, zur Auflösung von Blockaden und schließlich in einen Zustand des Wohlbefindens. Mirroring Hands versucht, die Verbindungen zu unseren inneren Problemlösungsfähigkeiten und unserer Geist-Körper-Heilung wiederherzustellen, um unsere besten Seiten zu erschließen.

Ganz von selbst

Haben Sie schon einmal einen Klienten erlebt, der erklärte, es gehe ihm besser oder er habe ein Problem gelöst, habe eine erstaunliche Erkenntnis gehabt oder Genesung erlebt, und Ihnen ist absolut nicht klar, wodurch das Problem gelöst wurde – welcher Teil der Therapie oder was von dem, was Sie gesagt oder getan haben, bei ihm zum entscheidenden Durchbruch führte? Ein solches Erlebnis mag merkwürdig erscheinen, doch in einem anderen Licht betrachtet ist es zu erwarten. Und genau das wollen wir nun mit Ihnen zusammen erforschen. Wie kann es normal sein, dass eine unerwartete Reaktion eintritt, die auf keiner unmittelbaren Ursache zu beruhen scheint, die aber für den Klienten zu einem wichtigen Durchbruch führt? Die Antwort entstammt dem Bereich der Physik oder liegt in der Funktionsweise komplexer Systeme begründet.

Im weiteren Verlauf dieses Kapitels beschäftigen wir uns mit dem Wesen von Systemen und damit, was es mit nichtlinearen Dynamiken, sich selbst organisierender adaptiver Komplexität und der Chaos-Theorie auf sich hat und warum sie wichtig sind. Wir werden uns bemühen, uns kurz zu fassen und die Theorie wann immer möglich auf die therapeutische Praxis zu beziehen. Andererseits werden wir langsam und sorgfältig vorgehen, weil die im Folgenden beschriebenen Theorien und Konzepte viele vertraute Darstellungen der Funktionsweise von Dingen hinfällig machen. Dies ist beim Versuch, den Prozess der Psychotherapie zu verstehen, besonders relevant. Woher wissen wir, ob wir das Erforderliche tun, um Veränderung und Entwicklung zu fördern? Das Leben eines Menschen und das Problem, das ihn zur Therapie gebracht hat, umfassen so viele Aspekte. Woher sollen wir wissen, was wir tun können, um das Problem lösen und den Klienten mit Aussicht auf eine deutlich positivere zukünftige Situation nach Hause entlassen zu können? Wie finden wir die Ursache des Problems, und wie wenden wir die wirksamste Therapie an? Diese Fragen können wir erst beantworten, wenn wir erklärt haben, warum dies nicht die richtigen Fragen sind. Sie resultieren aus unserem Nachdenken *über* das System. Wir werden jedoch zeigen, inwiefern jedes menschliche System, *über* das wir nachdenken können, ein System ist, *in* dem wir uns befinden. In einer Therapie befindet sich der Therapeut fraglos *im* System, und diese Sicht verändert unseren Umgang mit einer Therapie und mit dem Leben im Allgemeinen völlig. Wir beginnen die Erforschung dieser Zusammenhänge mit einer Reise.

Vögel wissen, wie

Am Himmel über Newquay in Cornwall (England), über Olevoortseweg in Nijkerk (Niederlande) oder über Sacramento in Kalifornien (USA) sieht man Zehntausende von Staren in die Luft aufsteigen, ein Schauspiel, das sich jedem logischen Verständnis entzieht. Die Vögel bewegen sich in einem riesigen Schwarm in einer Art Ebbe und Flut über den Himmel.[11] Es gibt dabei keinen Dirigenten, keinen »Führer« und keinen Organisator; nur eine ganz bestimmte Kombination von Voraussetzungen und Faktoren, die diesen außergewöhnlichen, sich ständig verändernden Anblick erzeugen. Es ist unmöglich, etwas anderes über Form und Fluss des Starenschwarms in jedem konkreten Augenblick vorauszusagen, als dass es immer eine Form und einen Fluss geben wird.

Die Vogelschar ist ein sich selbst organisierendes Phänomen. Ebbe und Flut der Vögel ergeben sich aus bestimmten Parametern, die untrennbar mit der Existenz der Stare verbunden sind. Die Formation entsteht fast »von selbst« – was uns als abwegig erscheinen mag, weil Menschen in der Regel meinen, dass komplexe Prozesse nur stattfinden können, wenn sie gesteuert, organisiert und geleitet werden. In unserer modernen Welt mag es ein wenig verrückt erscheinen zu

11 Ein Video, das einen solchen Schwarm von Staren zeigt, finden Sie unter: https://www.youtube.com/watch?v=eakKfY5aHmY [22.12.2020].

denken, dass ein Prozess sich selbst organisieren kann, dass Kinder in einem nicht gesteuerten Erziehungssystem lernen können, dass eine Gemeinschaft ohne Regeln funktionieren kann und ohne dass eine Polizei für Recht und Ordnung sorgt. Ein ebenso »logischer« Denkschritt ist die Annahme, dass Psychotherapie nur auf der Grundlage strukturierter Techniken möglich ist, die zu vorhersehbaren Resultaten führen. Solche strukturierten Ansätze entsprechen dem Prinzip der linearen Verursachung, womit eine Beziehung zwischen einer Ursache und einer Wirkung gemeint ist, die schrittweise in einem Prozess mit vorhersagbaren Resultaten zutage tritt (Hardesty 2010). Noch wichtiger ist, dass dies darauf verweist, dass wir – und das bedeutet hier Menschen im Allgemeinen – eine direkte Ursache-Wirkungs-Kontrolle auf die uns umgebende Welt ausüben können. Die lineare Kausalität ist zum zentralen Fokus wissenschaftlicher Untersuchungen und analytischer Prozesse geworden. Sie war im vorigen Jahrhundert das dominierende Paradigma auf den Gebieten der Erziehung (Koopmans 2014, S. 20–39), der wissenschaftlichen Forschung (Galea, Riddle a. Kaplan 2010, S. 97–106) und der Wirtschaft (de Langhe, Puntoni, a. Larrick 2017). Das Prinzip der linearen Kausalität lässt sich bis ins alte Griechenland zurückverfolgen, es wurde von Isaac Newton im Jahre 1687 in seinen *Principia* formalisiert (Cohen, Whitman a. Budenz 1999).

Doch eine Starenwolke, ein Fischschwarm, die fließende Formation der Menschen, die einander auf einem belebten Fußgängerübergang passieren, die DNS, die Planeten, Sonnensysteme und Galaxien und die Funktionsweise des menschlichen Gehirns resultieren alle aus einer Gruppierung von im Einklang mit Prinzipien und Intentionen sich selbst organisierenden Teilen, die bestrebt sind, Gesundheit und Wohlbefinden zu fördern und etwas zu schaffen, das mehr ist als die Teile selbst, und denen dies ohne jede Anleitung, Anweisung oder Instruktion von wem auch immer gelingt. Wie ist das möglich? Die Antwortet lautet, dass Selbstorganisation und nichtlineare Dynamiken der natürliche Stoff sind, aus dem das Leben besteht. Wir haben unsere Aufmerksamkeit auf die lineare Verursachung gerichtet und dabei das Gesamtbild aus dem Blick verloren. Damit soll keineswegs der Eindruck erweckt werden, dass lineare Kausalität nicht existiert oder nicht wichtig ist. Lineare Prozesse finden zwischen Elementen *innerhalb* nichtlinearer Systeme statt. Beide heben einander nicht auf. Es handelt sich vielmehr um komplementäre Aspekte der Natur und natürlichen Erlebens. Entscheidend ist, wie wir über beide denken. Es ist sehr schwierig, aus linearer Perspektive über nichtlineare Systeme nachzudenken, aber es ist ganz und gar nicht schwierig, lineare Prozesse innerhalb von nichtlinearen Systemen stattfinden zu sehen. Vielleicht dominieren lineare Systeme deshalb in unserem Denken, weil viele der Dinge, mit denen wir uns Tag für Tag beschäftigen, auf der newtonschen linearen Physik basieren. Wenn Sie die komplexe nichtlineare Welt würdigen wollen, wird es Sie wahrscheinlich erfreuen zu hören, dass das nicht so kompliziert ist, wie es auf den ersten Blick erscheinen mag.

Komplexe Systeme

Ein *komplexes System*[12] ist ein System, das aus einer Anzahl unterschiedlicher, aber miteinander verbundener und interdependenter Elemente (Chan 2001) oder Teile besteht. Offene komplexe Systeme werden im Laufe der Zeit noch komplexer. Ein Mensch ist zweifellos ein offenes komplexes System. Man kann ein komplexes System in autonome Teile gliedern. Unser Körper besteht aus Billiarden von Zellen. Sie sind Teile von Subsystemen wie Herz, Leber oder Gehirn. Die Subsysteme können zueinander in Verbindung treten oder eine Interdependenz zu anderen Teilen entwickeln und sich zu größeren Subsystemen formieren, etwa dem Verdauungssystem oder dem limbischen System. Entscheidend ist hier, dass im menschlichen Körper-»System« eine Menge vor sich geht und dass es zwar möglich ist, einige Teile zu separieren, letztlich jedoch alle für das Resultat oder die *emergente Beschaffenheit* des Systems wesentlich sind – ein menschliches Wesen sind. Die Teile erzeugen etwas, das mehr ist als sie, und sie geben keinen klaren Hinweis darauf, was das Gesamtsystem werden wird.

Klienten erleben im komplexen System ihrer Psyche oft Brüche und Abkoppelungen. Ein System kann auf viele Arten unterbrochen und gestört werden. Traumata, negative Bindungserfahrungen, Kritik, soziale Ablehnung und viele andere Arten affektiver und biologischer Verletzungen können in einer gesunden Psyche Diskontinuitäten erzeugen. Klienten kommen zur Therapie, weil sie das Warum und Wie ihres abgekoppelten und unterbrochenen Zustandes verstehen

12 Die folgenden Bücher enthalten ausgezeichnete Definitionen von Komplexität in Beziehung zur Psychotherapie: Rossi (1996); Marks-Tarlow (2008); Siegel (2016).

möchten, um das Problem lösen, den Schaden beheben und ihre Psyche reintegrieren und gesund machen zu können.

> **Komplexes System:** Viele Teile sind miteinander verbunden und interdependent, und das aus der Komplexität resultierende Ganze ist mehr als die einzelnen Teile des Systems.

Nichtlineare Systeme

Ein *nichtlineares System* ist natürlich völlig anders beschaffen als das lineare System, mit dem wir uns soeben befasst haben. Bei einem nichtlinearen System steht der Output aufgrund von Querverbindungen und Interdependenzen innerhalb des Systems nicht in direkt proportionaler Beziehung zum Input. In einem linearen System entspricht die in das System eintretende Energie der aus dem System austretenden Energie, weshalb die Vorgänge in ihm voraussagbar sind. Die newtonsche Physik sagt uns: Wenn wir einen Ball mit einem Stock schlagen, entscheidet die Kraft des Schlags darüber, wie weit der Ball fliegt, und diese Relation lässt sich mithilfe einer mathematischen Formel voraussagen. Das gilt auch, wenn Ball und Schläger von allem anderen in der Umgebung isoliert werden. Systeme, die mit nichts anderem physikalisch interagieren, werden geschlossene Systeme genannt.

Die wissenschaftliche Forschung verwendet viel Mühe darauf, alle Variablen und Störfaktoren auszuschließen, um zu einem zuverlässigen und wiederholbaren Resultat zu gelangen. In Wirklichkeit sind Ball und Schläger nichtlineare, komplexe Systeme, die von der Luft, dem Wetter, der Kunstfertigkeit des Schlagenden, dem Teil des Schlägers, der mit dem Ball in Berührung kommt, dem Winkel, in dem der Schlag auf den Ball trifft und vielleicht sogar von der Tatsache, ob ein Vogel vorüberfliegt (und auch noch von dem Ball getroffen wird ...), interdependent und interaktiv beeinflusst werden. In einem natürlichen (komplexen) System könnte dieser Ball überallhin fliegen. Was geschehen wird, lässt sich in diesem Fall nicht voraussagen. Ein großer Schwung kann eine geringe Wirkung und ein kleiner Schwung eine starke Wirkung haben, insbesondere wenn ein Hund den Ball fängt und mit ihm davonläuft. Sie erfahren das Resultat aber in jedem Fall, sobald es eintritt. Genauso verhält es sich bei der Arbeit mit Klienten. Ein und dieselbe Aufgabe kann, stellt man sie verschiedenen Menschen, zu sehr unterschiedlichen Resultaten führen. Und sogar ein und dieselbe Aufgabe, die man derselben Person zu verschiedenen Zeitpunkten oder auf unterschiedliche Arten stellt, kann sehr unterschiedliche Resultate erzielen.

Nichtlineares System: Der Output, das Resultat oder ein resultierendes Erlebnis stehen nicht in direkt proportionaler Beziehung zum Input, weil die kombinierte Wirkung der Querverbindungen und Interdependenzen aller Teile des Systems unbekannt ist.

Chaos

Die *Chaostheorie* führt uns noch ein wenig weiter in die ungewöhnlichen und der Intuition eher zuwiderlaufenden Aspekte komplexer Systeme hinein. Chaos in einem komplexen System hat zwei wichtige grundlegende Eigenschaften. Erstens spielen beim Chaos die *Anfangsbedingungen* eine wichtige Rolle, und zweitens findet ein Kampf zwischen *Ordnung und Unordnung* statt. Die für Chaos charakteristischen Anfangsbedingungen sind unter der Bezeichnung »Schmetterlingseffekt« allgemein bekannt. Diese Bezeichnung rührt von einer Analogie her, die der Erfinder der Chaostheorie, Edward Lorenz, im Jahre 1972 als Untertitel eines Vortrags am MIT in Cambridge, Massachusetts, über Vorhersehbarkeit[13] benutzte. Die damalige Frage lautete, ob der Flügelschlag eines Schmetterlings in Brasilien in Texas einen Tornado auslösen könne. Damit ist nicht gemeint, dass der Schmetterling die *Ursache* des Tornados sein könnte, sondern dass der Flügelschlag des Schmetterlings die Anfangsbedingung sei, die eine Kaskade interaktiver Ereignisse in Gang setze, welche zu einer großen Veränderung in einem anderen Teil des Gesamtsystems führt. Wenn wir in das therapeutische Erlebnis etwas Neues einfügen, verändern wir dadurch jedes Mal potenziell die Anfangsbedingungen, und das kann erstaunliche Folgen haben. Die Aufmerksamkeit eines Klienten auf einen anderen Aspekt zu lenken oder ihn auf eine andere Perspektive fokussieren zu lassen ist ein Beispiel hierfür, wobei der Effekt noch stärker ist, wenn der Klient seinen Blickwinkel oder seine Perspektive von selbst verändert. Eine *effektive* therapeutische Veränderung geht immer von

13 Der folgende Link führt Sie zum Originaltext des Vortrags am MIT im Jahre 1972: http://eaps4.mit.edu/research/Lorenz/Butterfly_1972.pdf [22.12.2020].

Klienten selbst aus; deshalb können kleine Veränderungen eine starke Wirkung haben.

> **Chaos** in einem komplexen System reagiert sensibel auf die Anfangsbedingungen. Verändern sie sich auch nur geringfügig, kann das anderswo im System starke Auswirkungen haben.

Ordnung und Unordnung

Ist das System so überaktiv, dass es keine Ordnung hat, kann es keine nützliche Form von Verhalten zeigen. Man könnte Manie und Rage als chaotische Zustände bezeichnen. Am anderen Ende der Skala, wo ein Übermaß an Ordnung angesiedelt ist, ist eingeschränkte Aktivität möglich, der betreffende Klient ist in Erstarrung gefangen, und das System vermag keine funktionalen Formen und Verhaltensweisen zu demonstrieren. Depression und Zwangsverhalten könnte man als Erstarrungszustände bezeichnen. Nach Daniel Siegels Auffassung könnte man fast alle im DSM-5 beschriebenen psychischen Störungen als chaotische oder starre Zustände einordnen (Siegel 2007, S. 198–199, dt. 2007: *Das achtsame Gehirn*; American Psychiatric Association 2013). Allerdings gibt es insbesondere in offenen lebenden Systemen eine natürliche Neigung zur Ordnung, weil Chaos und Erstarrung eine adäquate Funktionsweise unmöglich machen und sogar zu völliger Funktionsunfähigkeit führen können. Wir halten von Natur aus ein gewisses Maß an Ordnung aufrecht, um überleben zu können. Am Rande von Chaos oder Erstarrung befindet sich eine abstrakte Grenze zwischen Ordnung und Unordnung. In diesem Bereich kann ein Übergang von einer chaotischen oder starren Phase zu einer geordneteren und funktionsfähigen Phase stattfinden.

Dieser Bereich ist der Punkt des Phasenübergangs im Raum zwischen den Rändern des Chaos oder der Starrheit. In dieser Zeitspanne kann eine Therapie besonders effektiv sein, weil das System des Klienten sich unter dem größten »Druck« befindet, sich in Richtung eines geordneteren oder ungeordneteren Zustandes zu bewegen. Dies bedeutet, dass die Volatilität für eine Veränderung ausreicht. Man kann das am Verhalten von Wasser beobachten. Wir alle wissen, dass Wasser normalerweise bei einer bestimmten Temperatur zu kochen beginnt und dass es bei einer bestimmten anderen Temperatur gefriert. Obwohl sich die Wassertemperatur zwischen den Zuständen

Eis, Flüssigkeit und Gas fließend verändert, setzt der Übergang von einem Zustand in einen anderen erst ein, wenn das Wasser eine Temperatur erreicht hat, die sich nur wenige Grad von der Temperatur bei Zustandsveränderung unterscheidet. Dann geht die Veränderung sehr schnell und dramatisch vonstatten. Dieser kleine Temperaturbereich ist der Bereich des *Phasenübergangs* (Rosen 2004, S. 243–245; Olander 2007). Bei allen Temperaturen zwisüchen den Korridoren der Phasenübergänge bleibt der Zustand des Wassers stabil, weil er sich an Temperaturveränderungen anpassen kann, um den aktuellen Zustand aufrechtzuerhalten d. h., dass dort Wasser eine stabile Flüssigkeit ist). Wasser befindet sich dann in einem Zustand *harmonischer Balance,* obwohl sich die Temperatur in einem bestimmten Bereich verändern kann. Nähert sich das flüssige Wasser dem Zustand des Gefrierens, reicht ein wenig stimulierende Wärme aus, um die harmonische Balance des flüssigen Zustands aufrechtzuerhalten. Ebenso braucht man, wenn sich die Wassertemperatur dem Kochpunkt nähert, nur die Wärme zu verringern, damit sich die Wassermoleküle wieder so weit beruhigen, dass der flüssige Zustand erhalten bleibt. Charakteristisch für einen Zustand harmonischer Balance ist nicht, dass das Wasser im flüssigen Zustand immer eine bestimmte Temperatur hat, sondern der Zustand harmonischer Balance besteht darin, dass das Wasser eine Flüssigkeit bleibt. Nachdem wir uns nun schon so lange mit diesem Vergleich beschäftigt haben, können wir an die Stelle des »Wassers« den menschlichen »Zustand der Gesundheit und des Wohlbefindens« setzen und so den Vergleich auf die menschliche Situation übertragen. Das erlebensbasierte Feld zwischen den Bereichen des Phasenübergangs ist das »Feld der Harmonie«. Die »Temperatur« mag sich verändern, doch der Seinszustand bleibt relativ stabil (s. Abb. 2.1).

Klienten erscheinen oft zur Therapie, wenn sie sich in der Nähe eines *Phasenübergangs* oder bereits in einem solchen befinden. Sie können auch während der Therapie einen *Phasenübergang* erleben. Ob dies der Fall ist, kommt im Verhalten des Klienten zum Ausdruck. Das kann in Form von Tränen oder eines Anstiegs der Energie wie Stress oder Angst in der Sitzung geschehen. Es ist weder ungesund noch unnatürlich, sich an den Rand des Chaos oder der Erstarrung zu begeben, weil Sensibilität gegenüber Punkten des Phasenübergangs oder eine Reaktion auf diese Punkte es lebenden Systemen ermöglicht, auf die Welt zu reagieren, spontan und adaptiv zu sein und das Leben zu erhalten.

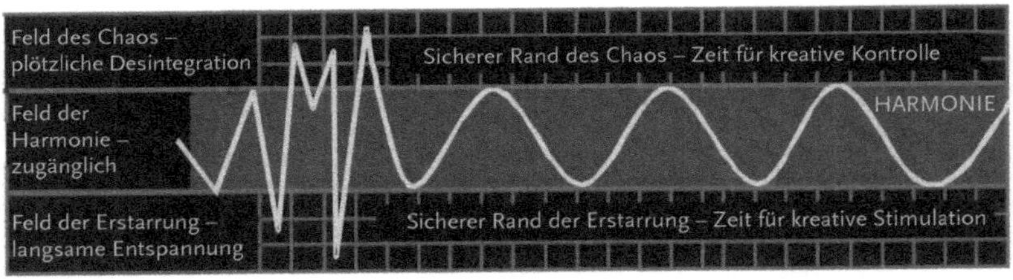

Abb. 2.1: Das »Feld der Harmonie«

Diese Abbildung repräsentiert unser postuliertes »Feld der Harmonie« zwischen desintegrierendem Chaos und zerstreuender Erstarrung. Die Harmonie wird nicht durch eine gerade Linie repräsentiert, sondern durch einen Fluss der Aktivität zwischen den sicheren Rändern des Chaos und der Erstarrung. In Zeiten des Chaos ist eine gewisse Zügelung der Kreativität erforderlich, die beruhigend wirkt und expansive Kreativität in etwas Praktikables verwandelt. Zeiten der Erstarrung erfordern kreative Stimulation, damit Energie mobilisiert und aktiviert wird. Nähert sich die weiße Linie dem Rand, muss eine Veränderung stattfinden, die »Phasenübergang« genannt wird. In unmittelbarer Randnähe spricht man von einem kritischen Phasenübergang. Eine adaptive Reaktion erhält den harmonischen Fluss aufrecht. Eine maladaptive Reaktion erzeugt exzessives Chaos oder entsprechende Erstarrung. Beide erzeugen Probleme und Schwierigkeiten, die häufig als psychische oder emotionale Störungen erlebt werden.

> **Ordnung** und **Unordnung** treffen an einer abstrakten Grenze am Rand des Chaos (oder der Erstarrung) aufeinander, wo eine Phase des Übergangs von der Unordnung zur Ordnung oder umgekehrt stattfinden kann. In Perioden des Phasenübergangs ist therapeutische Veränderung am effektivsten möglich; ebenso kann es in diesen Zeiten zu disruptiven Wechseln hin zur Unordnung kommen.

Attraktoren

Ein *Attraktor* ist etwas, das ein komplexes adaptives System in Richtung eines bestimmten Resultats oder Zustandes zieht, insbesondere, wenn das System instabil ist oder sich unter Stress befindet (Boeing 2016, S. 37; Pascale, Millemann a. Gioja 2001). Ein Attraktor ist nicht das Gleiche wie ein Organisationsprinzip, das ein fundamentaler Aspekt von Selbstorganisation ist. Ein Attraktor beeinflusst den Zustand eines Systems, indem er das System zu bestimmten Mustern hinzieht, die es einschränken, aber auch kreative Veränderungen hervorrufen können. Die Vorstellung von Attraktoren verhilft uns zu gewissen Einblicken in jene repetitiven, aber rätselhaften Aspekte von Geist und Verhalten, in denen wir keinen Sinn zu erkennen vermögen. Warum wiederholen wir die gleichen Fehler, entscheiden uns mehrmals für den falschen Job oder denken immer wieder die gleichen Gedanken? Warum erleben wir wiederholt Zwänge, Süchte und Gewohnheiten, von denen wir lieber nicht behelligt würden? Und was treibt andererseits kreative Menschen dazu an, Neues zu entdecken und zu entwickeln? Attraktoren sind in das System eingebettete Punkte der Energie und Information. Es kann sich dabei um Erlebtes handeln, das in das Gedächtnis eingebettet ist; um Gedanken und Handlungen, die in neuronalen Strukturen wie Amygdala und Basalganglien enkodiert sind; und um soziale Einstellungen, familiäre Traditionen oder religiöse Lehren und Rituale. Das freudsche *Unbewusste*, die jungschen *Archetypen* und *kognitive Schemata* sind, verallgemeinernd ausgedrückt, Formen von kognitiven Attraktoren im komplexen System der Psyche.

Es gibt vier Hauptarten von Attraktoren:

1) Der stabile Fixpunkt zieht ein System in Richtung eines finalen Ruheorts: Stürzt ein Felsbrocken eine Klippe hinab und erreicht einen finalen Ruheort, hat er einen Fixpunkt-Attraktor erreicht.
2) Der periodische Attraktor oder Grenzfluss-Attraktor kommt am häufigsten als ein anhaltender, aber isolierter Zustand in biologischen und ökologischen Systemen vor: der Schwung eines Pendels oder die Umlaufbahn eines Planeten.
3) Der quasiperiodische oder zyklische Attraktor tritt auf, wenn zwei oder mehr Rhythmen unterschiedlicher Periodizität interagieren und dadurch Oszillationen erzeugen, die sich nie exakt wiederholen: etwa ein Pendel mit zwei drehbaren schwingenden Armen oder natürliche Systeme wie eine Luftturbulenz.
4) Der chaotische oder seltsame (merkwürdige) Attraktor produziert ein adaptives fraktales Reaktionsmuster, das die Anfangsbedingungen verändern kann. Systeme können sich radikal wandeln, wenn sich ihre Anfangsbedingungen verändern. Beispiele hierfür sind das Wetter, turbulente Strömungen, elektrische Schaltkreise, chemische Systeme, Molekulardynamiken auf zellulargenetischer Ebene, soziale Dynamiken und die persönlichen Dynamiken von Geist, Persönlichkeit, Emotionen und Verhalten.

Der Therapeut versucht, dem Klienten zu helfen, seinen Mut und seine Fähigkeit zu mobilisieren, sich aus den stagnierenden Fixpunkten und überholten Grenzzyklen zu entfernen, die Probleme und Symptome erzeugen. Befreit sich ein Klient aus einem stagnierenden oder repetitiven Zustand, verändern sich seine *Anfangsbedingungen*, und dadurch entsteht auf effektive Weise ein neuer Ausgangspunkt. Eine systemische Veränderung dieser Art kann man anhand von Äußerungen wie den folgenden erkennen: »Ich habe ein neues Kapitel aufgeschlagen«, »Ich habe das Steuer herumgerissen« oder »Ich bin bereit, noch einmal ganz von vorn zu beginnen«. Somit befindet sich das gesamte System in einer kreativen Periode des *Phasenübergangs*, in der eine effektive Problemlösung und eine Geist-Körper-Heilung möglich sind.

> **Attraktoren** sind Punkte in einem System, die das Muster des Flusses innerhalb des Systems sowie die Voraussagbarkeit des Endzustandes des Systems verändern können.

Natürliche Problemlösung und Geist-Körper-Heilung

Wie schaffen wir die Ordnung, die wir brauchen, um überleben zu können, stabil und gesund zu sein und uns wohlzufühlen? Was kann ein Klient tun, wenn er in seinem Leben unter Chaos oder Erstarrung leidet? Wie kann er sich der einschränkenden Wirkung der Attraktoren entziehen, die durch frühere Erlebnisse in sein System gelangt sind? Vielleicht geht es nicht in erster Linie darum, was Therapeut und Klient *tun*, sondern darum, wie gut sie es dem System gemeinsam ermöglichen, existierende Blockaden aufzulösen. In diesem Abschnitt geht es nicht um Zauberei, sondern um natürliche Problemlösung und Geist-Körper-Heilung, die man in allen Therapien nutzen kann.

Emergenz, Selbstorganisation und Feedback sind sehr wichtige Eigenschaften komplexer Systeme, die die Wirksamkeit von Mirroring Hands zu erklären helfen. Sie beinhalten im Grunde, was geschieht, wenn die Elemente eines komplexen Systems interagieren, spontan Probleme lösen und sich ganz natürlich in Richtung Heilung und Wohlbefinden bewegen.

Emergenz

Emergenz beinhaltet, dass Eigenschaften und Qualitäten aus Interaktionen der Elemente des Systems hervorgehen. Neue Eigenschaften und Merkmale entstehen auf natürliche Weise, wenn separate Elemente zusammenkommen. Emergenz ist ein Produkt der Synergien zwischen diesen Elementen. In unserer Beschreibung des Schwarms der Stare war die emergente Eigenschaft die Wolke der fliegenden Vögel. Die Wolke ist keine Qualität eines einzelnen Vogels, sondern manifestiert sich aufgrund der kollektiven, synergistischen Aktivität der Vögel. Emergente Eigenschaften und Qualitäten verändern sich in Relation zum Ausmaß des komplexen Systems. Wie Sie sich vielleicht vorstellen können, erzeugen 100 Vögel eine andere fließende Wolke als 1000 Vögel. Entscheidend ist hier, dass das, was sich manifestiert, nicht das Gleiche ist wie die Teile selbst (Berrondo a. Sandoval 2016, S. 69–78).

Einsicht ist ein Beispiel aus dem menschlichen Bereich. Die Interaktion einer Vielzahl von Elementen – sie können neuronale Potenzierung, mentale Assoziationen, Gedanken und Ideen, die von anderen stammen, und scheinbar unwichtige Dinge aus der näheren Umgebung einschließen – kann plötzlich und unerwartet zu einer radikalen und transformierend wirkenden kognitiven Realisation führen. In der Fernsehserie *Dr. House* wurde ein brillanter Arzt aufgefordert, Patienten mit mysteriösen Beschwerden zu diagnostizieren.[14] Dr. Gregory House hatte oft Schwierigkeiten mit der Logik und durchstreifte seinen Geist dann auf der Suche nach sachdienlichen Informationen. War er kurz davor aufzugeben, wurde er von so banalen Dingen wie einer leeren Chips-Packung, die über den Boden rollte, inspiriert oder von einer völlig beiläufigen Bemerkung in einem Gespräch. Die Antwort tauchte dann wie von Zauberhand in seinem Geist auf. Wenn wir mit einem Klienten arbeiten, können wir alle möglichen gut beleumundeten Arte evidenzbasierter Therapie benutzen; bessert sich der Zustand des Klienten dann, sagt er uns möglicherweise, etwas an der Art, wie die Blumen in der Vase hinter uns arrangiert seien, habe sich positiv auf seine Genesung ausgewirkt.

Emotionen, Empfindungen, affektive Zustände, Gedanken, Verhaltensweisen und Intuitionen sind alle emergente Eigenschaften

---

14 *Dr. House* (2004–2012) wurde von David Shore für das Fox-Netzwerk kreiert.

und Qualitäten. Affektive Zustände wie Depression, Angst, Panik, Wut, Liebe, Glück, Freude und so viele andere sind emergente Eigenschaften und Qualitäten der positiven und negativen Interaktionen im komplexen menschlichen System. Warum diese emotionalen Zustände aufgetaucht sind, ist die therapeutisch relevante Frage, die wir stellen müssen. Was geht in dem System vor sich, das diese Emotionen aufkommen lässt? Welche Botschaft über die innere Welt des Klienten geht von diesen emergenten Emotionen, Gedanken oder Verhaltensweisen aus? So denken wir *im* System. Emergenz in irgendeiner Form ist unvermeidbar, aber was genau die jeweilige emergente Eigenschaft oder Qualität *bedeutet*, ist therapeutisch relevant.

> **Emergenz** beinhaltet, dass neue Eigenschaften, Qualitäten und Merkmale durch natürliche Selbstorganisation verwirklicht werden, wobei Elemente eines komplexen Systems interagieren und zueinander in Beziehung treten.

Selbstorganisation

Die interessanteste emergente Eigenschaft komplexer Systeme ist die *Selbstorganisation*. Die Mathematik komplexer Systeme besagt, dass geschlossene komplexe Systeme im Laufe der Zeit aufgrund eines Prozesses mit Namen »Entropie« komplexer und ungeordneter werden. Lebende Systeme hingegen sind offene Systeme, die im Laufe der Zeit komplexer werden können, sich aber in Reaktion auf interne Regeln und Regulationsprozesse in Richtung einer Ordnung bewegen. Selbstorgansation ist der emergente Prozess eines komplexen Systems, dessen Aktivität darauf zielt, eine Balance zwischen einem Mangel und einem Zuviel an Ordnung zu finden. Der große Astrophysiker Murray Gell-Mann beschrieb Emergenz und Selbstorganisation als »fundamentale Eigenschaften in Verbindung mit vielen Zufällen« (Gell-Mann 2007). Komplexe Systeme verfügen über innere Regeln und Prinzipien, die das Wesen der Ordnung innerhalb des Systems beeinflussen. Dies erklärt, warum Komplexität und nichtlineare Dynamik nicht beinhalten, dass Systeme völlig unvorhersehbar sind. Es gibt Parameter, welche Systeme in Richtung bestimmter Sets von Wahrscheinlichkeiten bewegen. In lebenden Systemen ist das Überleben natürlich ein wichtiges Prinzip. Ein lebendes System strebt von Natur aus Zuständen der Ordnung zu, die das Leben verlängern und fördern. Es mag Sie überraschen zu hören, dass die riesigen Mengen von Staren, die gemeinsam fliegende Wolken bilden, mit drei grundlegenden Regeln auskommt, um sich zu organisieren. Diese sind im Laufe der Zeit in verschiedener Hinsicht in das genetische Erbe der Stare eingegangen:

1) Bewegt sich ein Nachbar, dann tue das auch.
2) Fliege weg von einer Gefahr, beispielsweise von einem Habicht oder einem Wanderfalken.
3) Agiere fast unverzüglich zusammen mit sieben benachbarten Vögeln.

Das ist alles. Fügt man dem noch einige grundlegende Fakten hinzu, beispielsweise was die Art des Fluges, die Luft, in welcher der Flug stattfinden soll, sowie chemische und biologische Gegebenheiten angeht, ergibt sich ein System, das für die Selbstorganisation bereit ist. Bei Menschen ist die Zahl der »Teile« natürlich viel größer, und auch ein wesentlich komplexeres Set von Umgebungsfaktoren spielt bei ihnen eine Rolle, aber der Prozess der Selbstorganisation ist der gleiche. Nach unserer Auffassung ist es adäquat anzunehmen, dass bei Menschen ein grundlegendes Organisationsprinzip in einer Art der Selbstorganisation besteht, die von Natur aus zu Gesundheit und Wohlbefinden hinstrebt. Das offensichtlichste Indiz hierfür ist unser Immunsystem. Wenn wir erkranken, leitet das Immunsystem eine Vielzahl von Aktivitäten ein, die von der Zell- bis zur Gen-Ebene den Zustand der Gesundheit wiederherzustellen versuchen. Aufgrund von Untersuchungen über die Gen-Expression, die im Hinblick auf das therapeutische Modell der Mirroring Hands durchgeführt wurden (Cozzolino et al. 2015, S. 1–31), wissen wir, dass es eine genetische Kaskade gibt, welche die Produktion entzündungshemmender Proteine und Stammzellenaktivierungen einschließt, die sich positiv auf die körperliche und psychische Gesundheit auswirken (Rossi et al. 2008b, S. 39–44; Atkinson et al. 2010, S. 27–46).

Selbstorganisation ist die spontane Schaffung von Ordnung in einem komplexen System. Ordnung resultiert aus einem anfänglich ungeordneten System in Beziehung zu fundamentalen und organisierenden Prinzipien. Der Prozess läuft spontan ab und manifestiert sich, ohne dass er durch ein äußeres Agens kontrolliert werden muss.

Feedback

Durch Selbstorganisation entstehen emergente Eigenschaften und Qualitäten, die zu Ergänzungen des Systems werden. Diese neuen Eigenschaften werden dann mittels einer Feedbackschleife in die nächste Phase der Selbstorganisation einbezogen. Auf diese Weise geht der neue Zustand des Systems, der durch Emergenz (ganz gleich, ob es sich dabei um Ordnung oder Unordnung handelt) entstanden ist, in das System ein und interagiert dort mit den bereits existierenden Elementen. Die Prinzipien der Emergenz und der Selbstorganisation beinhalten im Grunde, dass ein System sich selbst verändert. Die Feedbackschleife ermöglicht es Systemen, sich allmählich zu verändern. Dies geschieht in Beziehung zum Wesen dessen, was aus dem Inneren des Systems hervorgeht, sowie der Dinge, die von außerhalb des Systems hinzugefügt werden. Demnach können negative emergente Eigenschaften bewirken, dass ein System negativeren Charakter annimmt. Aus diesem Grund können Menschen viele Jahre lang in gestörten, beschädigten und desintegrierten mentalen und emotionalen Zuständen verweilen, die gleichen Fehler immer wieder machen und sich Mal um Mal in die gleichen destruktiven Situationen begeben. Es ist schwierig, aus einem zerstörenden Bewusstsein heraus in einer schädigenden Umgebung zu genesen. Ebenso vermag das Hinzufügen positiver Faktoren zu einem System – ob es sich dabei um eine sichere therapeutische Umgebung, einen fürsorglichen therapeutischen Rapport oder einen hilfreichen therapeutischen Ansatz handelt – nicht nur eine Veränderung zum Positiven zu initiieren, sondern die initiierten Veränderungen zum Positiven bewirken außerdem, dass noch mehr Veränderungen zum Positiven hervorgerufen werden.

Der therapeutische Prozess kann für einen Klienten eine ziemliche Achterbahnfahrt sein. Negative und positive Einflüsse konkurrieren dabei um das Einwirken auf sein komplexes therapeutische Erleben. Wie wir später sehen werden, kann eine Therapie eine »dunkle Nacht der Seele« sein, aber diese »Nacht« zu durchleben ist der Mühe wert, wenn das helle Licht positiver Möglichkeiten aufleuchtet und auf das gesamte System einwirkt. Das fließende Muster, das die Stare erzeugen und das uns so wunderschön erscheint, ist nicht der Freude der Vögel am kunstvollen Flug zu verdanken, sondern es entsteht, weil sich der Schwarm in Reaktion auf Störungen in Form der Sturzflugangriffe von Raubvögeln ständig neu organisiert. Das wunderschöne

Muster, das wir beobachten, ist der visuelle Ausdruck der Selbstorganisation der Stare, mit deren Hilfe sie Probleme, Schwierigkeiten und Störungen bewältigen, um Gesundheit und Wohlbefinden des gesamten Schwarms zu erhalten. Das ist die wahre Schönheit unserer natürlichen inneren Prozesse der Problemlösung und der Geist-Körper-Heilung.

> **Feedback** ist ein zirkulärer Prozess, in dem der emergente Output eines Systems zusätzlich zu äußeren Einflüssen als »neuer« Input wieder in das System zurückgeleitet wird.

Der Geist ist nicht nur das Gehirn

Man kann sich die mentale Aktivität eines Klienten ähnlich vorstellen wie die vielen Vögel, die zusammen einen Starenschwarm bilden. Der Geist jedoch ist etwas anderes. Er ähnelt eher jenem ätherischen, ständig seine Form verändernden Muster, das die selbst organisierte emergente Eigenschaft der Vögel ist. Die Formation der Stare ist nicht nur eine emergente Eigenschaft der Aktivität dieser Vögel. Dabei sind noch wesentlich mehr Elemente im Spiel. Das System schließt die Habichte und Falken, die Windrichtung und feste Objekte wie Bäume, Gebäude und Gelände ein. Wird eine dieser Komponenten verändert, verändern sich auch die magischen Bewegungen des Starenflugs. Viele beschreiben den Geist als eine emergente Eigenschaft des Gehirns; logischer ist es jedoch, sich den Geist als emergente Eigenschaft nicht nur unserer Neurobiologie, sondern auch unserer Biologie, der unmittelbaren Umgebung und des Einflusses anderer Menschen und ihres Geistes, vorzustellen.

Ebenso wie die Bewegungen der Stare ist der Geist eine emergente Eigenschaft, die ihrerseits auf das System einwirkt, aus dem sie hervorgegangen ist. Für unser rationales Denken mag es eine schwere Prüfung sein, aber in einem komplexen, sich selbst organisierenden System kreiert sich der Geist in jedem Augenblick aktiv selbst. Dieses anspruchsvolle Konzept, das Daniel Siegel in seinem Buch *Mind* (2017) gründlich untersucht hat, werden wir hier nicht ausführlicher beschreiben; es verhilft uns aber zu einigen Erkenntnissen darüber, wie Geist-Körper-Heilung vor sich geht. Diesem weiter gefassten Konzept des Geistes zufolge wird der Therapeut einfach durch seine Präsenz zu einem Element im Geist des Klienten. Er braucht dem

Gehirn des Klienten nichts offen aufzuzwingen, er muss es nicht lenken, muss nicht intervenieren oder versuchen, es seiner Kontrolle zu unterwerfen. Vielmehr kann er effektiv das Engagement hinsichtlich des Geist-Körper-Prozesses fördern, indem er auf den Klienten eingehenden positiven Input in das therapeutische Erleben einbezieht. Der Mirroring-Hands-Ansatz verhindert, dass der Therapeut das Erleben des Klienten dominiert oder dass er dem Prozess etwas hinzufügt, das dem Klienten die Kontrolle über das Geschehen entzieht.

Was ein Therapeut dem »System des Klienten« hinzufügt, ist sehr wichtig. Nach unserer Auffassung kann der Klient umso stärker darin gestört werden, zu seinen eigenen Problemlösungs- und Geist-Körper-Heilungsfähigkeiten – also zu seinen eigenen naturgemäßen Selbstorganisationsprozessen – in Kontakt zu treten, je mehr der Therapeut ihm Anweisungen aufzwingt. Eine förderliche Balance zu finden kann sehr schwierig sein, und der Therapeut muss bei seinen Bemühungen vorsichtig vorgehen und den Klienten aufmerksam beobachten. Mit der Kunst der sensiblen Beobachtung werden wir uns in Kapitel 7 eingehender beschäftigen; im Moment mag es ausreichen festzustellen, dass es Situationen gibt, in denen es angezeigt ist, den Klienten zu halten und mit ihm zusammen still zu sein, weiterhin Situationen, in denen man ihm helfen sollte, in einen therapeutischen Bewusstseinszustand einzutreten, und schließlich Situationen, in denen man auf eine leichte Weise beim Klienten präsent sein und lediglich *seinen* Prozess und seine Bemühungen um Geist-Körper-Heilung fördern sollte.

Rückblick

Das Konzept der komplexen nichtlinearen Systeme, die sich selbst organisieren und Problemlösungs- und Geist-Körper-Heilungsaktivitäten entwickeln, ohne einer offenkundigen Anleitung oder Kontrolle zu unterliegen, mag unsere bisherige Sicht therapeutischer Aktivität und der Welt infrage stellen. Wir hoffen jedoch, dass es auch ein Gefühl der Verwunderung angesichts der Welt hervorruft. Schon sehr früh bringt man uns allen bei, logisch zu denken, mit der Folge, dass wir die Welt im Sinne von linearen, schrittweisen Vorgängen sehen – dies führt zu jenem, das zum Nächsten usw. Man bringt uns bei, dass wir nur über das richtige Wissen zu verfügen brauchen, um zuverlässig Resultate voraussagen und hinsichtlich der Zukunft ein Gefühl der Sicherheit entwickeln zu können. Leider eignen sich komplexe Systeme nicht dazu, Voraussagen über sie zu machen und sie zu kontrollieren; vielmehr bewegen sie sich auf eine Ordnung zu, die dem Einfluss von Organisationsprinzipien, Attraktoren, Disruptoren und anderen systemischen Faktoren unterliegt. Die Fähigkeit, diese Regulatoren zu beeinflussen, ermöglicht es Klienten, *Phasenübergänge* zu bewältigen, um wieder in einen harmonischen Zustand des Wohlbefindens zurückzukehren.

Sobald ein Klient den Behandlungsraum betritt, werden Therapeut und Klient zu Teilen eines komplexen therapeutischen Systems. Was der Therapeut sagt und tut, wird eine Wirkung entfalten. Unsere Präsenz verändert die Anfangsbedingungen des Systems des Klienten, und nur dies kann überraschende Resultate hervorrufen. Was Therapeut und Klient durch ihre Beziehung dem System hinzufügen, wirkt sich auf ihre Selbstorganisationsprozesse aus und fördert die Aktivierung der inneren Heilungsfähigkeit des Klienten.

Wir haben in diesem Kapitel Begriffe und Definitionen erforscht und sie, wo möglich, in den therapeutischen Kontext einbezogen. Das Thema wurde keineswegs erschöpfend abgehandelt. Wir hoffen deshalb, Leser zu weiterführenden Untersuchungen angeregt zu haben. Nachdem wir Ihren Geist nun darauf vorbereitet haben, *im* System zu denken, wenden wir uns dem nächsten Schritt zu – der Vorbereitung des Klienten auf ein Mirroring-Hands-Erlebnis.

3 Erschließen natürlicher Verbindungen

Wie wir beginnen

RH Es gibt so vieles zu beobachten, mitzuteilen und zu spüren ...

ELR Wo steht der Klient heute? Er setzt sich. »Wie geht es Ihnen heute?« Was hat er geträumt, am frühen Morgen gedacht? Manchmal sitzt man da und wartet und schaut, aber man ist immer auf dem Sprung, etwas zu entdecken ... Wo steht der Klient? ... Will er wirklich mit mir reden? In seinem Inneren entwickelt sich etwas ...

RH Manchmal bringt er uns auch etwas bei ...

ELR Ja, das ist immer ein wunderbarer Ausgangspunkt ...

(Aus den Gesprächen zwischen Rossi und Hill im Juni 2016)

Vorbereitung des Klienten

Die Heilung hat dann die besten Chancen, wenn es einem Klienten gelingt, seine eigenen *natürlichen* Problemlösungsfertigkeiten und seine Geist-Körper-Heilung zu aktivieren. Wie in Kapitel 2 beschrieben wurde, muss er sich dazu in einem Zustand befinden, in dem eine Heilung möglich ist – in einem *therapeutischen Bewusstseinszustand.* Gewöhnlich betritt der Klient den Therapieraum in einem durch seine persönlichen Schwierigkeiten und Beeinträchtigungen belasteten Bewusstseinszustand – einem *zerrüttenden Bewusstseinzustand.* Am anderen Ende der Skala befindet sich ein Zustand des Wohlbefindens, der auftritt, wenn Probleme erkannt, aufgelöst, behoben und in das System reintegriert werden, was einen Phasenübergang hin zum Wohlbefinden ermöglicht – ein *integrierendes Bewusstsein.* Das ist das ideale Ziel.

Ein therapeutisches Bewusstsein kreieren

Die therapeutische Arbeit findet zwischen dem zerrüttenden (oder *ungeheilten*) und dem integrierten (oder *geheilten*) Zustand statt. Der therapeutische Bewusstseinszustand besteht da, wo Realisation, Auflösung, Reparatur, Reintegration und der Prozess der *Heilung* möglich sind.

Die erste Aufgabe des Therapeuten ist die Förderung eines Wechsels von einem zerrütteten (desengagierten) zu einem therapeutischen (engagierten) Bewusstseinszustand. Dies wird durch einige erstaunlich simple Handlungen ermöglicht. Deren drei zentrale Elemente sind:

1) fokussierte Aufmerksamkeit
2) Neugier – bezogen auf Informationen, Spiel und Bedeutung
3) entstehende Zuversicht (Vertrauen zum Potenzial des Prozesses).

Fokussierte Aufmerksamkeit ist eine wichtige Komponente verschiedener Geist- und Geist-Körper-Prozesse, darunter therapeutische Hypnose, Meditation und Achtsamkeit (Lifshitz a. Raz 2012, S. 3–11). Indem man die Aufmerksamkeit auf etwas Spezifisches, möglichst etwas Beruhigendes, Gutartiges oder Ungefährliches, richtet, kann man die Art der Bewegung von Energie und Information im Gehirn verändern; dies spiegelt sich in den neuronalen und biochemischen Prozessen, die den Zustand des Körpers charakterisieren und verändern. Wandelt sich der Fluss von Energie und Information in uns, wirkt sich das auf vielen Ebenen auf uns aus, bis hin zur Genexpression und zu Veränderungen in den *Quanten-Wahrscheinlichkeitsfeldern*. Mit diesem faszinierenden Thema werden wir uns jedoch erst in Kapitel 15 auseinandersetzen. Diejenigen unter den Lesern, die schon Bekanntschaft mit unserer Arbeit hinsichtlich der Genexpression und der Quantentheorie gemacht haben, ahnen wahrscheinlich, worauf ich hier hinauswill. Für die praktische Arbeit ist es jedoch wichtig zu wissen, dass fokussierte Aufmerksamkeit die Qualität des Bewusstseins verändert.

Mit der *Neugier* werden wir uns in Kapitel 9 gründlicher beschäftigen; doch die Essenz der Neugier ist, dass der neugierige Geist ein Zustand ist, der sich »zu etwas hin« bewegt. Der Klient strebt oft »weg von« etwas oder befindet sich in einem Zustand der Stagnation, der als Barriere und Widerstand dagegen fungiert, sich einem neugierigen »hin-zu«-Zustand zu öffnen. Es ist schwer, wenn nicht gar völlig unmöglich, sich gleichzeitig in einem »weg-von«-Zustand und in einem neugierigen Zustand zu befinden; deshalb führt die Bewegung in einen neugierigen Zustand hinein zu einer radikalen Veränderung in Richtung eines therapeutischen Bewusstseinszustandes. Neugier aktiviert die mentale und physische Biologie, sich zu verändern, und setzt diese Biologie gleichzeitig voraus. Wird Neugier stimuliert, kommt es unter anderem zu einer Verringerung von Furcht und Furchtsamkeit, zu einer Veränderung der Intentionalität von einem eingeengten hin zu einem abenteuerlustigen oder explorativen Modus, zu einer Ausbreitung positiver Emotionen und einer Verstärkung sensiblen Gewahrseins (Kang et al. 2008; Spielberger a. Reheiser 2009, S. 271–302; Alcaro a. Panksepp 2011, S. 1805–1820). Diese Eigenschaften sind für eine Therapie sehr nützlich, wenn nicht sogar unverzichtbar – und zwar *sowohl* für Klienten *als auch* für Therapeuten.

Entstehende Zuversicht ist das Gefühl, dass das, was geschieht, der Mühe wert ist, fortgesetzt zu werden – dass ein Potenzial und eine Möglichkeit existieren, die weiterzuverfolgen sich lohnt. Damit kommt Albert Banduras »Selbstwirksamkeit« ins Spiel (Bandura 1977, S. 191–215), die von der positiven Psychologie aufgegriffen wurde: Wenn es Anhaltspunkte dafür gibt, dass wir etwas tun können, und die betreffende Aktivität ihren Zweck erfüllt, verstärkt dies die Neigung, die entsprechende Handlung auszuführen. Entstehende Zuversicht interagiert mit Neugier und unterstützt und verstärkt diese Neigung, was zur Folge hat, dass sich der Klient zunehmend bereit und in der Lage fühlt, effektiv am therapeutischen Geschehen teilzunehmen.

Das therapeutische Bewusstsein mit den drei Schlüsseln entriegeln

Vielleicht denken Sie schon darüber nach, wie Sie diese drei Schlüsselelemente in Ihrer therapeutischen Praxis nutzen können. Wir empfehlen das, weil wir wissen, dass sie in vielen therapeutischen Techniken eine Rolle spielen, wobei sie manchmal bewusst in die betreffende Methode integriert sind und in anderen Fällen eher zufällig darin zum Ausdruck kommen. Zwar mögen Reihenfolge und Zeitpunkt ihrer Aktivierung und/oder Anwendung variieren, doch sind die drei Schlüssel grundlegende Organisationsprinzipien in einem therapeutischen Bewusstseinszustand.

Im Mirroring-Hands-Ansatz aktivieren und nutzen wir diese Schlüssel gleich zu Beginn, um direkt in einen therapeutischen Raum zu gelangen. Das ist aber nicht als unumkehrbares Hineintreiben in eine Therapie zu verstehen. Das klientenresponsive Wesen des Mirroring-Hands-Prozesses kann dem Therapeuten und dem Klienten zu realisieren helfen, dass der richtige Zeitpunkt für eine Therapie noch nicht gekommen ist oder dass der Klient noch nicht bereit ist, sich in einen therapeutischen Raum zu begeben. Vielleicht benötigt der Klient noch mehr »Erste Hilfe«, damit sich seine Situation stabilisiert. Für den Therapeuten kann das bedeuten, dass das von ihm angestrebte therapeutische Vorgehen nicht die beste Wahl ist und/oder dass der beste Zeitpunkt für den Beginn dieser Arbeit noch nicht gekommen ist. Dies ist einer der Punkte, an denen die Vorbereitung auf Mirroring Hands einen Sicherheitsmechanismus beinhaltet, womit wir uns im nächsten Abschnitt eingehender beschäftigen werden.

Wir haben darüber nachgedacht, ob es sinnvoller ist, den Prozess objektiv zu beschreiben, oder ob wir besser in Form eines Transkripts aufschreiben, was mit dem Klienten besprochen werden sollte. Wir haben uns für das Transkript entschieden und ihm einige Kommentare hinzugefügt. Nach unserer Auffassung entspricht dies eher einem erlebensorientierten Modell. Das Transkript ist aber nicht als verbindlich formulierter Text zu verstehen, den der Therapeut Wort für Wort wiederholen soll. Während Sie sich mit der Methode vertraut machen, fühlen Sie sich wahrscheinlich sicherer, wenn Sie sich an die Vorlage halten. Sie werden aber schon bald entdecken, dass sich die Worte, die Sie dann später tatsächlich benutzen, aus Ihrer Reaktion auf das individuelle »therapeutische System« zu einem bestimmten Zeitpunkt ergeben.

Unsere abschließende Empfehlung an Therapeuten lautet, dass sie ihre Aktionen möglichst *mit* dem Klienten zusammen ausführen sollten, als würden sie ihn spiegeln – es geht also nicht darum, die Führung zu übernehmen, sondern etwas gemeinsam zustande zu bringen. Der Therapeut führt die Bewegungen vor und hilft dem Klienten, wenn der nicht genau weiß, wie die verbale Anleitung zu verstehen ist. So werden beim Klienten und beim Therapeuten außerdem die Spiegelneuronen aktiviert, was dazu beiträgt, das Gewahrsein der anderen Person auf der expliziten wie auf der impliziten Ebene zu vertiefen (Iacoboni 2008).

Induktion des therapeutischen Bewusstseinszustandes

Schritt 1: Induzieren fokussierter Aufmerksamkeit

Zahlreiche Praktiken fordern von Klienten, ihre Aufmerksamkeit auf den eigenen Körper zu richten. Eine Meditation beginnt häufig mit dem Fokussieren auf den Atem oder den Herzschlag. Einige Entspannungstechniken fokussieren zunächst auf die Füße, und von dort wandert der Fokus allmählich durch den ganzen Körper aufwärts und löst Muskelverspannungen. Bei Mirroring Hands fokussiert der Klient auf seine Hände. Und bei den Händen spielt ein weiterer Sicherheitsfaktor eine Rolle, weil sie sich einerseits relativ nah am Körper befinden, aber andererseits doch einen gewissen Abstand wahren, den der Klient seinen persönlichen Bedürfnissen anpassen kann.

Einigen Menschen fällt es schwer, auf den Atem zu fokussieren, weil ihre Aufmerksamkeit dabei nach innen gezogen wird, wo sie Schmerz, Traumata und Leid spüren.

Wir bitten Klienten zunächst um Erlaubnis, mit der Arbeit zu beginnen.

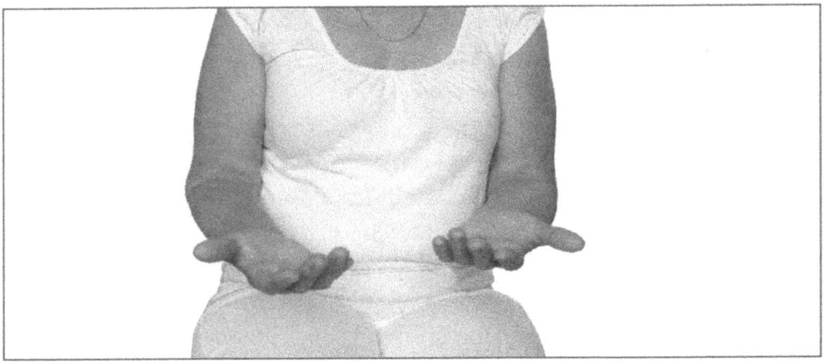

Ist es für Sie okay, aufgerichtet zu sitzen, so bequem wie möglich, sodass Sie Ihre Hände vor dem Körper erheben können, ungefähr auf Brusthöhe? Ihre Ellbogen liegen dabei nirgendwo auf, sondern befinden sich über den Oberschenkeln in der Luft. Halten Sie die Hände etwa 30 Zentimetern voneinander entfernt. Können Sie Ihre Hände anschauen – und ich meine damit, dass Sie sie wirklich anschauen, bedächtig, als hätten Sie sich Ihre Hände noch nie genau angeschaut? Achten Sie auf die unterschiedliche Größe Ihrer Finger und auf die Form Ihrer Handflächen ... Wenn ich das selbst tue, fallen mir auf meinen Händen jedes Mal mehr Linien auf. Offensichtlich werde ich älter ...

Der nichtdirektive Ton wird gleich zu Beginn eingeführt. Sogar die Aufforderung, die Hände anzuschauen, wird als ein Akt der Neugier dargestellt. Damit zeigen Sie, dass Sie nicht instruieren wollen; Sie sind daran *interessiert*, was der Klient tun oder nicht tun mag. Der Klient selbst steht im Mittelpunkt, und bei ihm liegt die Entscheidung. Indem Sie die Aktivitäten mit dem Klienten zusammen ausführen, helfen Sie ihm, gleichzeitig zu hören und zu sehen, was zu tun er gebeten wird. Auch haben wir festgestellt, dass das Berichten über eigenes Erleben ihm das Gefühl gibt, dass das, was wir gemeinsam tun, einen spielerischen Charakter hat. Außerdem erhält er Anregungen, wonach er Ausschau halten kann, wenn er sich unsicher ist. Ermöglichen Sie es dem Klienten, in bestimmten Phasen des Prozesses schweigend zu arbeiten. Sie fördern zwar, was er tut, aber es geht um *sein* Erleben. Wie lange die Stille anhalten sollte, müssen Sie durch einfühlsames Beobachten selbst herausfinden. Die Sensibilität für solche Entscheidungen werden Sie im Laufe der Zeit entwickeln, und wir werden uns in Kapitel 7 eingehender damit befassen.

Wenn es Ihnen als nützlich erscheint, können Sie unterstützende allgemeine Kommentare benutzen, etwa:

> Wie außergewöhnlich Hände sein können. Und doch neigen wir dazu, sie als Selbstverständlichkeiten anzusehen ...

Obwohl wir nicht beabsichtigen, konkrete Vorschläge zu machen oder Anweisungen zu geben, kann man solche Äußerungen einfließen lassen, um Ideen und Konzepte in die Situation einzuführen, die das Gewahrsein des Klienten erweitern könnten. In diesem Beispiel benutzen wir die Wörter bzw. Worte »außergewöhnlich« und »als Selbstverständlichkeiten ansehen«, Ausdrücke, die Sie bei der Arbeit mit einem Klienten verwenden könnten, der seinem Unbehagen gegenüber gleichgültig geworden ist, weil er sich daran gewöhnt hat. Die passendsten Formulierungen sind in solchen Fällen diejenigen, die Ihnen spontan in Reaktion auf Ihre sensible Beobachtung in den Sinn kommen.

Responsivität und Unterstützung kommen beispielsweise im Folgenden zum Ausdruck:

> Das ist wunderbar ... Wie ich sehe, sind Sie sehr fokussiert ... Sie haben Ihre Schultern entspannt ... Sie atmen leichter ... [Lassen Sie dem Klienten in jedem Fall genügend Zeit zum Schweigen, während Sie ihn sorgfältig beobachten.]

Welche Veränderungen hinsichtlich des Körpers Sie beschreiben, hängt natürlich vom tatsächlichen momentanen Tun des Klienten ab. Ihre Beschreibung besteht aus nur einem oder zwei Worten, die zeigen, dass Sie das Geschehen aufmerksam verfolgen. Sie versuchen nicht, sich als besonders »clever« hervorzutun, indem Sie auf jeden noch so subtilen Vorgang eingehen; es reicht, wenn Sie zeigen, dass Sie mit dem Klienten zusammen da sind. Irgendwann tritt ganz von selbst ein Augenblick ein, in dem Sie zum nächsten Schritt übergehen. Das Timing ist bei jedem Klienten anders, aber als Anhaltspunkt kann gelten, dass dieser erste Schritt meist nur wenige Minuten dauert.

Hände

Unsere Hände sind außergewöhnlich. In den Fingern gibt es kaum Muskeln und in den Handflächen auch nur wenige. Die komplexen Bewegungen der Hände werden größtenteils durch Muskeln gesteuert, die sich in den Unterarmen befinden. Die Konstruktion unserer Arme – die Gelenke in den Ellbogen und die Kugelgelenke in den Schultern – ermöglichen es uns, die Hände in unserer unmittelbaren räumlichen Umgebung und in ihrem Umfeld zu bewegen. Die Fähigkeit, jeden Finger mit dem Daumen zu berühren, hat unserer Spezies eine sowohl in physischer als auch in sozialer Hinsicht fast unvorstellbare Beschleunigung ihrer Entwicklung ermöglicht. Aufgrund unserer Fähigkeit, Objekte zu ergreifen, festzuhalten und zu manipulieren, sind wir Menschen besser als jede andere Spezies in der Lage, sowohl Werkzeuge zu entwickeln als auch mit ihnen meisterhaft umzugehen.

Die Hände machen zwar nur einen kleinen Teil unserer Anatomie aus, sie beanspruchen im Gehirn aber relativ viel Raum. Der somatosensorische Kortex und der Motorkortex, die für Sensibilität und Aktivität zuständig sind, verwenden fast 25 % ihrer Neuronen auf die Steuerung der Hände. Avatarmodelle unseres sensorischen und motorischen Homunculus, die auf diesen Neuronenzählungen basieren, ergeben eine merkwürdige Gestalt mit sehr großen Händen am Ende von winzigen Armen, die auf ebenso winzigen Beinen steht und einen sehr großen Kopf mit vorspringenden Lippen und entsprechender Zunge hat. Wir erforschen und testen die uns umgebende Welt stärker mit unseren Händen und Lippen und unserer Zunge als mit allen anderen Teilen unseres Körpers. Mirroring Hands macht sich dieses neuronale Missverhältnis und unser daher rührendes verstärktes Gewahrsein der Hände zunutze.

Unsere Hände eignen sich nicht nur ideal als Fokus der Aufmerksamkeit, sondern wir können sie außerdem mithilfe der Arme durch unsere räumliche Umgebung bewegen. Sie lassen sich an den Handgelenken drehen und wenden, und wir können alle Finger bewegen. Die Hände sind sensibel, markant bemerkbar, mobil und flexibel. Deshalb können sie eine dynamische Beziehung zu unserer Umgebung aufrechterhalten. Obwohl sie an den Enden der Arme mit unserem Körper verbunden sind, kann das Gefühl entstehen, dass sie dem restlichen Körper fern sind, und manchmal fühlt es sich sogar so an, als seien sie von ihm getrennt. Aus therapeutischer Sicht ist das sehr nützlich. Wir können unsere Hände benutzen, um Dinge von unserem Körper fernzuhalten, und das gilt auch für Abstraktes wie Ängste und Probleme. Das in die Hände zu verlagern erzeugt ein Gefühl der Distanzierung von den verletzlichen Bereichen in uns, und das kann Klienten vor einer Retraumatisierung durch Reaktivierung einer traumatischen Erinnerung oder einer anderen potenziell belastenden Erinnerung, die im Laufe der Therapie auftaucht, schützen. Gleichzeitig kann der Klient das therapeutische Erlebnis mithilfe seiner Hände im Bereich seines räumlichen Selbstempfindens halten und dadurch das Gefühl bekräftigen, dass er die Kontrolle über die Situation hat.

Schritt 2: Einführung von Neugier

Neugier ist ihrem Wesen nach explorativ, spielerisch und offen gegenüber dem Unerwarteten. Einige Wörter eignen sich sehr gut, um Neugier zu wecken; unsere diesbezüglichen Favoriten sind »Wunder«, »wunderbar« und »interessant«. Es gibt auch Wörter bzw. Phrasen, die Fortschritt unterstützen und fördern, beispielsweise: »Ja, können Sie damit noch ein wenig weitermachen?« Und natürlich das allgegenwärtige »Okay«. Sie versuchen, die Neugier des Klienten zu wecken, um eine innere Verbindung zu ihm zu finden. Die Methode, die wir dazu nutzen, lädt den Klienten ein, in seinen Händen eine »Empfindung« zu erzeugen. Im Folgenden beschreiben wir drei Empfindungen, die sich im Laufe der Jahre in der Mirroring-Hands-Arbeit besonders bewährt haben. Der Klient wählt unter ihnen in der Regel diejenige, die am besten zu ihm passt. Der Therapeut fördert das Geschehen, indem er Reflexionen anbietet, also nicht die Führung übernimmt. Falls Sie den Eindruck gewinnen, dass Ihre Reflexionen den Klienten nicht erreichen, sollten Sie mit der einladenden Aktivität auf eine andere Option ausweichen. Durch genaue Beobachtung werden Sie beim

Klienten entsprechende Anhaltspunkte finden. Denken Sie daran, dass es nie falsch ist, einen Klienten einfach ganz direkt zu fragen. Die drei Empfindungen, mit denen wir uns im Folgenden beschäftigen werden, sind: *energetische Empfindung, kontrastierende Empfindung* und *konzeptuelle Empfindung.*

Energetische Empfindung

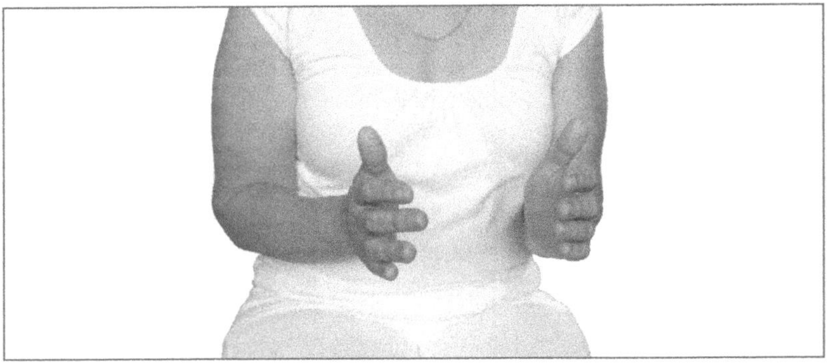

Ist es für Sie angenehm, Ihre Hände so zu bewegen, dass Ihre Handflächen einander gegenüberstehen, ungefähr körperbreit voneinander entfernt und etwa in Höhe des Brustkorbs? Spüren Sie zwischen den Händen eine Energie? ... [Lassen Sie dem Klienten Zeit, sich in die Empfindung einzufühlen, sie zu prüfen und damit zu spielen.]

Wunderbar! Spüren Sie in Ihren Händen, dass sie zueinander hingezogen oder auch voneinander abgestoßen werden – oder am gleichen Ort gehalten werden ... fast wie von selbst? ...

Dies sind weder Suggestionen noch Direktiven, sondern ist nur der Ausdruck eines neugierigen Sich-darüber-Wunderns, dass der Klient spürt (falls er dies tut!), dass energetisch etwas zwischen seinen Händen geschieht.

Kontrastierende Empfindung

Diese Variante lädt den Klienten ein festzustellen, ob er einen Gegensatz zwischen seinen beiden Händen wahrnimmt. Es gibt vermutlich zahllose Möglichkeiten, einen solchen Gegensatz zu finden, aber in den meisten Fällen erfüllen Temperatur und Gewicht diesen Zweck.

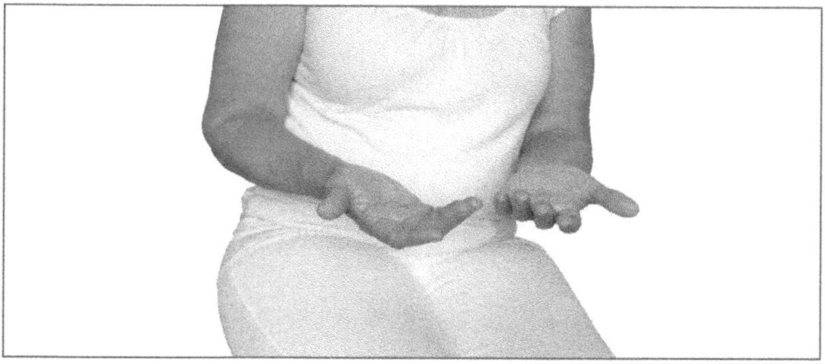

> Können Sie mir sagen, welche Ihrer beiden Hände sich kühler anfühlt? [Eine andere Möglichkeit ist zu fragen, welche Hand sich schwerer anfühlt.] Lassen Sie Ihr Bewusstsein dieser Empfindung gewahr werden, als würde alles von selbst geschehen … [Lassen Sie dem Klienten Zeit, sich in die Empfindung einzufühlen, sie zu prüfen und damit zu spielen.]

Falls der Klient mit der Empfindung, die Sie erwähnt haben, Schwierigkeiten hat, können Sie zur gegenteiligen Empfindung wechseln – also zu *wärmer* oder *leichter*. Reagiert er auf Ihre spezifische Einladung nicht, scheint sich aber trotzdem bei dem Prozess wohlzufühlen, können Sie ihn auch fragen, ob er einen anderen Unterschied zwischen seinen Händen spürt. Dies kann ein ausgezeichnetes Indiz dafür sein, dass der Klient als Initiator des Erlebnisses aktiv ist und dass er gleichzeitig sein Erleben beobachtet.

Konzeptuelle Empfindung

Bei dieser Variante wird der Klient eingeladen, einen konzeptuellen Unterschied zwischen seinen beiden Händen zu spüren. Auch hierbei gibt es vermutlich zahllose Möglichkeiten, doch wir benutzen meist Zeitspannen oder ein Gefühl innerer Stärke.

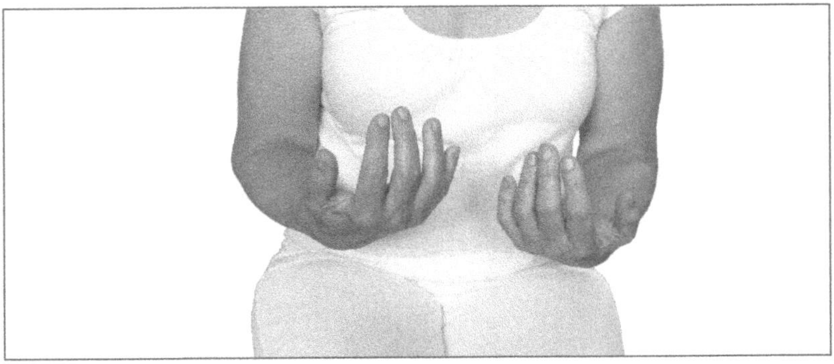

Repräsentiert eine Hand eine frühere Zeit in Ihrem Leben? ... Vielleicht Ihre Kindheit oder Schulzeit ... die Person, die Sie damals waren? – Und steht die andere Hand für eine andere Zeit – Ihre späteren Jahre, vielleicht Ihr Leben als Erwachsener? [Eine andere Möglichkeit, danach zu fragen, ist, welche Hand die Stärke und welche die Schwäche des Klienten repräsentiert.] Lassen Sie Ihr Bewusstsein dieses Gefühl wahrnehmen, als würde es sich von selbst in Ihren Händen manifestieren ... [Lassen Sie dem Klienten Zeit, sich in die Empfindung einzufühlen, sie zu prüfen und damit zu spielen.]

Nun sind wir bereit, nach Anzeichen dafür zu suchen, dass in den Händen des Klienten etwas Ungewöhnliches und Unerwartetes geschieht, außerhalb der direkten Kontrolle seines Bewusstseins.

Schritt 3: Entstehendes Selbstvertrauen bestätigen

Die im Folgenden wiedergegebenen Formulierungen können auf alle drei obigen Varianten angewandt werden, wobei das konkrete Szenario gewisse Änderungen erforderlich macht.

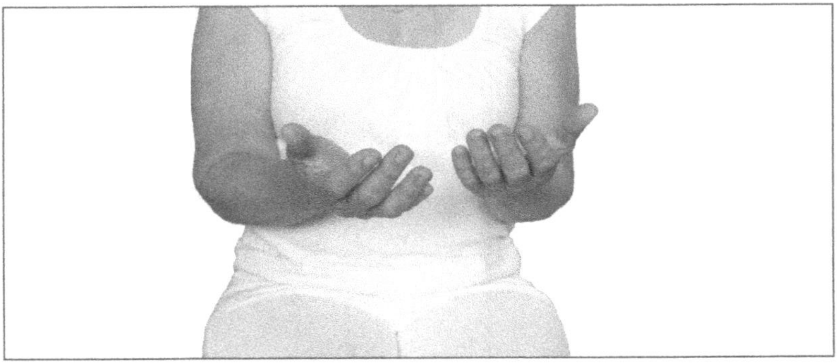

Ja ... wunderbar ... Ist es Ihnen möglich, mir mit einer kleinen Handbewegung und, wenn Sie wollen, auch mit einem oder zwei Worten mitzuteilen ... [Ganz gleich, für welche der drei obigen Empfindungen sich der Klient entschieden hat – (1) dass er die Energie zwischen seinen Händen spürt, (2) dass sich eine Hand kühler/schwerer anfühlt oder (3) dass eine Hand sein jüngeres Ich/seine Stärke hält –, warten Sie geduldig, bis sich eine der beiden Hände irgendwie bewegt.) Wunderbar ... ja ... Das ist die Hand, die ... [was immer die Empfindung sein mag] spürt ... Wie interessant ...

Die Reaktion tritt nicht immer sofort ein und ist nicht immer offensichtlich. Je nach Stärke der fokussierten Aufmerksamkeit bewegt der Klient seine Hand entweder bewusst oder starrt konzentriert auf beide Hände und wartet darauf, dass etwas passiert. Es geht darum, ob der Therapeut die Geduld und das Vertrauen hat, zu warten und es der Hand des Klienten zu ermöglichen, sich so zu bewegen, wie er es wünscht. Manchmal möchten Klienten in dieser Situation nicht viel reden. Nicht selten zucken auch ihre Finger ein wenig. Sie können einem Klienten in solch einem Fall helfen, indem Sie darauf achten, ob es sich um die Hand handelt, auf die er aufmerksam machen will – das kann nur der Klient selbst wissen. Versuchen Sie stets, dem Klienten zu folgen. Es ist wichtig, ihn nicht bei seinen Bemühungen, in sich Verbindungen herzustellen, zu stören.

Rückblick

Wir haben nun die Vorbereitungsphase der Mirroring-Hands-Technik untersucht, in welcher der Klient eine gewisse Bestätigung dafür erhält, dass er Verbindungen zu seinem Inneren hergestellt und einen Punkt erreicht hat, an dem er sich in einem therapeutischen Bewusstseinszustand befindet oder leicht in einen solchen wechseln kann. Er spürt und sieht, dass er eine Realität kreiert hat, die auf etwas *Innerem* basiert. Wir können dies sagen, weil er beobachtet, dass die eine oder die andere Hand eine Empfindung wahrnimmt, die unabhängig von seinem bewussten Denken – *ganz von selbst* – aufgetaucht ist, und er hat diese Empfindung durch eine Bewegung bestätigt, durch die sich die Hand, um die es geht, identifizieren lässt. Der Schluss ist naheliegend, dass diese Empfindung durch innere, nichtbewusste, implizite Prozesse kreiert wird, weil es keine äußere Erklärung für sie gibt. Der Klient hat seine eigene Fähigkeit erlebt, seine Realitätswahrnehmung von einem Ort in seinem Inneren aus zu verändern. Nach unserer Auffassung hat

1. der Klient einen expliziten Gedanken gehabt,
2. eine Verbindung zur impliziten Welt wurde hergestellt,
3. implizite Prozesse haben eine Empfindung in der Hand hervorgerufen,
4. dies wurde bewusst beobachtet, und
5. es bestätigt explizit die Herstellung einer Geist-Körper-Verbindung.

Der ganze Vorgang ist ein Geist-zu-Körper-Erlebnis. Dem Klienten ist nun klar, dass er mit seiner inneren, nichtbewussten, impliziten Welt verbunden ist *und* dass er unbesorgt fortfahren kann, dieses ungewöhnliche Erlebnis zu beobachten.

Wir werden den Vorbereitungsdialog nun ohne Kommentar wiederholen. Dies soll Ihnen helfen, den Fluss des Geschehens zu würdigen. Wenn Sie die Worte hörbar sprechen, werden Sie den natürlichen, leichten Verlauf des Prozesses besser erkennen. Der Vorbereitungsprozess nimmt oft nur vier oder fünf Minuten in Anspruch, je nachdem, wie intensiv der Klient schweigend privat arbeitet; die Zeitspanne kann aber auch noch ein wenig kürzer sein oder viel länger dauern. Der nun folgenden Version liegt das Szenario der kühleren/wärmeren Hand zugrunde.

> Ist es für Sie okay, aufgerichtet zu sitzen, so bequem wie möglich, sodass Sie Ihre Hände vor dem Körper erheben können, ungefähr auf Brusthöhe? Ihre Ellbogen liegen dabei nirgendwo auf, sondern befinden sich über den Oberschenkeln in der Luft. Halten Sie die Hände etwa 30 Zentimeter voneinander entfernt. Können Sie Ihre Hände anschauen – und ich meine damit, dass Sie sie wirklich anschauen, bedächtig, als hätten Sie sich Ihre Hände noch nie so genau angeschaut? Achten Sie auf die unterschiedliche Größe Ihrer Finger und auf die Form Ihrer Handfläche … Wenn ich das selbst tue, fallen mir auf meinen Händen jedes Mal mehr Linien auf. Offensichtlich werde ich älter …
>
> Wie außergewöhnlich Hände sein können. Und doch neigen wir dazu, sie als Selbstverständlichkeiten anzusehen …
>
> Das ist wunderbar … Wie ich sehe, sind Sie sehr fokussiert … Sie haben Ihre Schultern entspannt … Sie atmen leichter …
>
> Können Sie mir sagen, welche Ihrer beiden Hände sich kühler anfühlt? Lassen Sie Ihr Bewusstsein dieser Empfindung gewahr werden, als würde alles von selbst geschehen …

> Ja ... wunderbar ... Ist es Ihnen möglich, mir mit einer kleinen Handbewegung und vielleicht einem oder zwei Worten, wenn Sie wollen, mitzuteilen ... Wunderbar ... ja ... Das ist die Hand, die sich kühler anfühlt ... Wie interessant ...

Der Text ist ziemlich kurz, wenn man ihn an einem Stück sieht. Haben Sie gemerkt, dass die Pausen bei jedem Klienten unterschiedlich ausfallen könnten? Wie lang glaubten *Sie* als Therapeut während dieser Pausen Zeit zu benötigen? Hatten Sie das Bedürfnis, mehr Pausen hinzuzufügen? Mit den Perioden der Stille sensibel umzugehen ist wichtig. In dieser Zeit arbeitet der Klient für sich allein und stellt innere Verbindungen her, die er dann erforscht.

Es gibt unterschiedliche Formen der praktischen Anwendung von Mirroring Hands, die wir in den folgenden Kapiteln erforschen werden. Hat man eine gewisse Erfahrung mit der Methode, ergibt sich in der Regel spontan, welche Form im konkreten Fall am besten geeignet ist – »fast wie von selbst«. Zu vertrauen, zu beobachten und auf emergente Eigenschaften und Qualitäten zu reagieren, lernt man durch Erfahrung. Das bedeutet nicht, dass es ratsam ist, bewährte Formen der Einschätzung von Fortschritten aufzugeben. Manchmal ist es sinnvoll, einen Klienten direkt zu fragen, wie sich die Dinge bei ihm entwickeln, insbesondere wenn etwas darauf hindeutet, dass er die Verbindung zum Prozess verliert. Sie können dann sinnvolle Anpassungen und Änderungen vornehmen. Doch so weit wie möglich sollten Sie als Therapeut die Dinge ihren Lauf nehmen lassen; seien Sie sensibel, beobachten Sie, was auftaucht, und reagieren Sie auf eine Weise, von der Ihr Klient profitiert.

Wir wenden uns nun eine Weile vom Klienten ab, obwohl er bereit ist, sich der nächsten Phase zu widmen. Aber auch die andere anwesende Person muss sich vorbereitet fühlen. Im nächsten Kapitel werden wir dem Therapeuten erklären, wie man auf nichtdirektive, klientenresponsive Weise spricht. Dazu beschreiben wir »Sprachprinzipien«, die dem Mirroring-Hands-Ansatz zugutekommen und die die Integrität des Prozesses wahren. Wir werden Ihnen erläutern, wie Sie Ihr Wissen, Ihre Weisheit und Ihre Reflexionen mitteilen können, ohne dem Klienten Ihre Meinung aufzuzwingen; ihn einzuladen und zu ermutigen, statt ihn zu lenken oder ihm Anweisungen zu geben; und still zu sein, zu beobachten und responsiv zu agieren.

4 Sprachprinzipien

Klientenresponsive Sprache

> ERL … aufeinander eingestimmt sein, ja … Sobald der Klient von seinem Auto kommt, kann er mit der Synchronisierung beginnen. Wenn er im Warteraum sitzt, auch wenn das nur ein paar Minuten sind, ich weiß nicht, wo sich sein Bewusstsein dann befindet, aber ich weiß, wo sein Unbewusstes ist – es ist dabei, sich auf mich einzustimmen … Ich brauche also nur demütig zu beobachten und so sensibel zu sein, wie ich kann … unsere Synchronizität zu spüren und dann zu fördern … Dies sind die natürlichen Fluktuationen der Welt, die für den Quantenraum von grundlegender Bedeutung sind … ich brauche nur zu beobachten und aufrichtig interessiert zu sein … Klienten merken, wenn man aufrichtig ist.
>
> (Aus den Gesprächen zwischen Rossi und Hill im Juni 2016)

Vorbereitung des Therapeuten

Eigentlich sollte es niemanden überraschen, dass sich im Laufe der Jahre bei der Anwendung der Mirroring-Hands-Technik ein besonderer Stil des Sprachgebrauchs herausgebildet hat. Gleichzeitig setzte sich im therapeutischen Dialog eine menschlichere Terminologie durch: Wörter wie »manipulieren« wurden durch »fördern«, »kontrollieren« durch »hervorrufen« und »Technik« durch »Herangehensweise« ersetzt.[15] Nachdem in Kapitel 3 erläutert wurde, wie man einen Klienten auf die Arbeit vorbereitet, werden wir nun den Therapeuten in die Lage versetzen, sich einer nichtdirektiven, klientenresponsiven Arbeitsweise zu widmen. Die im Folgenden erläuterten sprachlichen Prinzipien – Sie können auch von Sprachstilen reden, wenn Ihnen das lieber ist – sind besonders wichtig, wenn man einem Klienten ermöglichen will, sich ohne unbillige Eingriffe und Unterbrechungen des

15 Paul Watzlawicks Vortrag über seine systemisch-kommunikationstheoretische Sicht (Ernest Rossi ist der Diskussionspartner) anlässlich der 1985 von der Milton H. Erickson Foundation organisierten *Evolution of Psychotherapy Conference* ist in dem Buch *Psychotherapie – Entwicklungslinien und Geschichte* (Hg. Jeffrey K. Zeig) im dgvt-Verlag, Tübingen (1991), enthalten.

Therapeuten zu äußern. Wir werden uns in diesem Zusammenhang mit folgenden Phänomenen beschäftigen:

- unvollständigen Sätzen
- unterstützenden Antworten
- dem Ausdruck von Überraschung und Staunen
- dem Double Bind
- ideodynamischen Fragen
- grundlegenden Zugangsfragen.

Der Mirroring-Hands-Ansatz soll Therapeuten helfen, die Verbindung eines Klienten zu seinen eigenen natürlichen Problemlösungsfähigkeiten und eine tiefere Beziehung zu seinem Selbst zu fördern. Wichtig für unser Verständnis von Selbstorganisation ist, dass alles, was einem System hinzugefügt wird, eine starke Wirkung haben kann. Führt ein Therapeut etwas Neues in das System ein – eine Idee, eine Meinung, eine Anleitung, eine Empfehlung –, wird es zu einem Bestandteil einer Feedbackdynamik, die sich auf alle anderen Elemente des betreffenden Systems auswirken kann. Um Heilung und Genesung zu fördern, muss der Therapeut Elemente einführen, die positives Feedback begünstigen. Dies verstärkt die heilsame Aktivität innerhalb des Systems, wohingegen negatives Feedback den Fluss einschränkt. Die im Folgenden beschriebenen sprachlichen Prinzipien zielen darauf ab, die Stärke der Beeinflussung und Unterbrechung oder des negativen Feedbacks, das der Therapeut in das System einfügt, zu verringern.

Selektive Sprache und indirekte Ansätze gibt es zweifellos auch im Bereich anderer Methoden. Carl Rogers beispielsweise nutzte die Prinzipien der minimalen Reaktion und des engagierten Spiegelns, um eine nichtdirektive, klientzentrierte Praxis zu fördern (Rogers 1957b, S. 95–103). Im Werk von Milton Erickson wird Responsivität dem Klienten gegenüber als grundlegende therapeutische Fähigkeit herausgestellt. Therapeuten verlieren manchmal aus dem Blick, wer in einer Therapie tatsächlich die Arbeit tut. Letztlich löst der Klient seine Probleme selbst. Sogar in einer erfolgreich verlaufenden Therapie ist sich der Therapeut möglicherweise nie über die Prozesse im Inneren des Klienten im Klaren, und dies gilt zumindest auf bewusster Ebene möglicherweise auch für den Klienten.

Unvollständige Sätze

Unvollständige Sätze zu nutzen kann erstaunlich schwierig sein. Das Spiegeln der Äußerungen des Klienten ist für einige therapeutische Methoden charakteristisch. Ein unvollständiger Satz endet, *bevor* die wichtigste Beobachtung ausgesprochen wurde. Man könnte nun einwenden, dass der Therapeut in der Lage sein müsste, dem Klienten zu spiegeln, was dieser gesagt habe. Dem stimmen wir zu. Ein Therapeut muss seinem Klienten gegenüber sensibel und scharfsichtig sein. Dadurch entstehen Rapport und Vertrauen. Wir möchten deshalb klarstellen, dass wir Therapeuten in ihrer Arbeit am Aufbau von Rapport und Vertrauen unterstützen, dass wir ihnen aber auch nachdrücklich raten, nichts zu tun, was die Autonomie ihrer Klienten gefährdet oder ihnen ihre zentrale Bedeutung auf der therapeutischen Reise aberkennt.

Der Therapeut *fördert* den Prozess des Klienten, er kontrolliert ihn jedoch nicht. Wir wollen allerdings auch nicht den Eindruck erwecken, dass wir Kontrollen und Auflagen grundsätzlich nie für richtig halten. Die klientenresponsive Therapie kennt kein »nie«. Wir sagen nur, dass ein Therapeut, der in den Prozess eines Klienten eingreift, die Verbindungen unterbrechen kann, die der Klient herstellt, um seine Problemlösungsfähigkeiten und die Geist-Körper-Heilung zu aktivieren. Dies ist den Zielen des Klienten, zur Auflösung seiner Blockaden, zur Reintegration abgetrennter Anteile in ein integriertes Bewusstsein und zur Genesung zu gelangen, nicht förderlich.

Der unvollständige Satz ist eines der wirksamsten Werkzeuge einer klientenresponsiven Therapie. Der Klient wird dazu bewegt – emotional aktiviert –, den verbalen Leerraum durch einen Kommentar zu füllen. Dabei ist zu bedenken, dass ihm möglicherweise gar nicht bewusst ist, worum es geht; deshalb ist es ebenso wichtig, geduldig zu sein und Zeit zu lassen, damit eine Realisation zutage treten kann. Ein Klient kann auch durch seinen Gesichtsausdruck oder durch Körperbewegungen statt durch Worte »antworten«. Ganz gleich, in welcher Form er bewusstes Gewahrsein seines inneren Prozesses erkennen lässt, fahren Sie einfach fort, zu beobachten, wahrzunehmen und sensibel zu reagieren, und behindern Sie den Klienten möglichst nicht.

Es folgen einige Beispiele für unvollständige Sätze:

Fangen Sie zu spüren an, ...

Ja ... Ich frage mich: Werden Sie den Mut aufbringen, ganz allein noch eine Weile fortzufahren, bis ...

Ah, wie ich sehe, atmen Sie tief, während Sie mit Ihrer wichtigen inneren Arbeit fortfahren, und während Sie ... Wunderbar! ...

Man beachte, dass ein unvollständiger Satz keine Frage ist. Am Ende schwingt sich die Stimme nicht empor (sie bleibt unten: ...). Sie fragen den Klienten nicht nach etwas, als wüssten Sie es nicht. Sie teilen nur nicht alles mit, was Sie denken. Stattdessen deuten Sie an, dass Sie viel stärker interessiert, was der *Klient* denkt und fühlt. Schließt ein Therapeut einen Satz regulär ab, äußert er sich als Experte. Klienten neigen dazu, sich der Meinung ihres Therapeuten zu fügen, auch wenn sie selbst etwas anderes empfinden. Manchmal rebellieren sie auch gegen die Meinung ihres Therapeuten, obwohl sie adäquat ist. Die unabgeschlossenen Sätze des Therapeuten bewirken primär, dass der Klient seine eigenen mentalen Prozesse unterbrechen muss, um über das vom Therapeuten Angedeutete nachzudenken. Möglicherweise hat er nur einen sehr schemenhaften Eindruck von den inneren Verbindungen, die zwischen ihm und dem Therapeuten bestehen. Es ist ein wenig wie beim Tagträumen und als ob man abgelenkt würde, während jemand anders spricht. Der Tagtraum geht verloren, aber was noch schlimmer ist: Sinn und Inspiration, die vom Tagtraum ausgegangen sein mögen, sind nicht mehr präsent.

Ein unvollständiger Satz als kreative Implikation

Der Unterschied zwischen einer Implikation und einer Direktive besteht darin, dass Erstere nur auf etwas Signifikantes oder Bemerkenswertes verweist. Anders als bei einer Direktive wird der Klient durch die Implikation nicht aufgefordert, etwas Bestimmtes zu tun. Ihm steht es frei, aus dem, was Sie sagen, herauszulesen, was er braucht. Die Schlüsselwörter der kreativen Implikation resultieren aus Ihrer Reaktion auf etwas, das Sie im betreffenden Moment beim Klienten sehen oder spüren. Die Implikation ähnelt einem reflektierenden Kommentar, doch aufgrund der Art, wie sie übermittelt wird, kann der Klient Ihre Worte nutzen, um etwas für ihn Förderliches zu schaffen.

Die folgenden Beispiele enthalten eine kreative Implikation. Die Schlüsselwörter sind fett gedruckt.

> Manchmal ist es okay, wenn Sie **einfach erleben**, was Sie fühlen ...
>
> Es erfordert **Mut zu erforschen**, was wirklich im Gange ist ...
>
> Vielleicht ist Ihre **Besessenheit** die Art, wie Sie **Ihren Randbereich des Wachstums und der Weiterentwicklung erforschen** ...
>
> Sie können sich wahrlich über die **Natur** Ihres Problems **wundern** ...

Dies sind tatsächlich keine Instruktionen oder Anweisungen, sondern es geht hier um die Vorstellung alternativer Möglichkeiten. Die Schlüsselwörter verweisen auf Kommentare und Themen, die der Klient in der betreffenden Situation und/oder in vorangegangenen Gesprächen erwähnt hat. Vielleicht verändern Sie intuitiv Ihre Körperhaltung in Relation zum Klienten. Was Sie tun können, unterliegt keinen vorgegebenen Regeln. Alles geschieht in sensibler Reaktion auf den Klienten (damit beschäftigt sich Kapitel 7 ausführlicher).

Unterstützende Reaktionen

Unterstützende Reaktionen regen den Klienten dazu an, mit seiner inneren therapeutischen Arbeit fortzufahren. Wir versuchen, Klienten zu zeigen, dass wir sie unterstützen, ohne ihr Erleben zu modifizieren oder die Unterstützung von irgendwelchen Bedingungen abhängig zu machen. Empathische Responsivität folgt dem Klienten. Der Therapeut versucht, ihm klarzumachen, dass die therapeutische Beziehung sicher ist und dass er ihm weiterhin einen sicheren Raum bietet. Der Klient weiß und spürt dies, wenn der Therapeut beobachtet, zuhört und auf ihn eingeht.

Ein Teil der Wirkung unterstützender Reaktionen beruht auf den Wörtern bzw. Worten, aber auch die Intention, die sich dahinter verbirgt, ist wichtig. Sagt der Therapeut etwas, das den Klienten beunruhigt, ist das keine Katastrophe, sondern eine Chance, neu zu beurteilen, was geschehen ist und worauf die Intentionen basieren. Ein guter Therapeut schätzt sein Handeln ständig neu ein und passt es gegebenenfalls an.

Eine kleine Auswahl unterstützender Reaktionen:

> Ganz genau ...
>
> Ja ...
>
> Wunderbar ...
>
> Bitte fahren Sie auf Ihre persönliche Weise fort ...
>
> Ich sehe, wie mutig Sie dieses Material durcharbeiten ...

Sie können auch unterstützend wirken, indem Sie die physische Aktivität des Klienten verbal spiegeln. Dies zeigt ihm, dass Sie genau verfolgen, was er tut, und lässt ihn Ihre Intention, ihn zu unterstützen, erkennen:

> Dieser tiefe Atemzug ... ja ... lassen Sie sich immer tiefer auf Ihre private innere Arbeit ein ...
>
> Ah ... Sie schlucken ein wenig, während Sie sich noch weiter entspannen und ...
>
> Wunderbar ... wie Sie die Haltung Ihrer Schultern verändern und sich entspannen, während Sie Behagen zulassen und ...

Natürlich basieren Ihre Kommentare als Beobachter auf dem, was der Klient tatsächlich tut. Dabei geht es darum, so viel von dem, was Sie sehen, zu beschreiben, dass sich der Klient ermutigt fühlt, seinen Prozess weiterzuführen, aber nicht das Gefühl bekommt, seine Selbstbeobachterrolle werde ihm weggenommen.

Überraschung und Verwunderung

Überraschung und Verwunderung helfen einerseits, im Laufe des Prozesses ein bestimmtes Energieniveau aufrechtzuerhalten, und ermöglichen es andererseits, die im Klienten stattfindenden energetischen Prozesse zu reflektieren. Verbale Äußerungen dieser Art können unterstützenden Reaktionen ähneln, aber ihnen liegt eine andere Intention zugrunde, weil Neugier, Verwunderung und das Gefühl, dass etwas Ungeheures geschieht, zum Ausdruck kommen.

Einige entsprechende Formulierungen:

> Wow ... ist ja unglaublich! ... Ich habe gesehen/gefühlt/gehört, dass ...
>
> Sie scheinen etwas Wunderbares/Erstaunliches/Befriedigendes zu empfangen/zu tun/zu fühlen ... ist es nicht so?
>
> Ich frage mich, ob Sie ... Wunderbar ... ja ...

Äußerungen, die Überraschung und Verwunderung zum Ausdruck bringen, helfen auch dem Therapeuten, sich ermutigt und ermuntert zu fühlen. Dies ist eine der vielen Arten, auf die Mirroring Hands die Entstehung von Burn-out und emotionaler Erschöpfung beim Therapeuten verhindert.

Das Double Bind

Auch wenn generell gilt, dass man Klienten keine Anweisungen geben sollte, gibt es doch Situationen, in denen man sie zu einem bestimmten Resultat geleiten muss. Anweisungen oder Instruktionen können manchmal nützlich sein, aber man sollte dabei klientenresponsiv bleiben. Es einem Klienten zu ermöglichen, mit der Arbeit zu beginnen, kann eine große Herausforderung sein, insbesondere wenn es sich um eine gerichtlich angeordnete therapeutische Maßnahme handelt oder um einen Klienten, der von seiner Familie oder seinem Partner zu einer Therapie gedrängt wurde (Rosenfeld 1992, S. 205–226). Können wir solche Arbeit tun, ohne uns direktiv zu verhalten? Problematisch an Direktiven und sogar an Empfehlungen ist, wie man sich verhält, wenn der Klient den Anweisungen nicht folgt. Einer Direktive nicht zu folgen oder zum Folgen nicht in der Lage zu sein kann sich negativ auf die therapeutische Beziehung auswirken und zwischen dem Therapeuten und dem Klienten sogar eine Kluft erzeugen. Erickson fand heraus, dass er solche Probleme mithilfe eines Phänomens, das er »Double Bind« nannte, umgehen konnte. Dieses Konzept wurde erstmals von Gregory Bateson und seinen Co-Autoren in einem Buch aus den 1950er-Jahren erwähnt (Bateson, Jackson, Haley et al. 1956/1984, S. 11–43). Beim Double Bind wird eine Situation kreiert, in welcher der Klient das Gefühl hat, wählen zu können, das vom Therapeuten angestrebte Resultat aber trotzdem erreicht wird. Dazu entwickelt man Optionen, die alle zum gewünschten Ziel führen.

Diese Technik ist sehr nützlich, wenn man in einer Therapie mit Widerstand konfrontiert wird. Beispielsweise könnten Eltern, wenn ihr

Kind nicht zu Bett gehen will, fragen: »Willst du jetzt zu Bett gehen und dir von mir noch eine Geschichte vorlesen lassen? Oder willst du lieber noch zehn Minuten auf bleiben und fernsehen und dann ohne Gutenachtgeschichte zu Bett gehen?« Bei der Entscheidung steht nun nicht mehr das Zubettgehen als solches im Mittelpunkt, sondern die Frage, ob das Kind eine Geschichte vorgelesen bekommen oder lieber noch ein wenig länger fernsehen will. Weil das Zubettgehen mit *beiden* Optionen verbunden ist, hat das Kind weiterhin das Gefühl, eine Entscheidung treffen zu können, und die Eltern erreichen das Resultat, das sie anstreben, ohne Widerstand zu wecken oder Unbehagen hervorzurufen. Werden mehr als zwei Möglichkeiten angeboten, ist das Prinzip das gleiche, aber es handelt sich dann um einen Triple oder Quadruple Bind.

Einen Prozess mit einem Double Bind beginnen

Einem Klienten kann es aus vielen Gründen schwerfallen zu beginnen, also nicht nur aufgrund von unbezwingbarem Widerstand. Vielleicht ist er nicht fokussiert oder wird durch Probleme wie das einer Aufmerksamkeitsdefizit-Hyperaktivitätsstörung (ADHS) oder das einer Zwangsstörung abgelenkt. Lethargische Zustände können durch affektive Störungen oder Konzentrationsstörungen entstehen. Außerdem sind einige Menschen einfach ängstlich oder schüchtern. Der im Folgenden beschriebene Triple Bind gibt dem Klienten das Gefühl, dass er sich wieder »auf dem Fahrersitz« befindet; dies erreicht man, indem man ihm die Möglichkeit gibt, selbst zu entscheiden, wann er mit einer Therapie beginnen will; aber gleichzeitig wird dadurch festgelegt, dass die Therapie auf jeden Fall stattfinden *wird*.

> Werden wir mit unserer wichtigen Arbeit jetzt beginnen ... oder werden wir damit noch ein wenig warten ... oder werden wir noch weiter an Ihren bewussten Gedanken arbeiten, bevor Sie sich der wichtigen inneren Arbeit widmen?

Am Ende jedes der drei Teile des Triple Bind wird ganz bewusst eine Pause eingefügt, damit der Klient die Möglichkeit hat, der betreffenden Option zuzustimmen. Nicht selten erklären sich Klienten nach der ersten Frage sofort bereit, mit der inneren Arbeit zu beginnen. Entscheidet sich ein Klient, noch zu warten, ist es sinnvoll, zu der Frage »Werden wir ... jetzt beginnen ... ?« zurückzukehren, weil *irgendwann mit der inneren Arbeit zu beginnen* mit den Entscheidungsalternativen des Klienten fest verbunden ist.

Die Sitzung mit einem Double Bind beenden

Zum Abschluss der Mirroring-Hands-Arbeit muss die Aufmerksamkeit des Klienten von der tiefen inneren Arbeit zum normalen Gewahrsein zurückgeleitet werden. Oft schließen Klienten irgendwann im Laufe des Mirroring-Hands-Prozesses die Augen. Sie werden sie wieder öffnen müssen, aber das braucht nicht durch eine Direktive herbeigeführt zu werden.

> Werden Sie die Augen öffnen, wenn Sie völlig wach geworden sind? … Oder bleiben Ihre Augen geschlossen, wenn Sie sich wieder völlig wach fühlen? … Oder entwickeln Sie eine eigene Möglichkeit, die Augen zu öffnen und wieder völlig zu erwachen …? Ja … ich frage mich …

Ideodynamische Fragen

Ideodynamische Fragen erschließen dem Klienten seine eigene innere Dynamik und ermöglichen ihm so die Selbsterforschung. Eine Tür zur Welt der Phänomene des Klienten zu öffnen kann ein wichtiges Vorspiel zur Problemlösung sein. Ideodynamische Fragen sind offene Fragen, auf die es keine richtigen oder falschen Antworten gibt. Sie wecken Neugier, Staunen, emotionale Erregung, Gespür und die innere Suche. In der Regel wird, wenn sie gestellt werden, impliziert, dass der Befragte sich innerlich mit ihnen auseinandersetzen kann und dass er keine Antwort zu geben oder eine solche dem Therapeuten zumindest nicht verbal mitzuteilen braucht. Die Fragen können so nichtdirektiv sein, dass sie als nur ein Teil eines »psychischen Geräuschs« aufgefasst werden können – die Art von chaotischen/seltsamen Attraktoren, die fast rein zufällig Arousal erzeugen und Problemlösungsaktivitäten initiieren. Ideodynamische Fragen können die allgemeine Trance im Wachzustand verstärken, da der Klient stärker mit seinem tieferen Selbst verbunden wird und mit hypnotherapeutischer Arbeit beginnt.

Einige Beispiele:

> Was halten Sie davon, sich jetzt ein wenig mit wichtiger innerer Arbeit zu beschäftigen?

Erleben Sie momentan innerlich etwas, das Ihre Aufmerksamkeit erfordert?

Ist an dem, was Sie in diesem Augenblick innerlich empfinden, etwas besonders merkwürdig?

Wie könnte Ihr Unbewusstes (Ihr Geist, Ihre Seele, Ihr Körper usw.) mit diesem Problem momentan umgehen?

Macht Sie das neugierig?

Fühlen sie sich wohl dabei, dies in sich selbst zu erforschen?

Wohin bringt Sie dieses Problem (dieses Symptom, diese Sorge usw.)?

Wo erleben Sie diese Anspannung (Angst, Sorge usw.) innerlich?

Spüren Sie, dass Verwirrung (Depression, Angst, Kopfschmerzen oder welches Symptom auch immer) eine Einladung sein könnte, etwas Neues zu lernen?

Haben Sie sich jemals gefragt, welche Art von innerer Arbeit Ihnen ermöglichen könnte, dieses Problem zu lösen?

Wie erleben Sie Ihren verborgenen Teil, der Hilfe und Unterstützung benötigt?

Die grundlegende Zugangsfrage

Die grundlegende Zugangsfrage ist ein Modell für die Entwicklung therapeutischer Fragen, die dem Klienten und dem Therapeuten zu erkennen ermöglichen, ob der Klient bereit und in der Lage ist, mit der Arbeit fortzufahren. Es ist wichtig, dass der Eintritt in die innere, implizite Welt des Klienten gefahrlos möglich ist. Die vollständige Entstehungsgeschichte der grundlegenden Zugangsfrage ist in der andernorts dokumentierten und in Kooperation mit Erickson realisierten Arbeit zu finden (Erickson a. Rossi 1979/1981). Kurz gesagt, wurde Rossi im Laufe der Entwicklung seiner eigenen Ansätze klar, dass ein Klient in dem Maße besser positive Arbeit in und für sich selbst leisten kann, wie der Therapeut ihm aus dem Weg geht. Zweifellos haben wir Ericksons Genie die Erkenntnis zu verdanken, dass indirekte Suggestionen am wirksamsten sind, wenn sie die Überzeugungen und inneren Ressourcen des Klienten nutzen. Diese Idee führte im

Laufe der Zeit weg vom direkten Aufzwingen von Inhalten hin zum subtilen Ansatz der indirekten Suggestion und der impliziten Direktive. Letztere verlagert die Kontrolle von dem weg, was der Therapeut sagt, zu dem hin, was der Patient mit dem, was der Therapeut gesagt hat, *tut*. Es geht nicht darum herauszufinden, was der Klient tun *sollte*, sondern darum, dem Klienten zu ermöglichen, das zu nutzen, was der Therapeut ihm erschließt, um seine eigenen Problemlösungsfähigkeiten zu aktivieren. Dies meinen wir, wenn wir von Förderung (Facilitation) sprechen.

Ericksons implizite Direktive bestand aus drei Teilen:

1) einer zeitlich festlegenden Einleitung
2) der impliziten (oder angenommenen) Suggestion
3) einer Verhaltensreaktion, die signalisierte, wann die implizite Suggestion abgeschlossen ist.

Ein Beispiel:

> (1) Sobald Sie wissen, (2) dass Sie mit der Arbeit an Ihren inneren Gedanken beginnen können, (3) wird Ihre Hand sich auf Ihren Oberschenkel senken.

In den 1980er-Jahren nahm Rossi eine simple Veränderung vor und kreierte so eine merkwürdige Frage. Sie wurde »grundlegende Zugangsfrage« genannt und hat fast die gleichen drei Elemente wie die obige implizite Direktive, nur ist der dritte Teil eine Frage:

> Wird Ihre Hand, (1) sobald Sie wissen, (2) dass Sie mit der Arbeit an Ihren inneren Gedanken beginnen können, (3) auf Ihren Oberschenkel sinken?

Die Veränderung ist zwar verblüffend simpel, aber sie hat eine starke Wirkung. Wie wir wissen, kann die Veränderung der Anfangsbedingungen eines komplexen Systems überraschende Auswirkungen auf das gesamte System haben. Vielleicht ist Ihnen aufgefallen, dass wir einige Elemente der grundlegenden Zugangsfrage in unserer Beschreibung der Vorbereitungsphase benutzt haben, insbesondere beim Stellen einer Frage mit klientzentrierten Optionen »*Können Sie mir wohl sagen, welche Hand sich kühler anfühlt?*« statt der spezifischen Direktive »*Sagen Sie mir nun, welche Hand sich kühler anfühlt*«.

Die grundlegende Zugangsfrage fördert beim Klienten und beim Therapeuten die Zuversicht, dass die implizite Verbindung zu therapeutischer Aktivität befähigt: Wir verfügen nun über einen wichtigen Anhaltspunkt dafür, was momentan möglich ist.

Praktische Anwendung

Ihr Klient ist gut vorbereitet worden und spürt zwischen seinen Händen eine Energie. Die erste Frage lautet, ob er in der Lage ist, eine innere Verbindung herzustellen und implizit seine innere Welt zu erforschen, um sein Problem zu lösen. Diese Frage stellt in vier Phasen eine stärker werdende Verbindung zum Inneren des Klienten her.

Phase 1

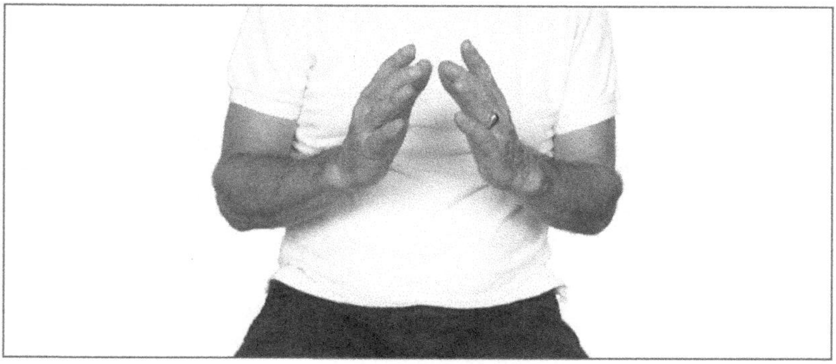

(1) Wenn (2) Ihr Geist bereit ist, Ihr Problem zu lösen, (3) werden sich dann Ihre beiden Hände völlig selbstständig zueinander hinbewegen, um ein Ja zu signalisieren?

Bewegen sich die Hände aufeinander zu, wissen Therapeut und Klient, dass sie mit der Arbeit fortfahren können. Findet keine Bewegung statt, nutzen wir die *Fail-Safe*-Qualität (übersetzbar mit »Narrensicherheit«; d. Ü.) des Prozesses, indem wir auf das Ausbleiben einer Reaktion beim Klienten positiv reagieren. Bei Mirroring Hands ist kein Misserfolg möglich, denn auch keine Antwort ist eine Antwort. Im Falle einer Nichtantwort können Klient und Therapeut einfach annehmen, dass der Geist noch nicht bereit ist, das Problem zu lösen.

Es gibt auch dann noch viele Möglichkeiten. Beispielsweise können Therapeut und Klient gemeinsam zu der Auffassung kommen, dass der Klient mehr Zeit braucht, um sich seiner inneren Welt zu öffnen. Sie können sich aber auch für die Nutzung eines anderen therapeutischen Ansatzes entscheiden. Der Therapeut kann den Klienten sogar fragen, ob er etwas Interessantes oder Überraschendes bemerkt hat, das anders gewesen sei als das, wonach der Therapeut ihn gefragt habe. Hat der Klient in einem anderen Teil seines Körpers etwas gespürt? Ist ihm ein ungewöhnlicher Gedanke gekommen, hat er ein Bild vor sich gesehen, etwas gehört oder einen Duft bemerkt? Was beim Klienten vor sich geht, steht in jedem Fall im Mittelpunkt. Die grundlegende Zugangsfrage befreit den Therapeuten und den Klienten somit von dem Stress, der in der Therapie durch die Angst vor einem Misserfolg entsteht.

Nehmen wir einmal an, auf die erste grundlegende Zugangsfrage hin erfolgt eine Bewegungsreaktion. Klienten sind oft überrascht darüber, dass sich ihre Hände ganz von allein bewegen. Manchmal ist es nützlich, wenn der Therapeut dem Klienten, um ihn zu beruhigen, versichert, dass das Stattfinden von Bewegungen unabhängig von der Kontrolle durch das Bewusstsein völlig normal ist, auch wenn es sich merkwürdig anfühlen mag. Wichtig ist, dass der Klient von der Existenz einer Verbindung zwischen seinem inneren impliziten Operator-Selbst und seinem bewussten Beobachter-Selbst überzeugt ist. Ist das der Fall, ist er bereit und in der Lage, Probleme zu lösen.

In der nächsten Phase geht es um die Frage, ob der Klient *erforschen* kann, was seine implizite innere Welt weiß und woran sie sich erinnert. Bei der Erschließung von im inneren Raum festgehaltenen oder vielleicht sogar verborgenen Informationen muss man sehr vorsichtig sein. Manchmal ist es gefährlich, unbekümmert direkt auf das Ziel loszugehen. Mithilfe einer grundlegenden Zugangsfrage kann der Therapeut den Klienten vorsichtig um Erlaubnis bitten, mit der Arbeit fortzufahren. Noch wichtiger ist es, dass der Klient das Gefühl entdeckt, das entsteht, wenn sein äußeres Selbst sein inneres Selbst fragt, ob gefahrloses Fortfahren möglich ist.

Phase 2

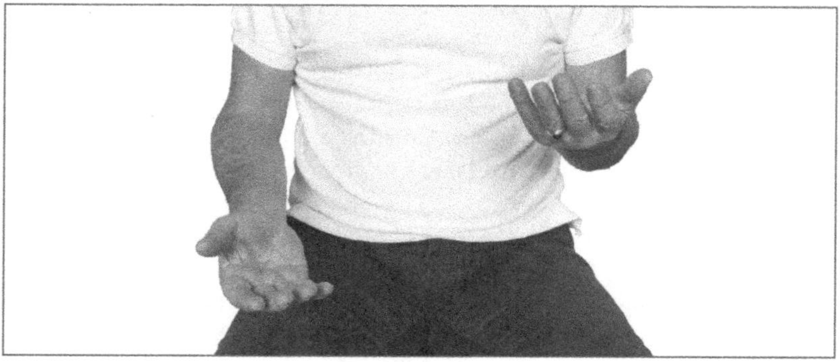

(1) Wenn (2) Ihr inneres Selbst alle Quellen, Erinnerungen und Emotionen erleben kann, die mit Ihrem Problem verbunden sind, (3) wird sich dann eine Ihrer Hände zu Ihrem Oberschenkel senken ... ganz von selbst?

Erfolgt auf diese Frage bezüglich des Zugangs zu in der inneren Welt festgehaltenen Informationen eine positive Reaktion, kann in der nächsten Phase erforscht werden, ob der Klient in seinem inneren, impliziten Raum Problemlösungsfähigkeiten und -fertigkeiten *erschließen* kann.

Phase 3

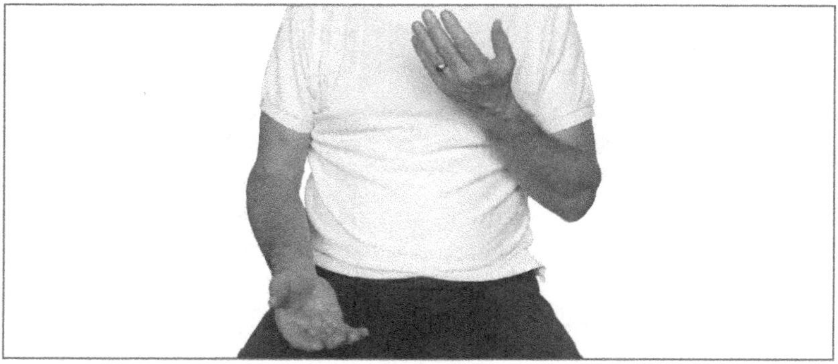

(1) Wird sich, sobald es sachdienlich ist, (2) sich alle Möglichkeiten anzuschauen, dieses Problem so gut wie möglich zu lösen, (3) jene

andere Hand abwärtsbewegen oder vielleicht aufsteigen oder bleiben, wo sie ist?

Dieses vereinfachte und idealisierte Beispiel erfasst nicht alle Möglichkeiten, die sich bei der Arbeit mit einem Klienten ergeben können. Es ist immer sinnvoll, Klienten Alternativen anzubieten, sodass jede Reaktion des Therapeuten und des Klienten positiv verstanden werden kann: »Wird sich die andere Hand erheben?« Oder: »Wird die andere Hand lieber dort bleiben, wo sie ist?« Sie können dies als Double Bind oder Triple Bind anbieten. Es geht nicht darum, dass sich die Hände tatsächlich bewegen, sondern der Klient soll eine bestätigende Empfindung oder Aktivität *spüren* und den Prozess in der Annahme, dass etwas Nützliches geschieht, mit *Zuversicht* fortsetzen können.

In der letzten Phase wird der Klient zu einem Abschluss geleitet, er wird auf zukünftige Arbeit vorbereitet, und den natürlichen, impliziten Problemlösungs- und Geist-Körper-Heilungs-Prozessen wird es ermöglicht, mit ihrer Aktivitäten zu beginnen.

Phase 4

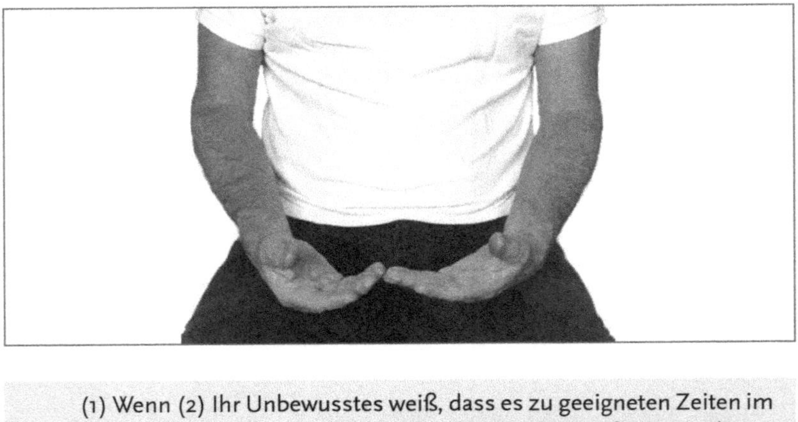

(1) Wenn (2) Ihr Unbewusstes weiß, dass es zu geeigneten Zeiten im Tagesverlauf die innere Heilung, die Sie jetzt spüren, fortsetzen kann, und (1) wenn (2) Ihr Bewusstsein weiß, dass es kooperieren kann, indem es Ihnen hilft, diese Zeiten im Tagesverlauf zu erkennen, (3) werden Sie dann spüren, dass Sie erwachen?

Wir wiederholen die vier Fragen im Folgenden ohne Kommentare. Sie könnten sie laut lesen, um nachzuempfinden, wie einfach sie sind, und um die Chance zu erkennen, die der Klient erhält, seine eigene innere Stimme zu spüren.

Phase 1
(1) Wenn (2) Ihr Geist bereit ist, Ihr Problem zu lösen, (3) werden sich dann Ihre beiden Hände völlig selbstständig zueinander hinbewegen, um ein Ja zu signalisieren?

Phase 2
(1) Wenn (2) Ihr inneres Selbst alle Quellen, Erinnerungen und Emotionen erleben kann, die mit Ihrem Problem verbunden sind, (3) wird sich dann eine Ihrer Hände zu Ihrem Oberschenkel senken … ganz von selbst?

Phase 3
(1) Wird sich, sobald es sachdienlich ist, (2) sich alle Möglichkeiten anzuschauen, dieses Problem so gut wie möglich zu lösen, (3) jene andere Hand abwärtsbewegen oder aufsteigen oder bleiben, wo sie ist?

Phase 4
(1) Wenn (2) Ihr Unbewusstes weiß, dass es zu geeigneten Zeiten im Tagesverlauf die innere Heilung, die Sie jetzt spüren, fortsetzen kann, und (1) wenn (2) Ihr Bewusstsein weiß, dass es kooperieren kann, indem es Ihnen hilft, diese Zeiten im Tagesverlauf zu erkennen, (3) werden Sie dann spüren, dass Sie erwachen?

Beispielfälle

Die im Folgenden beschriebenen Fälle veranschaulichen die Wirkung der grundlegenden Zugangsfragen bei der Arbeit mit einem Klienten, dem es schwerfällt, über sein Problem zu sprechen. Dies ist eine sehr wirksame Strategie, wenn man es mit Scham zu tun hat; wenn der Klient sich religiösen/kulturellen Einschränkungen verpflichtet fühlt; wenn seine kognitiven Funktionen beeinträchtigt sind; oder wenn er sich Sorgen darüber macht, was sich in seiner inneren Welt »verbergen« könnte.

Rossis Beispielfall: Erinnerung und sexuelle Belästigung

Ein sehr konservativer Firmenchef erschien zur Hypnotherapie, weil er herausfinden wollte, ob er vor über 25 Jahren seinen Sohn und seine

Tochter sexuell belästigt hatte. Beide hatten ihn wegen solcher Vorfälle verklagt. Er insistierte verärgert, er könne sich nicht daran erinnern, seine eigenen Kinder jemals sexuell belästigt zu haben. Nachdem ich (ELR) mit ihm darüber gesprochen hatte, dass unter Hypnose rekonstruierte Erinnerungen vor Gericht nicht als plausibel anerkannt würden, erklärte er, er wolle sich trotzdem einer hypnotischen Exploration unterziehen, und sei es nur aus Neugier. Er beschloss, in der bevorstehenden juristischen Auseinandersetzung nicht auf die Dinge zurückzugreifen, die in der Hypnose zutage träten. Weil er den Eindruck großer Dringlichkeit erweckte und ich vermutete, dass sich der Fall in einer einzigen Sitzung abschließen lasse, machte ich mich sofort an die Arbeit.

> [Phase 1] Wenn Ihr Unbewusstes über stichhaltige Informationen verfügt, die diese drängende Frage der sexuellen Belästigung Ihrer Kinder betrifft, werden diese Hände dann ein Ja signalisieren, indem sie sich aufeinander zubewegen, als zöge ein Magnet sie zueinander hin?

Nachdem der Klient fünf lange Minuten auf seine offenbar reglosen Hände gestarrt hatte, kam mir der Verdacht, dass wir zu einem ergebnislosen Fail-Safe-Resultat gelangen würden. Daraufhin versuchte ich rein gewohnheitsmäßig, die Situation in ein therapeutisches Double Bind zu verwandeln, indem ich hinzufügte:

> Oder werden diese Hände auseinandergetrieben, damit sie signalisieren, dass es keine verlässlichen Informationen für die Beantwortung dieser Frage gibt?

Paradoxerweise reagierte der Klient hierauf, indem er langsam die Augen schloss, während sich seine Hände zögerlich aufeinander zubewegten; dabei benutzte er die sehr feinen und leichten, aber schnellen vibrierenden Bewegungen, die so typisch für unwillkürliche Finger- und Handsignale sind (Rossi a. Cheek 1988). Sobald die Hände einander berührten, fuhr ich fort:

> [Phase 2] Wenn Ihr Unbewusstes weiß, dass es ... nur Ihnen ... die einfache Wahrheit und nur die Wahrheit offenbaren kann, wird sich dann eine dieser Hände langsam und ganz von selbst senken?

Daraufhin senkte sich eine Hand langsam, und dem Klienten kamen die Tränen. Als die Hand nach einigen Minuten schließlich seinen Oberschenkel erreichte, seufzte er tief und schluchzte still. Ich hatte keine Anhaltspunkte dafür, was er durchlebte, aber ich vermutete, seine anhaltende Verschwiegenheit sei für ihn erforderlich, um keinen

»Widerstand« aufkommen zu lassen, der sein Erleben leicht hätte zerstören können. Deshalb fuhr ich fort:

> [Phase 3] Und wenn Ihr Unbewusstes bereit ist zu erforschen, wie Sie jetzt mit der Situation fortfahren können ... wird dann jene andere Hand mehr oder weniger von selbst absinken, um zu signalisieren, dass Sie Ihre Möglichkeiten überprüfen, fair und adäquat mit Ihren persönlichen Problemen umzugehen?

Während sich die andere Hand senkte, gewann der Klient allmählich die Fassung wieder, sodass er sich, als die Hand seinen Oberschenkel erreichte, wieder gefangen hatte. Nach kurzem Innehalten fuhr ich fort:

> [Phase 4] Und wenn Sie merken, dass Sie mit der vollständigen Erinnerung an alles, was Sie über Ihre Situation wissen müssen, erwachen können, werden sich dann Ihre Augen öffnen und Sie völlig wach werden und Ihren Körper durch eine angenehme Dehnung reaktivieren?

Kurz darauf bewegte er seine Füße, dehnte sich, öffnete die Augen und berührte sich beiläufig an den Oberschenkeln, den Armen, am Gesicht und am Kopf, so wie es für einen Patienten in der Reorientierungsphase nach einem Trance-Erlebnis typisch ist, bevor er wieder völlig wach wird. Ohne jeden Anstoß meinerseits berichtete der Mann, er habe lange vergessene Erinnerungen daran wiederentdeckt, dass er auf einem Bett und im Haus mit seinen Kindern im Alter von 3–4 Jahren nackt gespielt habe und mit ihnen herumgetobt sei. Aus seiner Sicht sei das Spiel gewesen, keine sexuelle Belästigung.

Ob seine Kinder sich seiner Sicht dessen, was geschehen war, anschließen würden? Er fragte, ob er mit seinem Sohn und seiner Tochter zu einer familientherapeutischen Sitzung zu mir kommen könne, um sich mit dem Geschehen auseinanderzusetzen. Ich versicherte ihm, ich hielte das für eine ausgezeichnete Idee. Ich habe dann aber nie mehr etwas von ihm gehört.

Hills Beispielfall: »Nicht wissen« in einer Beziehung

Ein Klient kam wegen Beziehungsproblemen zur Therapie. Er hatte sich soeben »auf Probe« von seiner Partnerin getrennt, nachdem er mehrere Jahre lang mit ihr zusammen gewesen war, und er fühlte sich nicht in der Lage zu entscheiden, welchen Weg er einschlagen sollte. Er wollte wissen, ob er und seine Partnerin die gemeinsame Beziehung nach der plötzlichen Trennung noch würden retten können. Was auch immer letztlich geschehen würde, er wollte sichergehen, dass er alles zur Klärung dieser Sache Mögliche getan hätte.

Seine Sorgen bezogen sich alle auf das, was er nicht wusste. Ich fragte mich, ob er das Gefühl hatte, er wüsste, fürchte sich aber davor, sich bewusstzumachen, was er wirklich fühlte. In unserer dritten Sitzung schlug ich ihm eine Möglichkeit vor, zu diesem inneren Wissen in Verbindung zu treten. Daraufhin sagte er zwar, er habe für »diese Art von Dingen« grundsätzlich nichts übrig, erklärte sich dann aber doch bereit, es auf einen Versuch ankommen zu lassen.

Ich geleitete ihn durch den Vorbereitungsprozess, und er spürte ziemlich deutlich, dass eine seiner Hände schwerer war als die andere. Er sagte, er empfinde das als merkwürdig, bestätigte aber, dies weise klar darauf hin, dass etwas Ungewöhnliches im Gange sei, und er würde es gerne weiterverfolgen.

> [Phase 1] Wird sich, während Sie an Ihre Partnerin und an all die Dinge denken, die Sie nicht wissen, eine Ihrer Hände irgendwie bewegen, um zu zeigen, dass Sie gefahrlos erforschen können, was Sie innerlich wissen?

Daraufhin zuckten deutlich erkennbar die Finger seiner »schweren« Hand.

> ... Wunderbar ...

> [Phase 2] Und wird sich nun, während Sie jenes »... nicht wissen ...« erforschen, Ihre schwere Hand auf Ihren Oberschenkel senken?

Seine »schwere« Hand senkte sich langsam. Seine Augen hatten sich spontan geschlossen, und er wirkte, als sei er tief in seine innere Arbeit versunken. In den 10 bis 15 Sekunden, in denen seine Hand zu sinken begann, sagte er: »Das ist unheimlich!«, ließ dem Prozess aber seinen Lauf. Schließlich blieb seine Hand auf dem Oberschenkel liegen. Ein paar unterstützende Bemerkungen meinerseits und ein paar ermutigende Äußerungen der Überraschung waren das Einzige, was in den fast zwei Minuten, in denen seine Hand insgesamt gesunken war, gesprochen worden war.

> [Phase 3] Und wird nun, während Sie erforschen, was Sie wissen können, was Ihr Geist Ihnen mitteilen kann, Ihre andere Hand, die »nicht schwer« ist, auf Ihren Oberschenkel sinken?

Ziemlich bald wurde uns beiden klar, dass die Hand nicht sank, sondern sich erhob; darauf reagierte ich mit einem bestätigenden unvollständigen Satz.

> Ah ... sie bewegt sich aufwärts ... ganz von selbst ... und Sie arbeiten weiter ... ja ...

Schließlich kam die Hand auf seiner Schulter zur Ruhe. Zum ersten Mal seit unserer ersten Begegnung war sein Gesicht sehr entspannt und ruhig.

> [Phase 4] Und wenn Sie das Gefühl haben, dass Sie dieses Behagen zu passenden Zeiten im Laufe des Tages hervorrufen können, werden Sie feststellen, dass Sie die Augen öffnen, sich ein wenig dehnen oder etwas anderes tun, das zu tun Ihnen in diesem Moment als notwendig erscheint ...

Er brauchte nicht lange, um wieder auf mich und den Raum zu fokussieren. Er wiederholte, das Erlebte sei ihm unheimlich gewesen, und normalerweise sei er kein Freund solcher Dinge, aber diesmal habe ihm die Situation gefallen. Dann stellte er fest: »Ich weiß jetzt, was ich wissen muss.«

An dieser Stelle möchte ich darauf hinweisen, dass ich den Klienten nicht nach seinen Entdeckungen gefragt habe. Ich wollte ihn nicht in seinen Gedanken oder Gefühlen durch die Nötigung unterbrechen, mir zu erklären, was geschehen war. Ich wartete einfach auf seine Entscheidung darüber, was er als Nächstes tun wollte. Er beschloss, darüber zu reden, was er herausgefunden hatte: »Mir ist jetzt klar, dass ich nicht zu wissen brauche, was geschehen wird. Ich muss geschehen lassen, was geschehen wird, ohne Erwartungen daran zu knüpfen.« Ich arbeite immer noch mit diesem Klienten zusammen, und seine Beziehung befindet sich weiterhin in der Genesungsphase.

Rückblick

Wenn es dem Klienten gelingt, eine Verbindung zu seinem Inneren herzustellen, öffnet sich für ihn eine Tür zum Möglichen, und seine Problemlösungsfähigkeiten sowie die Geist-Körper-Heilung werden aktiviert. Aufgabe des Therapeuten ist es, dem Klienten zu helfen, diese Verbindung zu fördern, sich aber dann aus der Arbeit herauszuhalten, während der Klient durch Prozesse der Realisation, Auflösung und Wiederherstellung effektiv an der Lösung seiner Schwierigkeiten arbeitet. Alles, was ein Therapeut zum therapeutischen Erleben des Klienten beiträgt, zirkuliert in dynamischem Feedback, und dieses Feedback beeinflusst das gesamte komplexe System des Klienten. Die beste Möglichkeit, ihm zu einem positiven Erlebnis zu verhelfen, besteht darin, ihm zu *folgen* und *in Reaktion* auf ihn zu handeln. Responsivität ist nicht immer möglich, aber wenn der Therapeut sich fest vornimmt, sich responsiv zu verhalten, wird dies für ihn zur natürlichen Priorität.

Die in diesem Kapitel erläuterten sprachlichen Prinzipien sind aus dieser Intention hervorgegangen. In den vielen Jahren, in denen wir Mirroring Hands schon genutzt haben, sind uns diese sprachlichen Prinzipien zur zweiten Natur geworden, und wir fühlen uns bei ihrer Anwendung wohl; wir wissen aber andererseits aus Erfahrung, dass es nicht allen Therapeuten leichtfällt, sich diese Prinzipien zu eigen zu machen. Deshalb empfehlen wir Ihnen – so wie Sie es bei jeder neuen Fertigkeit tun sollten –, sich in der Anwendung der beschriebenen sprachlichen Prinzipien regelmäßig zu üben und sie zu überprüfen. Jeder Therapeut findet irgendwann seine Lieblingsformulierungen. Wir wissen und erwarten, dass dies im Laufe der Zeit geschieht und er dann in der Lage ist, die den Sprachprinzipien immanenten Intentionen zu übermitteln. Wie bereits erwähnt, hat Ihnen dieses Kapitel veranschaulicht, wie Therapeuten bei der Anwendung des Mirroring-Hands-Ansatzes mit der Sprache umgehen sollten, womit wir Ihnen dabei helfen wollen, irgendwann eine Vorstellung davon zu entwickeln, wie *Sie* persönlich sich sprachlich ausdrücken wollen.

Die beschriebenen vier Phasen sind für Mirroring Hands von grundlegender Bedeutung. Im nächsten Kapitel befassen wir uns mit dem hier beschriebenen vierphasigen Zyklus sowie mit anderen Grundrhythmen des Lebens, und gleichzeitig fahren wir fort, den Mirroring-Hands-Ansatz zu beschreiben, wobei wir ihn auch erweitern.

5 Die Rhythmen und Zyklen des Lebens in der Therapie

Die natürlichen Grundlagen von Mirroring Hands

ELR Alle zwei Stunden durchlaufen wir einen Aktivitätszyklus. In der Ruhephase – die circa 20 Minuten dauert – sinken wir in die Nähe des *Quantums*, der energetischen Veränderungen, im Einklang mit unserem intentionalen Rahmen der Förderung von Entwicklung und Transformation ... Leider gönnen wir uns in solchen Situationen in der heutigen Welt einen Schluck Kaffee; wir regen uns an, um der »realen Welt« zu genügen, obwohl diese Welt nichts weiter beinhaltet als die Schatten in Platos Höhlengleichnis ... (Plato 1968)

RH ... und das macht uns auf die Dauer verrückt! (Hill 2006)

ELR Genau ...

RH ... und die Menschen verwechseln die Schatten mit ihrer Essenz, obwohl sie in Wahrheit nur die Oberfläche dessen sind, was möglich ist.

ELR Wir überlassen unsere echten Möglichkeiten Platos »Puppenspielern«, die dann die Essenz unseres Lebens für uns manipulieren und leugnen, dass wir Zugang zu den wunderbaren natürlichen Dingen haben.

(Aus den Gesprächen von Rossi und Hill im Juni 2016)

Dieses Kapitel untersucht die natürlichen psychobiologischen Prozesse, die der Psychodynamik von Mirroring Hands zugrunde liegen. Zwei Bände von David Lloyd und Ernest Rossi herausgegebener internationaler wissenschaftlicher Untersuchungen liefern die biologische und mathematische Datengrundlage für diese Schlüsselkonzepte des Lebens und des Wohlbefindens, die dokumentieren, dass diese natürlichen Rhythmen und Zyklen für alle wirksamen Therapien von grundlegender Bedeutung sind (Lloyd a. Rossi 1992; Lloyd a. Rossi 2008). Die Rhythmen und Zyklen zu verstehen und sich in sie einzustimmen schafft eine Verbindung zwischen Therapeut und Klient und initiiert einen Austausch von Wahrheit. Darum geht es beim therapeutischen Bewusstseinszustand sowie bei der Kognition und beim Rapport in einer Therapie, die ihre Wirkung entfaltet, tatsächlich. Therapeut und

Klient lassen sich auf etwas ein, das natürlich ist und heilend wirkt und wozu beide Beteiligten Zugang haben. Wir beschreiben und erforschen im Folgenden:

- den 90 bis 120 Minuten dauernden grundlegenden Ruhe-Aktivitäts-Zyklus (BRAC, siehe unten), auf dem der ultradiane Rhythmus basiert
- den vierphasigen kreativen Zyklus, den Ernest Rossi erstmals in den Jahren 1967 und 1968 als Grundlage der humanistischen Psychotherapie beschrieben hat (Rossi 1967, S. 139–154; Rossi 1968, S. 16–28.) und der im Laufe der Menschheitsgeschichte in vielen autobiografischen Darstellungen von Gelehrten, Wissenschaftlern, Mathematikern, Künstlern und Philosophen unabhängig voneinander beschrieben wurde.

Der ultradiane Rhythmus: Der natürliche 90 bis 120 Minuten dauernde Zyklus von Ruhe und Aktivität

Wenn Erickson therapeutisch arbeitete, überschritten seine Sitzungen oft die allgemein übliche Sitzungsdauer von einer Stunde. Auf die Frage, warum er dies geschehen lasse, antwortete er, ihm scheine, dass es einfach so lange dauere, etwas zu Ende zu bringen (Erickson 2015). Weil Ericksons Fokus auf den Klienten gerichtet war, arbeitete er so lange, bis der Klient durch einen implizit motivierten Hinweis zu erkennen gab, dass er in der laufenden Sitzung genug getan hatte. Dieser Hinweis konnte in einer Körperbewegung, einem tiefen Seufzer oder einer Veränderung des Fokus bzw. der Aufmerksamkeit bestehen – etwa darin, dass der Klient seinen Blick vom Therapeuten abwandte oder auf den Boden schaute. Das Signal variierte, aber die Botschaft war immer klar: Der Klient hatte seine Arbeit in der betreffenden Situation zum Abschluss gebracht. Diese Veränderung trat in der Regel nach 90 bis 120 Minuten ein.

Eine Literaturrecherche, durch die wir dieses Phänomen klären wollten, führte uns zur Arbeit des Schlafforschers Nathaniel Kleitman. Er entdeckte, dass es in der Nacht einen klar erkennbaren Zyklus behavioraler und kognitiver Aktivität gibt. Seiner Beschreibung zufolge handelt es sich um einen 90 bis 120 Minuten dauernden Zyklus, den er Basic Rest-Activity Cycle (BRAC – »Grundlegender Ruhe-Aktivitäts-Zyklus«) (Kleitman 1957, S. 354–359; Kleitman 1982, S. 311–317) nannte. Die Phasen des Schlafs vom frühen Tiefschlaf bis zum Träumen (REM-Schlaf) treten in einem einzigen BRAC auf und summieren sich zu einem nächtlichen Rhythmus, der vier oder fünf BRACs umfasst. Weitere Untersuchungen ergaben, dass dieser Rhythmus auch tagsüber bestehen bleibt. Dann erzeugt der erste Teil des BRAC schnellere Gehirnwellenaktivität, weshalb wir uns wacher und fokussierter fühlen. In der zweiten Hälfte des Zyklus werden die Gehirnwellen langsamer, die Wachheit nimmt ab, und in den letzten 20 Minuten fühlen wir uns ruhiger und manchmal sogar schläfrig, während sich unser System auf den Energieanstieg im nächsten BRAC vorbereitet.

Wir nennen diese zyklische Bewegung im Verlauf von 24 Stunden einen »ultradianen Rhythmus« (Rossi a. Nimmons 1991, dt. 1993). »Ultradian« bedeutet nichts weiter, als dass es sich um eine Zeitspanne handelt, die kürzer als ein Tag ist. Ein Rhythmus ist ein sich wiederholender Zyklus. Es gibt in unserem Leben auch noch andere Rhythmen. Unser Tagesrhythmus wird »zirkadianer Rhythmus« genannt, und es handelt sich dabei um Wiederholungen, die sich über 24 Stunden erstrecken. Natürlich gibt es auch Rhythmen, die kürzer sind als 90 bis 120 Minuten, beispielsweise den Rhythmus des Herzschlags und den des Lidschlagreflexes. Aber der 90-bis-120-Minuten-Rhythmus ist für das menschliche Verhalten am wichtigsten, weil er unsere mentale Aktivität betrifft. Jeder Zyklus im ultradianen Rhythmus weist einzigartige Variationen auf, die zu den natürlichen Veränderungen des Energieflusses innerhalb von 24 Stunden in Beziehung stehen.

Es ist nicht schwer, Ausdrucksformen des 90 bis 120 Minuten umfassenden ultradianen Rhythmus im Alltagsleben zu finden. Filme dauern gewöhnlich zwischen 90 und 120 Minuten. Viele Mannschaftssportarten erfordern eine Zeitspanne vom 90 Minuten mit einer Halbzeitpause, und auch in Fällen, in denen diese Zeitspanne keine Rolle spielt, gibt es einen ultradianen Rhythmus.[16] Cricket wird oft über fünf Tage gespielt und in Spielphasen von 120 Minuten unterteilt. Man kann die Taktiken des Captains so deuten, als nutze er Ebbe und Flut des ultradianen Rhythmus im Tagesverlauf. Baseball, ein Spiel, das sich über neun Innings erstreckt, dauert im Durchschnitt dreieinhalb Stunden; aber einige Taktiker sagen, das fünfte Inning sei das wichtigste und könne das ganze Spiel entscheiden. Einer der Gründe dafür ist,

16 Tuckey (2017) zeigt, dass 90 Minuten plus 15 Minuten als Halbzeitpause üblich sind.

dass der Pitcher oft nach etwa 100 bis 120 Minuten müde wird (Bell 2012, S. 115). Auch Mahlzeiten orientieren sich am ultradianen Rhythmus, und wir werden uns in Kürze noch eingehender damit befassen. Das tägliche Energieniveau schwankt im ultradianen Rhythmus. In einer Psychotherapiesitzung ist es wichtig, auf dieses Auf und Ab des Energieflusses zu achten und es bei der Arbeit zu berücksichtigen. Der ultradiane Rhythmus beginnt mit einem Anstieg zu einer Hochphase mentaler Aktivität, der ein Abstieg zu einer Niedrigphase folgt, die eine Zeit mentaler Ruhe einschließt. Bei der Mirroring-Hands-Arbeit muss der Therapeut auf das Fluktuieren der Energie und die daraus resultierenden Veränderungen im Therapieprozess achten und darauf reagieren, während der Klient sich im Einklang mit seinem ultradianen Rhythmus verhält.

Die ultradiane Heilungsreaktion

Abbildung 5.1 veranschaulicht das An- und Abschwellen von Energie und Aktivität während des BRAC und wie sich daraus der ultradiane Rhythmus ergibt. Die 20 Minuten dauernde Ruhephase am Ende des BRAC ist eine Phase geringer mentaler Aktivität und oft die beste Zeit für ein Nickerchen oder für natürliche Formen von Meditation, Gebet, tiefer Selbstreflexion und ganzheitlicher Heilung. Diese Zeitspanne ist im Alltagsleben sehr wichtig, und wir nennen sie »ultradiane Heilungsreaktion« (Rossi a. Nimmons 1991). Es entspricht unserer Natur, alle paar Stunden eine Pause einzulegen oder unsere Aktivität zu verändern, um optimal zu lernen, uns der Reflexion zu widmen und es unserer Psychoneurobiologie zu ermöglichen, die positiven Auswirkungen kürzlicher Erlebnisse zu integrieren. Ignorieren wir diese natürlichen Zeitpunkte für Pausen, stören wir Prozesse der Neuroplastizität, die sowohl für Lernen und Gedächtnis als auch für die Adaptation – die Integration neu entstandener Ideen und Realisationen – wichtig sind. Die Plastizität des Gehirns basiert auf einem komplexen Konglomerat impliziter biochemischer Prozesse, welche *die Genexpresion zwecks Proteinsynthese einschließen,* die Bausteine für neue neuronale Verbindungen produziert (Rosenberg et al. 2014). Glücklicherweise brauchen wir alle diese Prozesse nicht bewusst zu erleben. Es reicht völlig, wenn wir dem natürlichen Ruf folgen, ungefähr alle zwei Stunden – oder zumindest so oft, wie wir können – 10 bis 20 Minuten lang eine Zeitspanne zu genießen, die der ultradianen Heilungsreaktion gewidmet ist.

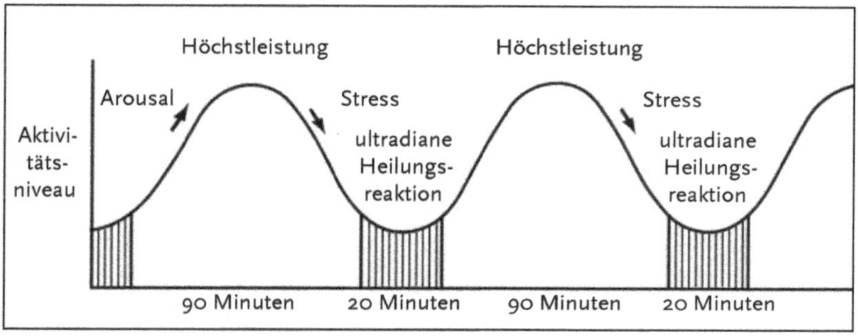

Abb. 5.1: Die ultradiane Heilungsreaktion

Verschiedene Indikatoren zeigen an, wenn Klienten in diese Phase der Pause und Reflexion eintreten. Manchmal ist zu erkennen, dass ihre Aufmerksamkeit abnimmt oder sie nicht mehr so fokussiert sind wie vorher. Vielleicht schauen sie auch weg, blinzeln ein wenig oder verändern ihre Körperhaltung. Bei der Mirroring-Hands-Arbeit zeigt ein Klient manchmal den Eintritt in die ultradiane Heilungsreaktion dadurch an, dass sich sein Gesicht und sein Körper entspannen. Manchmal spricht er dann ruhig über das Erlebte oder wird in einem Zustand innerer Reflexion sehr ruhig. Die Verringerung von Energie, Lebhaftigkeit und Stress zeigt dem Therapeuten, dass der Klient alles an aktiver Arbeit getan hat, was er momentan tun konnte. Der Therapeut braucht dann beim Klienten nur die Rückkehr zum Gewahrsein in der Gegenwart zu fördern; oder er ermöglicht ihm, den stillen, erholsamen, heilenden Raum zu genießen, den er in sich selbst geöffnet hat.

Das ultradiane Stresssyndrom

Ignorieren Klienten oder Therapeuten ihr natürliches Bedürfnis nach Ruhe und Erholung ständig, fallen sie dem *ultradianen Stresssyndrom* anheim. Die Unterbrechung und Störung der natürlichen Heilungsprozesse (wie sie in Zuständen der Ruhe und Erholung zum Ausdruck kommen) kann zu psychosomatischen Symptomen und zur Entwicklung einer affektiven Störung wie Depression oder Angst führen. Wir laufen heutzutage in der Welt durch permanenten Druck Gefahr, die ultradiane Pause zu ignorieren. Mittlerweile ist es in der Wirtschaft und sogar in Schulen üblich, Mahlzeiten und andere Pausen zu überschlagen und im unablässigen Streben nach Erfolg ständig angeregt und voller Energie zu bleiben.[17] Es gibt heute eine neue starke äußere Ablenkung in Form von Aktivitäten in Online-Foren und »sozialen Medien«. Merkwürdigerweise empfiehlt die Unternehmenskultur neuerdings einen sogenannten Powernap, einen gezielten Kurzschlaf. Dies mag zwar eine intuitive Reaktion auf den ultradianen Rhythmus sein, ist aber andererseits eine etwas verzweifelte Kompensation für die ständigen Unterbrechungen und Störungen der ultradianen Zyklen sowohl tagsüber als auch nachts (Weir 2016, S. 48). Die moderne Gesellschaft leidet unter Schlafmangel und sucht nach Möglichkeiten, sich vom Dauerstress, den täglich auf den Menschen lastenden Erwartungen und Anforderungen in Schule, Beruf, Familie oder sogar bei geselligen Veranstaltungen zu erholen (Andersen a. Tufik 2015). Natürlich ist ein Powernap besser als gar nichts.

Das heutige starke Interesse an der Achtsamkeit ist angesichts der Getriebenheit, mit der wir uns fast alle konfrontiert sehen, kaum verwunderlich. Wert und positive Wirkung der Achtsamkeit sind gut erforscht (Davis a. Hayes 2011, S. 198–208), aber es gibt kaum Untersuchungen über die Beziehung zwischen Achtsamkeit und der ultradianen Pause. Wie der ultradiane Rhythmus ist die Achtsamkeit eine natürliche emergente Aktivität, die sich zu einer impliziten Qualität der Gesundheit und des Wohlbefindens von Menschen entwickelt hat. Achtsamkeit ist wahrscheinlich als förderliche Aktivität in Verbindung mit der ultradianen Heilungsreaktion entstanden. Diese Reaktion war für uns alle sehr lange eine natürliche Möglichkeit, bis zu sieben oder acht Mal tagsüber und vier oder fünf Mal nachts eine Veränderung oder Pause zu erleben

Wir möchten Ihnen an dieser Stelle empfehlen, sich auf ein natürliches tägliches Erlebnis einzulassen, das möglicherweise erklärt, warum Achtsamkeit, Meditation und Kontemplation zu für unser Wohlbefinden wichtigen Aktivitäten geworden sind. Am Abend jedes Tages, wenn das Tageslicht abnimmt, signalisiert der Sonnenuntergang, dass es an der Zeit ist, die Arbeit zu beenden; eine verwunder-

17 Der folgende Artikel aus dem National Public Radio enthält die Aussage, dass sich nur einer von fünf arbeitenden Amerikanern während der Essenspausen von seinem Schreibtisch entfernt: http://www.npr.org/sections/thesalt/2015/03/05/390726886/were-not-taking-enough-lunch-breaks-why-thats-bad-for-business [22.12.2020].

liche, spektakuläre und numinose Vision taucht am Horizont auf und erzeugt eine erhabene Stimmung, die persönliche Probleme in den Hintergrund treten lässt. Weicht das Tageslicht der Dunkelheit, ist dies eine Gelegenheit, über die Aktivitäten am betreffenden Tag nachzudenken, miteinander zu reden, zu essen, Geschichten zu erzählen und das Erlebte zu erforschen, um daraus zu lernen und seinen Sinn und Zweck zu verstehen. Der Sonnenuntergang hat den Menschen während der gesamten Zeit der Entwicklung unserer Spezies zumindest einmal am Tag Gelegenheit gegeben, eine natürliche ultradiane Heilungsreaktion zu erleben. Unglücklicherweise hat unsere moderne, ständig unter Zeitdruck leidende, ständig hastende und inzwischen zudem noch durch alle möglichen elektronischen Geräte abgelenkte Gesellschaft das Aufkommen von ultradianem Stress verstärkt. Klienten darüber zu informieren, wie sie im Einklang mit ihren natürlichen ultradianen Rhythmen leben können, und ihnen dabei zu helfen, dies auch tatsächlich zu tun, ist für das Wohlbefinden enorm wichtig. Die ultradiane Heilungsreaktion zu nutzen, auch wenn das nur einige Male am Tag möglich ist, indem man eine der bereits vorher empfohlenen Formen dazu nutzt – natürlich unter Einschluss von Mirroring Hands –, ist für Klienten eine wunderbare und einfache Möglichkeit, ultradianen Stress zu verringern und vom regelmäßigen Umgang mit ihrer natürlichen Problemlösungsfähigkeit und ihrer Geist-Körper-Heilung zu profitieren.

In der therapeutischen Praxis

Leider müssen wir uns nun damit auseinandersetzen, dass die übliche »50-Minuten-Therapiesitzung« nicht dem 90–120 Minuten dauernden ultradianen Rhythmus entspricht. Sicher hat jeder Therapeut schon einmal die Erfahrung gemacht, dass sich ein Klient plötzlich zu öffnen beginnt, wenn er, der Therapeut, ihn zur Tür begleitet. Wir haben dann in der Regel nichts weiter anzubieten als die nächste Sitzung in einer Woche. Haben Sie schon einmal erlebt, was passiert, wenn Sie als Therapeut – wie Erickson es zu tun pflegte – über die »Stunde« hinaus weiterarbeiteten? Dass der Klient dann nicht nur glücklich war, weil er fortfahren konnte, sondern auch wichtige Fortschritte machte? Beide Autoren dieses Buches haben die Erfahrung gemacht, dass die produktivste und effektivste Arbeit manchmal in der Zeit zwischen der 65. und 80. Minute stattfindet. Gesteht man dem Klienten dann noch weitere zehn bis 15 Minuten zu, damit er eine Phase der Stille oder eine kurze Pause erleben kann, ist es ihm möglich, einen Zyklus seines ultradianen Rhythmus zum Abschluss zu bringen. Manche Klienten widmen sich der abschließenden Phase stiller Kontemplation während ihrer Fahrt nach Hause. Kürzlich erklärte ein Klient am Ende der Therapiesitzung einmal, er wolle einen langen Spaziergang machen. Ein anderer teilte in einer SMS mit, er habe die Sitzung sehr genossen, doch zu Hause angekommen, habe ihn ein unbezwingbares Schlafbedürfnis befallen. Beide Klienten widmeten sich in ihren ungewohnten Reaktionen der ultradianen Heilungsreaktion, die sich bei ihnen ganz natürlich manifestierte, die aber oft ignoriert oder überspielt wird.

Wenn es Ihnen nicht möglich ist, eine Therapiesitzung zu verlängern, empfehlen wir, etwas zu sagen, womit Sie zumindest anerkennen, dass sich der Klient in einem »unabgeschlossenen« Zustand befindet. Es kann nützlich sein, Klienten in solchen Fällen eine Aufgabe oder ein Thema für die Kontemplation ans Herz zu legen. Das ist nicht als »Hausaufgabe« zu verstehen, sondern als Möglichkeit, die Verbindung zum laufenden eigenen Prozess aufrechtzuerhalten, den Klienten auf irgendeine Weise fokussiert zu halten und es ihm zu ermöglichen, mit der Arbeit fortzufahren, ohne dass er das Gefühl bekommt, dass die Sitzung abrupt beendet wurde. Beispielsweise könnte der Therapeut sagen:

> Ich sehe/höre, dass Sie plötzlich auf wundervolle Gedanken und Gefühle gestoßen sind, die Sie mir mitteilen möchten; aber leider muss ich unsere Sitzung jetzt beenden. Vielleicht können Sie sich ein wenig Zeit nehmen, bevor Sie nach Hause aufbrechen, und diese Dinge aufschreiben oder sie mit dem Stimmrecorder Ihres Handys aufzeichnen. In jedem Fall ist es sehr nützlich, wenn Sie Gedanken, die Ihnen zwischen den Sitzungen durch den Kopf gehen, in ein Tagebuch schreiben. Wir können uns dann in der nächsten Sitzung damit befassen, und Sie können sich auch selbst damit beschäftigen, wenn Sie ein wenig Zeit und Ruhe finden. Vielleicht erzählen Sie mir gleich zu Beginn der nächsten Sitzung etwas über die faszinierenden Dinge, die Ihnen durch den Sinn gegangen sind, nachdem Sie sich Ihre Gedanken noch einmal angehört oder sie nachgelesen haben.

Natürlich hängt der genaue Verlauf eines solchen Dialogs vom Klienten ab. Das Entscheidende, worauf wir hinweisen wollen, ist, dass Sie und der Klient, wenn Sie zum ultradianen Rhythmus in Kontakt treten, sowohl in den Therapiesitzungen als auch in der Zeit zwischen ihnen einen natürlichen Fluss mentaler Energie in Bewegung setzen. Zwischen den Sitzungen hat der Klient die Möglichkeit, die ultradiane Heilungsreaktion mehrmals täglich zu nutzen. Findet dann nach einer Woche die nächste Sitzung statt, konnte er in der Zwischenzeit viele Male eine Pause einlegen, bewusst oder unbewusst, um natürliche implizite, sich selbst organisierende Problemlösungsprozesse zu initiieren.

Das Zusammenwirken von Systemen und Zyklen

Auf den ultradianen Rhythmus zu achten, sich auf ihn einzustimmen und sich darauf einzulassen, was die mehrmalige tägliche Nutzung der ultradianen Heilungsreaktion einschließt, ist der Idealfall; aber mentale Prozesse sind nicht die einzige Möglichkeit der Einstimmung auf den ultradianen Rhythmus. Kleitmans ursprüngliche Untersuchungen bezogen sich auf ultradiane Rhythmen während des Schlafs. Leidet ein Klient unter Schlafstörungen – was bei vielen, die zur Therapie kommen, der Fall ist –, kann die Konzentration auf die Verbesserung des Schlafs mithilfe von Methoden zur Förderung der Schlafhygiene die positive Wirkung ihres täglichen ultradianen Rhythmus optimieren.[18] Eine weitere mit dem 90 bis 120 Minuten umfassenden ultradianen Rhythmus im Einklang stehende Aktivität, die wir schon früher erwähnt haben, ist die Nahrungsaufnahme, und damit meinen wir hier konkret die Mahlzeiten und die Essgewohnheiten. Sich hungrig zu fühlen und etwas zu essen ist die erlebensbezogene Emergenz unseres impliziten, sich selbst organisierenden Ernährungssystems, das mit unserem ultradianen Rhythmus verbunden ist. Gewöhnlich liegen zwischen Mahlzeiten zwei ultradiane Zyklen. Die Verdauung ist ein komplexer biologischer Vorgang, aber im Prinzip verdauen wir im Laufe eines ultradianen Zyklus, speichern überschüssige Nahrung und nutzen bereits existierendes adipöses Gewebe (Fettzellen) für den zweiten ultradianen Zyklus, sobald wir uns wieder hungrig fühlen.[19]

---

18 Eine gute Website mit ausführlichen Informationen über den Schlaf ist: http://www.sleephealthfoundation.org.au/fact-sheets-a-z/187-good-sleephabits.html [22.12.2020]. Siehe auch: https://www.betterhealth.vic.gov.au/health/conditionsandtreatments/sleep-hygiene [22.12.2020].

19 Die beiden im Folgenden genannten Artikel von Kerry Grens in *The Scientist* untersuchen natürliche Essmuster und Esszeiten und später auftretende Probleme: Feeding time (1. Februar 2013). http://www.the-scientist.com/?articles.view/articleNo/34153/title/Feeding-Time/; Out of sync. http://www.the-scientist.com/?articles.view/articleNo/37269/title/Out-of-Sync/ [22.12.2020].

Mahlzeiten sind im Idealfall mit sozialem Austausch, Geschichtenerzählen, Lachen und den Freuden des Schmeckens, Riechens und Berührens verbunden (Reese 2013).

Klienten zu empfehlen, ihre Mahlzeiten für eine Pause zu nutzen und sie zu einer Zeit sozialen Austauschs zu machen, ist eine weitere Möglichkeit, ihren natürlichen ultradianen Rhythmus zu stärken. Wahrscheinlich sind an diesem Zusammenwirken noch viele andere Systeme beteiligt, weil das Hungergefühl durch Veränderungen im endokrinen System, in der Neurobiologie, der Energieproduktion und anderen Bereichen entsteht (Conger 2008). Dieses Zusammenwirken vieler verschiedener Systeme erklärt teilweise, warum manche Symptome, die sich auf die psychische und affektive Gesundheit beziehen, in Form von Verdauungsstörungen, Schlafstörungen, einer Dysfunktion des Immunsystems oder des endokrinen Systems zutage treten können. Wir können das, was in unserem Kopf geschieht, und die Vorgänge in unserem Körper nicht voneinander trennen. Alles Lebendige ist miteinander verbunden. Störungen im Bereich anderer 90 bis 120 Minuten dauernder ultradianer Rhythmen aufzulösen kann der Effektivität einer Therapie zugutekommen.

Die vier Phasen des kreativen Zyklus

Der ultradiane Rhythmus ist eine emergente Eigenschaft biologischer und mentaler Funktionen. Der vierphasige kreative Zyklus ist keine spezifische Funktion, sondern ein grundlegendes Organisationsprinzip, das alle kreativen Prozesse betrifft. Kreativität beinhaltet letztlich die Nutzung des im gegenwärtigen Augenblick Verfügbaren, womit im nächsten Augenblick etwas Neues oder etwas Zusätzliches geschaffen werden kann. Mit Kreativität ist ein Gefühl persönlichen Engagements und der Selbstrelevanz verbunden: die Fähigkeit, die Welt auf neue Arten wahrzunehmen, Muster zu entdecken und Verbindungen zwischen scheinbar nicht miteinander verbundenen Phänomenen herzustellen, um etwas zu erzeugen, das vorher nicht existierte. Der vierphasige kreative Zyklus ist ein universelles Muster, das kreativer Aktivität zugrunde liegt und in fast allem erkennbar ist, beginnend mit der *Stimulation der Genexpression* bis zur Emergenz des Universums. Im menschlichen Erleben manifestieren sich die vier Phasen des kreativen Zyklus wie folgt (Rossi 2005, S. 4–11):

1) *Phase 1: Information:* Sammeln von Informationen und Daten: Worum geht es bei alldem?
2) *Phase 2: Inkubation:* herausfinden, worum es bei dem Problem wirklich geht: Wie betrifft mich das? Was bedeutet es für mich?
3) *Phase 3: Durchbruch und Illumination:* ein Erkenntnisblitz, eine Auflösung oder Offenbarung (ein Aha-Erlebnis), gefolgt von einer expansiven und kreativen Reaktion auf Veränderung: Die Dinge ergeben jetzt einen Sinn, und ich kann in meinem Leben etwas Besseres schaffen!
4) *Phase 4: Verifikation:* Das gesamte Erlebnis wird still rekapituliert und erwogen, und die positiven Auswirkungen werden in das Alltagsleben integriert: Ich verstehe, schätze und akzeptiere, was ich gelernt habe.

Wir werden dies nun ein wenig ausführlicher erläutern.

Phase 1: Information

Wenn wir etwas Neuem begegnen, müssen wir es zunächst prüfen – wir müssen feststellen, worum es sich handelt, woraus es besteht und wie unsere Sinne darauf reagieren –, und wir müssen eine Antwort auf die Frage »Was haben wir da vor uns?« finden. Man könnte diesen Vorgang auch als Vorbereitungsphase bezeichnen, in der wir das Problem, das Bedürfnis oder den Wunsch identifizieren und so viele Informationen wie möglich sammeln, sowohl bereits bekannte als auch neue, die uns vielleicht helfen, nicht nur die Situation zu verstehen, sondern sie später auch aufzulösen oder zu verbessern.

Phase 2: Inkubation

Information allein reicht jedoch nicht aus. Wenn wir herausfinden wollen, was Bedeutung und Sinn der neuen Information sein könnte, müssen wir tiefer graben. Oft müssen wir einen Schritt vom Problem zurücktreten, uns der Kontemplation widmen und die Schwierigkeit durcharbeiten. Die Inkubation kann Minuten, aber auch Wochen oder sogar Jahre dauern, insbesondere wenn eine Form von Dissoziation vorliegt oder die Auseinandersetzung mit der Information vermieden wird, so wie es bei Traumata der Fall sein kann. Die Fragen in Phase 2 lauten: *In welcher Beziehung steht diese Situation oder dieses Problem zu mir? Wie trete ich dazu in Kontakt? Was verstehe ich nicht? Was weiß ich nicht? Was will ich nicht wissen oder verstehen?* In dieser Phase wird darum gerungen, dem neuen Erlebnis einen Sinn abzugewinnen und herauszufinden, was man damit anfangen kann. Dies kann eine sehr große Herausforderung und eine gewaltige Konfrontation sein und wird manchmal mit der »dunklen Nacht der Seele« verglichen.

Phase 3: Durchbruch und Illumination

Der Durchbruch erfolgt meist plötzlich und schnell. Es kann sich um eine Einsicht, eine überraschende Erkenntnis, das Verschwinden einer Barriere oder eine abrupte Veränderung der Wahrnehmung handeln, und in jedem Fall kommt es zu einem Ausbruch von Begeisterung und zu einer Befreiung. Die Intensität des Durchbruchs variiert in Abhängigkeit vom Kontext und von den involvierten Personen.

Dem Durchbruch folgt eine Periode der Kreativität, des Feierns, der Erleichterung, der Offenheit, des Sicheinlassens auf andere, und von Ideen, durch die neue Pläne, Hoffnungen und Erwartungen entstehen. Diese Phase tritt plötzlich ein, sie weitet sich rasch aus, und sie spiegelt, inwieweit der Durchbruch in der betreffenden Person eine Veränderung herbeigeführt hat. Phase 3 zollt der Einsicht Anerkennung, zu der es anlässlich des Durchbruchs gekommen ist, sie würdigt und nutzt sie und ermöglicht dadurch eine Veränderung zum Positiven und eine Entwicklung. Nach einer anfänglichen energetischen Aktivierung in Reaktion auf den Durchbruch ebbt die Energie allmählich wieder ab in Richtung Entspannung, Beruhigung und eines befriedigenden Gefühls der Linderung, Auflösung und Erneuerung.

Phase 4: Verifikation

In dieser stillen Zeit wird über das Erlebte und Gelernte sowie über einen neuen Rahmen des Seins reflektiert, hauptsächlich zu dem Zweck, Wert und Nutzen des Durchbruchs und des Ansturms mentaler Aktivität in Phase 3 zu verifizieren. Es geht darum, darüber nachzudenken, wie sich diese neuen Offenbarungen, Realisationen und Auflösungen in das Alltagsleben einbeziehen lassen. Auf der impliziten Ebene wird der neue Geisteszustand mithilfe verschiedener biologischer Enkodierungsprozesse transformativ in unser Sein integriert. Neue Erinnerungen und neue neuronale Verbindungen können aufgrund der Plastizität des Gehirns enkodiert werden; endokrine Aktivitäten und Reaktionen des Immunsystems initiieren die natürliche Geist-Körper-Heilung, und biomolekulare Veränderungen in der DNS sowie epigenetische Veränderungen organisieren sich selbst so, dass der neue Zustand gespiegelt wird. Wir werden buchstäblich zu einem neuen Wesen. Diese Integrationen finden im Schlaf und während zukünftiger ultradianer Heilungsreaktionen täglich statt.

Zeitlosigkeit, Entrainment und Stagnationsphasen

Der vierphasige kreative Zyklus lässt sich auf die unterschiedlichen zeitlichen Gegebenheiten sämtlicher kreativer Prozesse abstimmen. Im Evolutionsverlauf können die vier Phasen auch in der Erdgeschichte zum Ausdruck kommen. Im ultradianen Rhythmus manifestieren sie sich im Laufe des 90 bis 120 Minuten dauernden Zyklus. Deshalb unterscheiden wir auch beim Mirroring-Hands-Prozess ganz bewusst vier Phasen. Es wäre närrisch, dieses grundlegende Prinzip der sich selbst organisierenden Lebensprozesse zu ignorieren oder zu übersehen. Wir erwarten, dass Sie in der Lage sein werden, die vier Phasen in jeder von Ihnen bevorzugten Art therapeutischer Aktivität zu erkennen.

Weil die vier Phasen zeitlich nicht begrenzt sind, können Klienten sich in jeder von ihnen verfangen. Viele Klienten kommen zur Therapie, weil sie seit Jahren in Phase 1 oder 2 festsitzen. Meist befinden sie sich in Phase 2 und wünschen sich, in die nächste Phase zu wechseln. In den letzten Jahren haben wir festgestellt, dass viele Menschen eine Art Abhängigkeit von Phase 1 entwickelt haben – neu, neu, neu! – und dass ihnen fast jede Motivation oder Neigung fehlt herauszufinden, was Sinn und Zweck ihres Tuns für sie persönlich sein könnte. Dies führt zu einer Verflachung des Charakters infolge von Widerstand gegen persönliche Weiterentwicklung und zu einem verstärkten Gefühl der Isolation und Beziehungslosigkeit, während die Betroffenen in der Ablenkung der Außenwelt gefangen sind (hiermit werden wir uns in Kapitel 9 gründlicher beschäftigen). Mirroring Hands eignet sich ausgezeichnet dafür, Klienten zu helfen, sich aus einem Zustand der Stagnation zu befreien, weil wir dabei aktiv auf ihre natürlichen Rhythmen und Zyklen einwirken. Das Wichtigste ist, daran zu denken, dass Klienten, wenn sie zu ihren natürlichen Problemlösungsfähigkeiten und ihrer Geist-Körper-Heilung in Kontakt treten, sich an einem Ort befinden, an dem sie *in der Lage sind*, mit dem Durcharbeiten der vier Phasen ihres kreativen Prozesses im Einklang mit ihrem ultradianen Rhythmus und ihren ultradianen Heilungsreaktionen fortzufahren.

Ein wenig Geschichte

Auf kreative Zyklen wird in der Literatur schon in den 4500 Jahre alten ägyptischen Pyramidentexten verwiesen (van den Dungen 2016). Der deutsche Philosoph und Arzt Hermann von Helmholtz beschrieb im Jahre 1896 in seinen *Vorträgen und Reden (*Helmholtz 1896) drei Phasen der Kreativität. Den Mathematiker Henri Poincaré faszinierte die Entdeckung, dass ihm, wenn er sich mit einer Thematik befasst hatte und er dann aufhörte, darüber nachzudenken, oft eine Erkenntnis kam. Er beschrieb den Prozess der nichtbewussten Inkubation von Ideen und der anschließenden Denkphasen in seinem Essay *Wissenschaft und Methode* aus dem Jahre 1914 (Poincaré 1914/2003, Original: *Science et méthode* 1908, S. 85–94). Die genannten Schriften bildeten die Grundlage für das Denken von Graham Wallas, der im Jahre 1926 in seinem wegweisenden Buch *The Art of Thought* vier Phasen der Kontrolle beschrieb (Wallas 1926). Das von Wallas vorgestellte Modell war über ein Jahrhundert lang tonangebend, und der vierphasige kreative Zyklus wurde in vielen Bereichen aufgegriffen und adaptiert. Offensichtlich ist er in David Kolbs erlebensbasiertem Lernzyklus (Kolb et al. 2000, S. 227–248), Golemans und Boyatzis' Theorie der intentionalen Veränderung (Boyatzis 2006, S. 607–623) und Scharmers *Theory U (*Scharmer 2016) wiederzuerkennen. Ernest Rossi sah diese vier Phasen auch als in Joseph Campbells Idee der Heldenreise gegenwärtig (Campbell 2014). Campbell beschreibt 17 Elemente des »Monomythos« und gruppiert sie in drei Phasen, die das natürliche Organisationsprinzip des vierphasigen kreativen Zyklus spiegeln. Ganz gleich, ob es um eine menschliche Problemlösungsaktivität, um die Bewegungen eines Wurms oder um etwas Lebloses wie die Entwicklung der Fließmuster von Regenwasser geht, die vier Phasen sind überall zu finden.

Die vier Phasen in bildlichen Darstellungen

Wie wir bereits dargelegt haben, ist die Fähigkeit zu erkennen, wo im vierphasigen kreativen Zyklus sich ein Klient befindet, für einen Therapeuten von zentraler Bedeutung, weil sie ihm hilft, sich intensiver mit dem aktuellen Erleben des Klienten zu befassen und zu verstehen, wie er den natürlichen Prozess des Klienten am besten fördern kann. Außerdem kann er diese Fähigkeit nutzen, um seinen eigenen mentalen Zustand und seine Fortschritte besser zu verstehen. Auch das therapeutische Geschehen selbst durchläuft die vier Phasen. Den Verlauf der einzelnen Phasen zu verfolgen ist für den Therapeuten schwierig, aber unverzichtbar, wenn er beim Klienten die Nutzung der natürlichen Problemlösungs- und Geist-Körper-Heilungsfähigkeiten fördern will.

Die folgenden Abbildungen (5.2–5.4) zeigen den vierphasigen kreativen Zyklus aus verschiedenen Perspektiven und in Beziehung zu unterschiedlichen Erlebnissen. Dies soll Ihnen zu verstehen helfen, wie sich die vier Phasen auf die kreativen Prozesse im Leben auswirken.

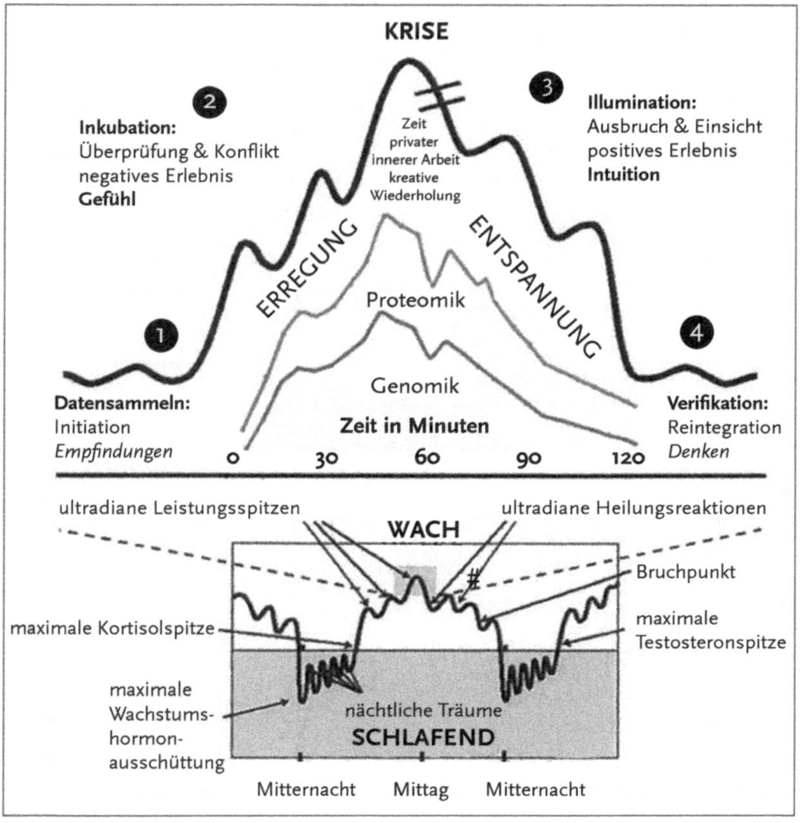

Abb. 5.2: Die vier Phasen und der ultradiane Rhythmus

Abbildung 5.2 ist ELRs Darstellung der Integration der vier Phasen und des ultradianen Rhythmus. Der obere Teil der Abbildung ist eine einzige Einheit des Zyklus, die aus dem im unteren Teil dargestellten 24-stündigen ultradianen Zyklus hervorgehoben wird. Die Linien in der Mitte stehen in Beziehung zu den gleichzeitig stattfindenden impliziten biologischen Prozessen unserer Proteomik (Proteinproduktion) und Genomik (Genexpression). Der untere Teil der Abbildung weist außerdem auf einige Höhepunkte (»Spitzen«) der Kortisol- und Wachstumshormonproduktion hin.

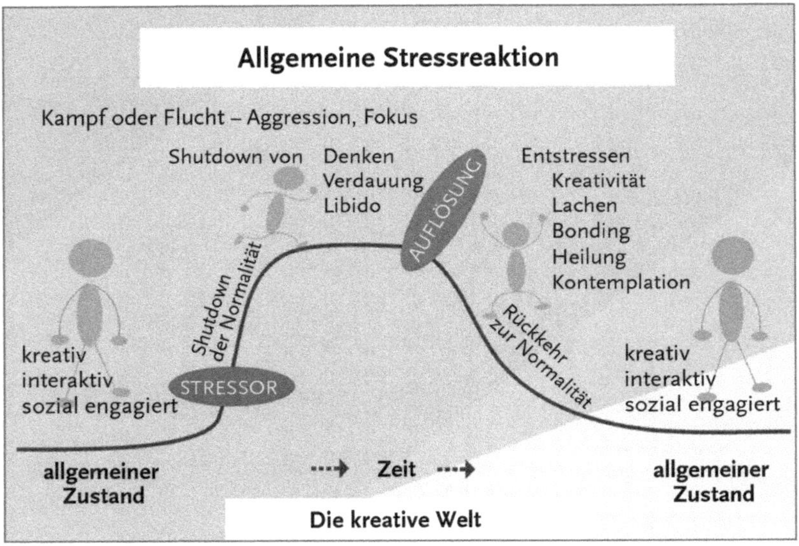

Abb. 5.3: Allgemeine Stressreaktion

Abbildung 5.3 ist RHs lineare Darstellung der vier Phasen in Reaktion auf einen bedrohlichen Stressor. In einer gefahrenbedingten Stressreaktion konzentrieren wir unsere Aufmerksamkeit auf die Lösung des aktuellen Problems. Auf Zellebene reagiert man auf Gefahr gleich, unabhängig davon, ob es sich um eine physische oder emotionale Bedrohung handelt.

Abbildung 5.4 stellt den vierphasigen kreativen Zyklus im Kontext einer Herausforderung dar (d. h., es handelt sich nicht um eine belastende Situation, sondern um ein positives Erlebnis). Das bedeutet nicht, dass Phase 2 eine leichte Phase ist. Selbst bei freiwilligem Erforschen sind wichtige Probleme zu lösen. Im Falle einer positiven Herausforderung besteht jedoch Offenheit gegenüber Möglichkeiten im Randbereich des Wachsens und der Entwicklung.

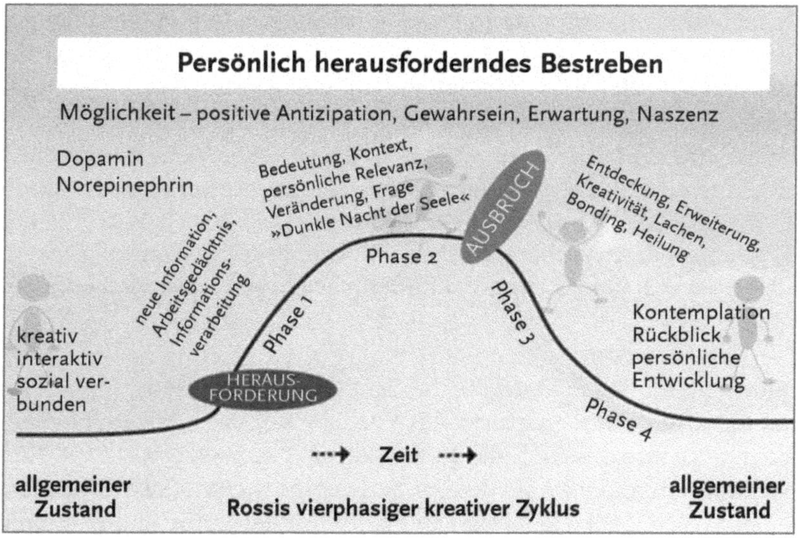

Abb. 5.4: Persönlich herausforderndes Bestreben

Die praktische Anwendung des vierphasigen kreativen Zyklus im Rahmen der Mirroring-Hands-Arbeit

Wir konzentrieren uns nun auf das therapeutische Erlebnis des Mirroring-Hands-Prozesses und unterscheiden dabei zwischen dem Erleben des Klienten und des Therapeuten. Die Dialogbeispiele in dieser Beschreibung sind nur zur Veranschaulichung der sprachlichen Gestaltung gedacht und können den Bedürfnissen bestimmter Klienten angepasst werden.

Phase 1: Information

Der Klient

Der Klient befindet sich bei seinem ersten Erscheinen in der Therapie oft in Phase 2 seines Problems; der Therapieprozess beginnt aber in Phase 1. In seinen ersten Gesprächen mit dem Therapeuten geht es um den Austausch neuer Informationen. Die Reaktionen von Klienten variieren zwischen »positiv« und »schwierig« und können zwischen Neugier, Hoffnung, Erwartung, Verwirrung, Ungewissheit und Widerstand schwanken. Auch ein Changieren zwischen einer erkundungsfreudigen und einer ängstlichen Haltung ist möglich. Diese Reaktionen sind für die Anfangsphase typisch. Die wichtigste Aufgabe des Klienten ist es zu klären, welche Probleme für ihn hier und jetzt am drängendsten sind. Es sollte nicht überraschen, wenn Klienten Stress, Angst, Wut, Hoffnungslosigkeit, Frustration und viele negative Einstellungen sich selbst und dem Therapieprozess gegenüber ausdrücken. Gewöhnlich akzeptieren sie, dass es ihnen schwerfällt, ihre Informationen zu offenbaren, aber sie tun dies in der Hoffnung, dass der Therapeut in der Lage ist, sie in einen therapeutischen Bewusstseinszustand zu geleiten, damit sie sich produktiver und förderlicher Arbeit zuwenden können.

Der Therapeut

Eine typische Therapiesitzung beginnt im Idealfall mit der gemeinsamen Suche des Klienten und des Therapeuten nach den Problemen, die der Klient zu lösen hofft. In Phase 1 geht es zunächst um die Herstellung von Rapport und den Aufbau der therapeutischen Allianz; zu einem geeigneten Zeitpunkt kann dann mit der Vorbereitung auf die Mirroring-Hands-Arbeit und mit der Nutzung einiger grundlegender Zugangsfragen begonnen werden. In manchen Fällen wird Mirroring Hands in Phase 1 allerdings nicht einmal als Möglichkeit erwähnt. Alle diese Einzelheiten hängen vom Klienten ab. Grundsätzlich besteht die Aufgabe des Therapeuten in dieser ersten Phase darin, den Klienten bei seiner Suche nach einem Anfangspunkt zu unterstützen. Offene Fragen erschließen ihm den Freiraum, den er braucht, um sich bei gleichzeitiger Aufrechterhaltung eines Gefühls der Sicherheit zu offenbaren.

Was liegt Ihnen momentan am stärksten am Herzen?

Was fesselt Ihre Aufmerksamkeit heute besonders?

Was ist im Augenblick für Sie am interessantesten?

Was ist für Sie hier und jetzt das interessanteste emotionale Problem?

Was möchten Sie mir darüber berichten, weshalb Sie heute hierhergekommen sind?

Fangen Sie einfach mit dem an, was für Sie im Augenblick okay ist, was es auch sein mag.

Phase 2: Inkubation

Der Klient

Phase 2 ist oft die schwierigste. Der Klient offenbart darin die Probleme, die ihn beunruhigt haben, und konfrontiert sich mit ihnen. Gleichzeitig erforscht er seine inneren Ressourcen. Es ist nicht verwunderlich, dass Phase 2 auch die »Dunkle Nacht der Seele« genannt wird. Aufgrund der Intensität des Prozesses ist das sympathische Nervensystem des Klienten gewöhnlich erregt, oft verbunden mit psychobiologischen Reaktionen wie verstärktem Schwitzen, erhöhter Herz- und Atemfrequenz und Hitzeempfindungen. Einige Klienten haben berichtet, dies fühle sich an, als ob sie Fieber hätten. Solche Erscheinungen sind charakteristisch für das Erleben in Phase 2. Nachdem die Klienten ihren Problemen lange mit Widerstand begegnet sind, die Beschäftigung mit ihnen vermieden oder sich durch Dissoziation von ihnen distanziert haben, müssen sie neu lernen, zu ihren natürlichen Problemlösungsfertigkeiten in Kontakt zu treten. In diesem Zusammenhang kann es nützlich sein, Fragen, die das unmittelbare Verhalten der Klienten spiegeln, mit Umdeutungen zu verbinden.

> Ja, diese Art zu atmen zeigt oft, dass Ihr Geist und Körper sich auf die Auseinandersetzung mit einem wichtigen Problem vorbereiten. Würden Sie diesen Prozess noch ein wenig länger zulassen, bis Ihnen klar geworden ist, worum es geht?
>
> Können Sie genießen, was Sie jetzt erleben … (Schwitzen, Schütteln, Zittern, Nervosität, Verwirrung, Unsicherheit usw.) … nur noch ein paar Augenblicke, um zu dokumentieren, dass Sie hart arbeiten und dabei sind, sich mit dem, was Sie beunruhigt, auseinanderzusetzen?
>
> Sind Sie schon einmal wie jetzt so richtig durchgerüttelt worden … sodass Sie danach wieder alles in Ordnung bringen mussten?

Der Therapeut

Die wichtigste Aufgabe des Therapeuten in Phase 2 ist es, den Klienten auf seiner inneren Reise zu ermutigen und zu unterstützen, wenn er mit negativen Erinnerungen und Emotionen konfrontiert wird. Im Alltagsleben zieht er sich typischerweise zurück, gibt auf oder blockiert den natürlichen Prozess des ultradianen Arousals und seiner natürlichen Lern- und Problemlösungsfähigkeiten. Es mag als unsinnig erscheinen, bei einem Klienten den Arousal-Zustand zu fördern – und im Gegensatz dazu als menschenfreundlich, ihn zu einem Ort der Ruhe und des Friedens zu geleiten, wo er mit seinem Leiden umgehen kann. Aber wenn ein Problem gelöst werden soll, muss die Geist-Körper-Einheit sich in einem Erregungszustand befinden, weil sie nur dann aktive Arbeit verrichten kann.

Tritt ein Klient zu früheren schmerzhaften Zuständen in Kontakt, kann er eine mehr oder minder starke *emotionale Katharsis* erleben. Aufgabe des Therapeuten ist es, diesen Kontakt zu inneren Vorgängen zu unterstützen, damit ihn der Klient selbst nicht unterbricht, bevor seine natürlichen Problemlösungsfähigkeiten in Aktion getreten sind und die Symptome aufgelöst haben. Es folgen einige Beispiele für Schlüsselfragen, durch die der Therapeut in dieser Arousal-Phase das Gefühl des Klienten, im Besitz der Kontrolle zu sein, fördern kann.

Können Sie sich dies noch eine Weile innerlich erleben lassen – aber nur so lange, bis Sie wissen, wohin es Sie als Nächstes führt?

Gut, können Sie so lange dabei bleiben, bis Sie herausgefunden haben, worum es bei alldem geht?

Ist es okay für Sie, wenn Sie damit noch eine Weile innerlich fortfahren, auch wenn das schwierig sein sollte, damit Sie herausfinden können, was Sie für die Heilung (oder Problemlösung oder was auch immer) brauchen?

Und ist es für Sie in Ordnung, das meiste davon geheim zu halten … es sei denn, Sie wollen ein paar Worte darüber verlieren?

Jede dieser Fragen beinhaltet einen Fail-Safe-Mechanismus, der es dem Klienten ermöglicht, sich für den Abbruch der Aktivität zu entscheiden. Er hat aber auch die Möglichkeit, den Therapeuten darüber zu informieren, wie er sich fühlt und ob beide zusammen mit der Arbeit fortfahren können.

Phase 3: Durchbruch

Der Klient

Wie sich beim Klienten die plötzlichen Einsichts- und Erkenntnisblitze manifestieren, die dem Durchbruch nach dem Kampf in Phase 2 zur Auflösung und zur kreativen Expansion in Phase 3 vorangehen, lässt sich kaum voraussagen. Es kann in Form eines Energieausbruchs geschehen oder ohne dass der Therapeut es bemerkt, weil es für den Klienten ein sehr privates und persönliches Erlebnis ist. Manche Klienten fahren, unterstützt durch die Förderung des Therapeuten, mit Phase 3 und 4 fort. Andere öffnen die Augen, erklären, die Therapiesitzung sei für sie ein wunderbarer Erfolg, und teilen ein wenig, viel oder auch gar nichts mit. In jedem Fall haben der Kampf und die Schwierigkeiten in Phase 2 im Augenblick des Durchbruchs zu einem wichtigen Phasenübergang geführt, und der Klient wird auf irgendeine Weise transformiert. Der Therapeut muss dann weiter klientenresponsiv bleiben und die Reise des Klienten fördern, ohne sie zu unterbrechen oder zu stören.

Der Therapeut

Der Therapeut kann in Form simpler Ermutigungen mitteilen, wie er das Erleben des Klienten wahrnimmt.

Ja, fallen Ihnen dort interessante Dinge auf?

Hm, erkennen Sie daran etwas Wichtiges?

Manchmal scheint ein Ziehen im Inneren des Augapfels vorzukommen, und der Kopf des Klienten wird gelegentlich leicht nach hinten gezogen – eventuell verbunden mit einem Ausdruck der Überraschung oder einem flüchtigen Stirnrunzeln. Auch hier gilt: Bleiben Sie aufmerksam, und unterstützen Sie den Klienten weiter.

Ah, hat Sie etwas überrascht?

Ja! Haben Sie den Mut, auch das aufzunehmen?

Auch das können Sie erleben, nicht wahr?

Manchmal gibt es einen Augenblick absoluter Stille, als würde der Klient mit angehaltenem Atem etwas von innen empfangen. Dabei kann auf seinem Gesicht ein feines Lächeln auftauchen, und der Kopf kann langsam und mit einem minimalen wiederholten Nicken ein Ja signalisieren. Unterstützen Sie dieses Verhalten mit folgenden Fragen.

Mhm – Sie empfangen etwas, das Ihnen gefällt?

Ist es wert, es zu empfangen?

Ja – und was noch?

Phase 3: Illumination

Der Klient

Der äußerst wichtige Wechsel von Krise und Katharsis zum Augenblick der Einsicht und zur anschließenden Auflösung der Anspannung beim Übergang in Phase 3 ist oft mit einem Gefühl der Erleichterung und Überraschung sowie mit Lachen verbunden. Klienten flüstern dann manchmal leise: »Sehr merkwürdig, sonderbar, seltsam!« Jemand, der diese Worte benutzt, erlebt etwas Neues. Vielleicht sagt er sogar: »Das ist wirklich etwas Neues. Etwas, das ich noch nie bemerkt habe, ist plötzlich in meinem Geist aufgetaucht.« Klienten werfen bezüglich solcher Augenblick kreativen Erlebens vielfältige Fragen auf. Dabei kann es so aussehen, als würde ein Klient dem Therapeuten Fragen stellen, obwohl er in Wahrheit nicht selten mit sich selbst spricht, als würde die neue Person, deren Probleme aufgelöst sind, der alten, die von Problemen geplagt wird, erzählen, wie und warum alles nun viel besser geworden ist. Aber ganz gleich, ob es sich um einen Monolog oder einen Dialog handelt, dieser Prozess ist für die Bestätigung und Stabilisierung der neuen Realität des Klienten wichtig.

Der Therapeut

In dieser Phase inneren Erforschens und emotionaler Befreiung können beim Klienten viele subtile Verhaltensveränderungen zutage treten. Die Anspannung kann bei ihm plötzlich ansteigen oder abfallen. Hat der Klient mit geschlossenen Augen gearbeitet, treten bei ihm oft periodisch wiederkehrende oder kurzzeitige schnelle Augenbewegungen auf, oder sein Blick springt hin und her, als verfolge er eine innere Szene. Während einer EMDR-Behandlung (EMDR = Eye Movement Desensitization and Reprocessing) werden Augenbewegungen absichtlich ausgeführt, und uns liegen Untersuchungen über die Beziehung zwischen Augenbewegungen und Heilungsprozessen vor (Shapiro 2014, S. 71–77). Auch im REM-Schlaf bewegen sich die Augäpfel, ein Anzeichen für Träume und Aktivität zwischen dem limbischen Bereich und dem Kortex. Beobachten Sie einfach, was geschieht, und seien Sie sich dessen bewusst, dass wahrscheinlich ein transformierender Prozess stattfindet.

Es ist nicht immer leicht, den Wechsel vom Arousal in Phase 2 zu Augenblicken wichtiger Einsicht in Phase 3 zu erkennen. Manche Klienten wechseln mehrmals zwischen den Phasen 2 und 3 hin und her, bevor sie in Phase 3 heimisch werden. Eine Bestätigung dafür, dass eine *Einheit der inneren Arbeit* abgeschlossen ist, können stärkere Haltungsveränderungen des Kopfes, des Halses und der Arme oder Beine liefern, als fände eine Öffnung, Lockerung oder Entspannung statt. Muskelverspannungen, die zuvor am Kiefer sowie an Händen und Armen zum Ausdruck kamen, scheinen sich zu lösen, und die Klienten schütteln sich manchmal sogar aus. Sie wechseln von Haltungen und Bewegungen, die metaphorisch Defensivität, Wut, Frustration, Besorgnis oder Depression ausdrücken – diese sind typisch für Phase 2 – zu Formen des Ausdrucks von Erhobenheit, Leichtigkeit und Wohlbefinden.

Merkwürdigerweise brauchen viele Klienten Hilfe, um den Wert spontaner kreativer Durchbrüche, die sie in Phase 3 erleben, zu erkennen. Manche können schwer akzeptieren, dass ihr kreatives Erleben die Essenz ihrer Therapie ist. Oft ist es für sie auch schwierig, sich von der Überzeugung zu lösen, dass die Antwort oder die Magie der Heilung vom Therapeuten oder von einem Ort kommen muss, der außerhalb von ihnen selbst liegt. Klienten sind manchmal nur zu gerne bereit, ihre wichtigen *Phasenübergänge* als irgendwie unreif, unzureichend oder armselig hinzustellen. Das kann deshalb so sein, weil ihre kreativen Augenblicke seit ihrer Kindheit herabgewürdigt wurden, weil ihre Eltern, Lehrer oder andere Erwachsene die Mini-Durchbrüche und ihr entstehendes Gewahrsein nicht erkannt und gefördert haben. Kreatives Erleben geht oft mit scheinbarer Verwirrung, Rebellion und emotionalem Chaos einher (Rossi 1968, S. 16–28; Rossi 1998a). Ist dies der Fall, hat der Therapeut die Aufgabe, den Klienten zu helfen, den Wert ihrer therapeutischen Wandlungen in diesem wichtigen Moment zu erkennen und vor allem zu begreifen, dass Kreativität und Therapie Vorgänge in ihrem Inneren sind.

Es ist keineswegs ungewöhnlich, wenn Klienten sich außerhalb ihrer Komfortzone sehr merkwürdig fühlen. Sie haben sich im kreativen Randbereich ihrer Entwicklung nach außen bewegt, und man hilft ihnen am besten durch sanfte, unterstützende Bemerkungen im Grunde rhetorischer Art. Die folgenden Fragen sollen Klienten helfen, ihren entstehenden kreativen Zustand und ihre sich herausbildenden Erkenntnisse zu registrieren und zu stabilisieren.

> Interessant, nicht wahr?
>
> Merkwürdig, oder?
>
> Kleine Überraschung?
>
> Hm – ziemlich unerwartet, oder?
>
> Sie erleben wohl jetzt etwas, das ein wenig anders ist als vorher, nicht wahr?
>
> Meine Güte, verändert sich jetzt etwas stark?

Zu diesem wichtigen Zeitpunkt ist es nicht richtig, wenn der Therapeut den Klienten ablenkt, indem er ihn um einen Bericht über das, was geschieht, oder um eine Erklärung dessen bittet. Sehen Sie davon ab, den Prozess des Klienten dokumentieren oder deuten zu wollen, indem Sie zudringliche Fragen stellen, etwa: »Wo ist der Schmerz geblieben?« – »Was geschieht jetzt?« – »Sagen Sie mir, warum Sie sich jetzt besser fühlen.« – »Was ist Ihnen jetzt über sich selbst klar geworden?« In dieser Phase können solche Fragen den Fluss des laufenden kreativen Erlebens unterbrechen oder blockieren. Es ist wichtig, dass Sie als Therapeut geduldig bleiben, klientenresponsiv sind und sich »raushalten«.

Phase 4: Verifikation

Der Klient

Klienten fühlen sich in Phase 4 immer gut, und ein Gefühl der Erleichterung und des Wohlbefindens begleitet sie. Falls Sie zu Beginn der ersten Sitzung irgendeine Art von Symptomeinschätzung vorgenommen haben, ist Phase 4 der beste Zeitpunkt, um Klienten zur erneuten Einschätzung ihrer Symptome aufzufordern. Falls Sie das zu Beginn nicht getan haben, können Sie auch einfach fragen, ob der Klient eine Verbesserung seines Zustandes beobachtet hat. Berichtet er, dass sein Symptom schwächer geworden ist, hilft Ihnen das, seine soeben gemachte therapeutische Erfahrung zu validieren. Ist das Symptom völlig verschwunden, kann man zu planen beginnen, wie der Klient lernen kann, diese Art heilender Hypnose im Alltagsleben selbstständig auf sich anzuwenden. Bei dieser Gelegenheit kann man ihn auch daran erinnern, dass er während seiner ultradianen Ruhephasen den besten Zugang zu dieser Art von innerer Heilung hat.

Wurden die Symptome nur ein wenig gelindert, hat der Klient nur einen Teilerfolg erzielt. Wie lässt sich daran in zukünftigen Sitzungen anknüpfen? Um ihn auf eine weitere Verbesserung vorzubereiten, sollte man ihn zur Erforschung seiner ultradianen Heilungsreaktionen – seiner ungefähr alle zwei Stunden eintretenden natürlichen Ruhepausen – im Alltagsleben anregen. Bei dieser Gelegenheit kann man ihm empfehlen, ein Tagebuch über seine Erlebnisse zu führen, sofern er sich darauf einlassen kann und will. Das Tagebuch liefert dem Therapeuten Hinweise auf den nächsten erforderlichen Schritt und kommt so der Heilung und Lösung von Problemen zugute.

In Phase 4 kann der Klient eine Überzeugung bezüglich der Möglichkeiten entwickeln, die ihm tatsächlich zur Auswahl stehen, sofern er daran interessiert ist, seine eigene Entwicklung auf praktische und realistische Weise zu fördern. Besonders aufregend ist es, wenn ein Klient Ihnen als dem Therapeuten zu erzählen beginnt, wie er sein Verhalten verändern und versuchen will, Dinge anders als bisher zu machen.

Der Therapeut

Manchmal dehnen Klienten spontan ihren Körper und öffnen ganz von selbst die Augen. Falls sie das nicht tun und nicht spontan aufwachen, ist es ihnen möglicherweise lieber, wenn ihr Therapeut die Sitzung abschließt. Die im Folgenden beschriebene Beendigung einer Sitzung mithilfe grundlegender Zugangsfragen ist eine ausgezeichnete Möglichkeit, dafür zu sorgen, dass der Klient weiterhin die Kontrolle über das Geschehen behält.

> (1) Wenn (2) etwas in Ihnen weiß, dass es völlig auf sich gestellt mit dieser kreativen Heilung fortfahren kann – zu geeigneten Zeitpunkten im Laufe des Tages, wenn es sich für Sie richtig anfühlt, eine Pause zu machen, und wenn Ihr Bewusstsein weiß, dass es einfach kooperieren kann, indem es Ihnen zu erkennen hilft, wann der richtige Zeitpunkt, sich innerlich einzustimmen, gekommen ist –, (3) wird Ihnen das dann ein Gefühl, ein Signal geben, dass es für Sie an der Zeit ist, sich zu dehnen, die Augen zu öffnen und völlig wach zu werden, sodass Sie über alles reden können, worüber Sie im Moment reden müssen?

In der letzen Phase entscheidet sich der Klient oft, sich Gesprächen, Analysen, Plänen und Intentionen für zukünftige Handlungen zu widmen. Wir empfehlen Therapeuten auch in dieser Situation, sich weiter zurückzuhalten, selbst wenn der Klient gern reden möchte. Der Therapeut muss dafür sorgen, dass der Klient die Kontrolle über das Geschehen behält, sodass er *sein eigenes inneres Erleben auf seine Weise* deuten, zusammenfassen und verstehen kann.

Es folgen Beispiele für offene Fragen, die keine Beantwortung erfordern. Klienten können in Reaktion darauf schweigen und innerlich an ihren Realisationen und Auflösungen arbeiten; es kann aber auch eine Fontäne von Wörtern aus ihnen hervorsprudeln.

Gibt es etwas, worüber Sie sich gerne mitteilen würden …?

Ja … können Sie mehr darüber sagen?

Wie viel hiervon ist neu für Sie?

Was ist für Sie hiervon besonders wichtig?

Haben Sie das vorher auch schon verstanden?

Wohin führt Sie das jetzt?

Wie wird Ihnen das Erlebte helfen, in Ihrem Leben etwas zu verändern?

Ich frage mich: Werden Sie in dieser Woche in Ihrem Leben wirklich etwas anders machen?

Rückblick

Dieses Kapitel hat zwei wichtige Elemente untersucht, aber im Grunde ging es darin um eine einzige Sache: Was bedeutet es, sich dem zu widmen, was für das Leben natürlich ist? Eine Therapie ist dann am besten, wenn Sie ein Ausdruck unserer natürlichen Heilungsfähigkeiten ist. Der ultradiane Rhythmus und der vierphasige kreative Zyklus sind naturgegebene Muster und Prinzipien, die nicht nur in vielfältigen therapeutischen Theorien, Techniken und Methoden, sondern auch im ganzen Leben und in der Natur eine Rolle spielen. In den folgenden Kapiteln werden noch einige weitere Konzepte und Prinzipien vorgestellt, aber die Grundlagen der Mirroring-Hands-Arbeit sind Ihnen nun bekannt. Wir hoffen, dass Sie etwas damit anfangen können, wenn wir Ihnen im Folgenden bestimmte Spielarten des Mirroring-Hands-Ansatzes erläutern. Wir beginnen mit »Was ist und was sein kann«.

6 Was ist und was sein kann

Innere Überprüfung

ELR Der Klient versucht herauszufinden: »Wer bin ich?«

RH … und die Hände … diese somatosensorischen Vehikel, waren für ihn immer die wichtigsten Kontaktpunkte für das Geben und Empfangen …

ELR Es geht hier nicht darum, dass wir besonders schlau zu sein versuchen. Es geht darum, was für den Menschen charakteristisch ist. Wir versuchen, die Fähigkeit zur Transformation im Klienten selbst anzusiedeln, sie also nicht dem Therapeuten zu überlassen. …

RH Das könnte schwierig sein …

ELR Es gibt unterschiedliche Pfade, und wir alle müssen den eigenen finden … die eigene Einzigartigkeit entdecken … das ist es, was wir für uns selbst … und den Klienten … wollen.

(Aus den Gesprächen von Rossi und Hill im Juni 2016)

Mirroring Hands hat viele Varianten. Jeder Klient entwickelt etwas Neues. Wir haben jedoch im Laufe der Jahre durch unsere praktische Arbeit herausgefunden, dass eine kleine Zahl von Varianten für Lehrzwecke und für die klinische Arbeit besonders zuverlässig ist. In diesem Kapitel beschreiben wir eine Form von Mirroring Hands, die es Klienten ermöglicht, sich zunächst ihre eigene Geschichte und die ihres Problems bewusstzumachen und sich dann mit Lösungsansätzen und anderen Möglichkeiten zu befassen, die in ihrem Bewusstsein bisher noch nicht aufgetaucht waren.

Jede Art der Mirroring-Hands-Arbeit lässt sich in vier Phasen unterteilen. Und jede dieser Phasen basiert auf einer Intention, die sich in Form einer grundlegenden Frage ausdrücken lässt. Wir werden uns diese grundlegenden Fragen zunächst jeweils in Verbindung mit einer Beispielabbildung anschauen. Anschließend erforschen wir den Verlauf des Prozesses im Detail. Dies schließt die Nutzung bestimmter sprachlicher Mittel und die typischen Reaktionen von Klienten ein. Und schließlich wird eine Fallstudie wiedergegeben.

Phase 1: Information – Initiation, Empfindungen

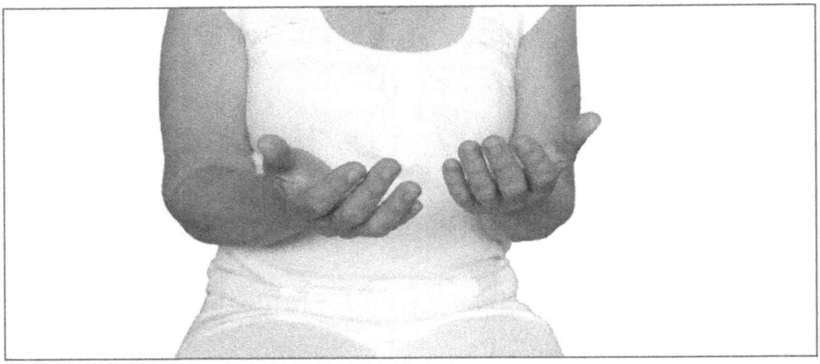

Ob Sie Ihre Hände wohl anschauen können, sie wirklich anschauen, als hätten Sie das noch nie getan? Und können Sie, während Sie tief in Ihre Hände hineinschauen, feststellen, ob sich eine Ihrer beiden Hände anders anfühlt als die andere? Ist eine Hand wärmer ... schwerer ... usw.?

Phase 2: Inkubation – Arousal, Gefühl

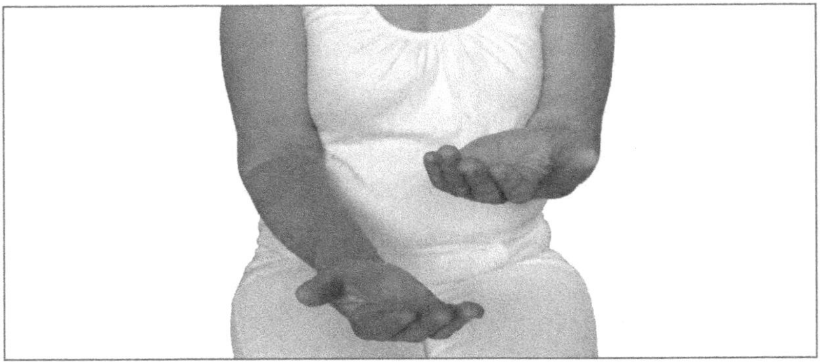

Welche Ihrer Hände kann Ihr Problem erleben? Würde diese Hand allmählich in Richtung Ihres Oberschenkels gleiten, während Sie sich die Erzählung, die Geschichte und die Dinge vergegenwärtigen, über die Sie nicht sprechen oder an die Sie sich nicht erinnern können?

Phase 3: Durchbruch und Illumination – Einsicht, Intuition

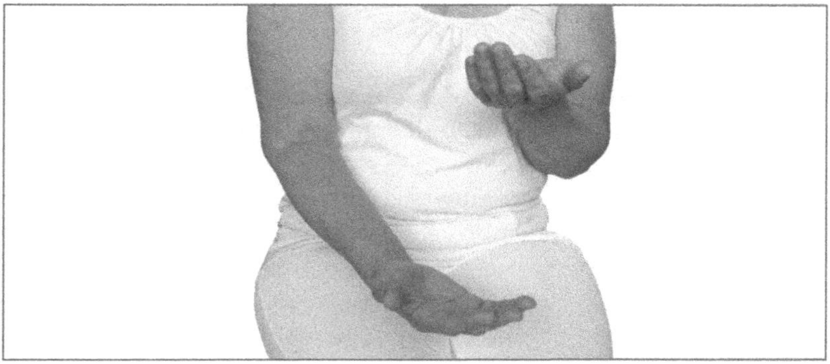

Werden Sie nun ... während wir die Lösungen erforschen, die Sie noch nicht kennen ... Ihrer anderen Hand ermöglichen, langsam zu sinken? ... Wird sie sich abwärts- ... oder vielleicht auch aufwärtsbewegen ... oder in eine andere Richtung, und all dies ganz von selbst ... während Sie neue Möglichkeiten erkunden, Ihr Problem heute zu lösen ... und während Sie alle Ihre Hoffnungen ... die interessantesten und wunderbarsten Möglichkeiten, Heilung und Wohlbefinden zu fördern, erforschen?

Phase 4: Verifikation – Denken, Reintegration

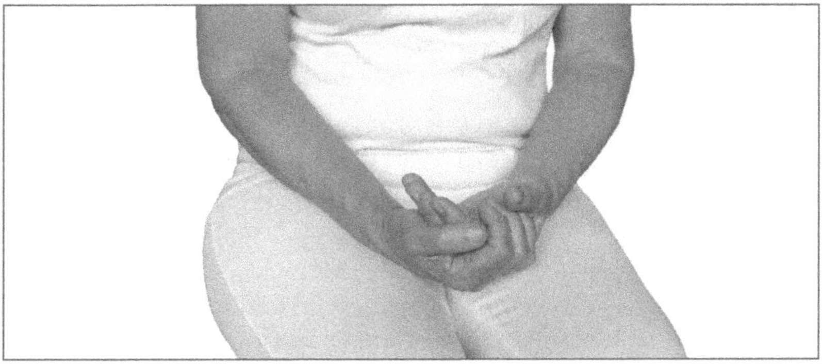

Gibt es etwas Interessantes, worüber Sie gern sprechen würden?

Was an dem für Sie Neuen ist für Sie überraschend und unerwartet?

Was daran ist besonders signifikant und verändert Ihr Leben?

Wohin führt Sie das jetzt?

Wie wird dies Ihr Leben verändern?

Phase 1: Information – Evozieren des beobachtenden Bewusstseins, der Neugier, des fokussierten Gewahrseins und der positiven Erwartung

Geleiten Sie den Klienten zunächst durch die Vorbereitungsphase (siehe Kapitel 3). Es ist nicht wichtig, welche Empfindung die beiden Hände voneinander unterscheidet – ob die eine Hand wärmer oder schwerer ist, ein anderes Alter hat oder was auch immer –, lassen Sie zu, dass sich dies auf natürliche und angenehme Weise zeigt. Wichtig ist, dass Sie als Therapeut auf den Klienten reagieren und ihn nötigenfalls vorsichtig geleiten, aber davon auch schnell wieder Abstand nehmen, wenn er selbst die Initiative ergreifen will. Es ist wunderbar, wenn ein Klient die Dinge schon in dieser frühen Phase selbst in die Hand nehmen kann; ebenso gut ist es aber auch, wenn Klient und Therapeut gemeinsam aktiv werden.

Außerdem gehen wir hier von der Annahme aus, dass der Therapeut sich der Bereitschaft des Klienten, mit der exploratorischen Arbeit zu beginnen, sicher ist. Dies kann er entweder aufgrund seiner eigenen einfühlsamen Beobachtung wissen, oder weil der Klient es ihm explizit gesagt hat. Fühlt sich der Therapeut nicht wohl oder hat er das Gefühl, der Klient fühle sich unwohl, ist es unter Umständen nützlich, sich zunächst den grundlegenden Zugangsfragen zuzuwenden (siehe Kapitel 4), um sich zu vergewissern, dass alles bereit ist und alle bereit sind, mit der Arbeit fortzufahren.

Phase 2: Inkubation – Rückblick auf frühere Probleme mit dem Ziel, eine positive Motivation und innere Ressourcen zu aktivieren

In Phase 2 bringen wir den Klienten dazu, sich mit Ursprung und Geschichte seines Problems zu befassen. In der Regel wird dabei die implizite Verhaltensreaktion suggeriert, dass die Hand langsam in Richtung der Oberschenkel sinkt. Der Aufmerksamkeitsfokus des Klienten erzeugt eine Erwartung und Neugier, die es ihm ermöglichen, gefahrlos zu den neuronalen Netzwerken seines Gehirns in Kontakt zu treten, welche seine Probleme, sein maladaptives Verhalten und seinen Bewusstseinszustand sowohl explizit als auch implizit enkodieren (Rossi 2002b; Rossi 2004a; Rossi 2007). Einige Erinnerungen sind vertraut und ständig erreichbar, andere verborgen, unterdrückt oder wurden vergessen. Der Therapeut sollte den Klienten genau beobachten und auf ihn eingehen, während der seine Schwierigkeiten offenbart und sich damit konfrontiert. Wir stellen dann zunächst fest, welche der beiden Hände das Problem hält.

> Ich frage mich, welche Ihrer Hände in der Lage ist, Ihr Problem (Ihre Sorge, Ihr Symptom) zu erleben und …

Lassen Sie dem Klienten ein wenig Zeit, auf die Suggestion zu reagieren.

> … ob diese Hand in der Lage sein wird, eine Bewegung auszuführen oder auf andere Weise zu signalisieren, dass sie bereit ist, mit der Arbeit zu beginnen …

Warten Sie auf die Antwort, äußern Sie gelegentlich kleine Ermutigungen, wenn Sie den Eindruck gewinnen, dass Sie dem Klienten dadurch helfen können, und reagieren Sie erfreut und überrascht, wenn eine Hand tatsächlich eine Bewegung ausführt.

> Wunderbar! … Ich sehe, dass Sie Ihr Problem in Ihrer rechten (oder linken) Hand halten … sehr gut …
>
> Während diese Hand jetzt Ihr Problem (Ihre Sorge, Ihr Symptom) erlebt, frage ich mich: … Wird sie sehr langsam sinken … ganz von selbst … während Sie sich die Geschichte, die Erinnerungen und die Gefühle vergegenwärtigen, die mit Ihrem Problem (Ihrer Sorge, Ihrem Symptom) verbunden sind … von Anfang bis zur gegenwärtigen Situation … vielleicht auch von der gegenwärtigen Situation bis zum Anfang zurück?

Dieser Rückblick kann einige Zeit in Anspruch nehmen – manchmal dauert dies einige Minuten, oft länger. Beginnt der Klient eine negative kathartische Reaktion zu zeigen (Stirnrunzeln, Weinen usw.), bietet der Therapeut ihm emotionale Unterstützung in Form empathischer und ermutigender verbaler Äußerungen (siehe Kapitel 4) oder in Form von Bemerkungen wie den folgenden an:

Sehr gut! Haben Sie den Mut ... dieser Hand und dem Arm zu erlauben, ein wenig nach unten zu sinken ... bei jeder Erinnerungen, die Ihnen in den Sinn kommt?

Ja, das ist nicht leicht ... Lassen Sie Ihren Geist nur so viel von dieser Erinnerung spüren, wie Sie für notwendig halten. ... Und bewegen Sie sich dann weiter ... und lassen Sie die nächste Erinnerung ... mehr oder weniger von selbst auftauchen ... immer nur so viel, wie Sie brauchen ...

Sehr gut ... lassen Sie den Mut zu weiterzumachen ... nur so lange, wie Sie es brauchen ... um alles so umfassend wie nötig zu erleben ... für sich allein ... und mit Behagen ...

So ist es gut ... Sie können dies wirklich spüren ... während ein anderer Teil von Ihnen genau beobachtet ... und Sie lernen, wie Sie für sich selbst sorgen ... und das bestmögliche Resultat erwarten können.

Eine einfache, aber auch sehr effektive Art, eine Veränderung der Erlebensintensität des Klienten zu fördern, besteht darin zu fragen.

Würden Sie gern ein wenig darüber sprechen, was Sie fühlen oder was im Moment bei Ihnen im Gange ist ... oder würden Sie lieber ungestört mit Ihrer wichtigen inneren Arbeit fortfahren ... so, wie es für Sie am besten ist?

Diese Frage ermöglicht dem Klienten, sich über sein Erleben zu äußern, wenn er möchte, und dadurch eventuelle Ansammlungen von Angst oder Stress abzubauen. Die Frage kann während der Mirroring-Hands-Arbeit jederzeit benutzt werden; wir empfehlen aber, damit sparsam umzugehen. Manchmal erschließt diese Frage dem Klienten genau die Möglichkeit, nach der er auf der Suche ist; in anderen Fällen erklärt er daraufhin, dass er keinerlei Unterstützung braucht. Einmal legte eine Klientin ihre Finger auf ihre Lippen, um dem Therapeuten zu bedeuten, er möge schweigen. Dies ist ein ausgezeichnetes Beispiel dafür, dass Klienten die schwierige Arbeit manchmal sogar genießen, weil sie das eindeutige Gefühl haben, dass sich ihre Situation verbessert.

Wir haben festgestellt, dass eine solche therapeutische Revision der Sorgen eines Klienten gefahrlos möglich ist. Er erleidet trotz der Beschäftigung mit früheren negativen Erlebnissen keine »Retraumatisierung«, weil er sich in einer sicheren Situation befindet (Foa, Cohen, Keane a. Friedman 2008). Zunächst werden die negativen Erinnerungen und Emotionen nicht innerlich erlebt – der Rückblick wurde vielmehr in die Hand projiziert und damit externalisiert. Beginnt der Klient, den Fokus nach innen zu verlagern, kann der Therapeut ihn auffordern, seine Aufmerksamkeit wieder darauf zu richten, dass sich das Erlebnis in seiner Hand manifestiert. Und als letztmögliche Fail-Safe-Maßnahme bietet sich an, den Klienten dazu zu bringen, Fokus und Aufmerksamkeit auf die andere Hand zu richten.

Verläuft alles zufriedenstellend, landet die »Problem«-Hand schließlich auf dem Oberschenkel des Klienten. Dann kann der Therapeut den Übergang zu Phase 3 des kreativen Prozesses einleiten, indem er beispielsweise sagt:

> Wunderbar ... das ist wirklich gut gelaufen ... und jetzt frage ich mich: Können Sie Ihre Aufmerksamkeit auf die andere Hand richten, wo sich die Lösung dieses Problems (dieser Sorge, dieses Symptoms) befindet?

Phase 3: Durchbruch und Illumination – Fördern der impliziten Problemlösungsfähigkeiten und der Geist-Körper-Heilung

Wann es zum Durchbruch kommt, lässt sich nicht leicht vorhersagen. Manchmal tritt er ein, kurz bevor die »Problem«-Hand den Oberschenkel des Klienten berührt; häufiger manifestiert er sich spontan während der Erforschung potenzieller Lösungsmöglichkeiten. Das berühmte »Aha«- oder »Heureka«-Erlebnis plötzlichen Erkennens ist ein aufregender Moment, wenn er während der Mirroring-Hands-Arbeit eintritt, und er ist auch für den Therapeuten ein wunderbares Erlebnis. Die wichtigste Aufgabe des Therapeuten besteht in dieser Phase darin, dem Klienten zu helfen, *den Wert der neuen kreativen Gedanken, Gefühle und Ideen, die spontan und völlig unangekündigt auftauchen, zu erkennen und zu würdigen.* Manchmal fällt Klienten auf, dass sie an diese Möglichkeiten der Problemlösung schon vorher gedacht, sie aber aus Mangel an Vertrauen oder Unterstützung als unwichtig abgetan haben. Im folgenden Beispieltext unterstützen wir sie intensiv.

> Wir erforschen nun die Lösungen, die Sie noch nicht kennen ... Würden Sie zulassen, dass Ihre andere Hand langsam ihre Posi-

> tion verändert? ... Wird sie sich abwärtsbewegen ... oder vielleicht aufwärts ... oder in irgendeiner anderen Weise völlig von selbst ... während Sie heute neue Möglichkeiten, Ihr Problem zu lösen, erforschen? ... Wird diese Hand sich nun langsam bewegen, während Sie etwas Neues erleben? ... Ja ... sie bewegt sich völlig von selbst ... [bestätigen und ermutigen Sie jede Bewegung, ganz gleich, in welche Richtung sich die Hände bewegen]. Erforschen Sie alle Ihre Hoffnungen ... die interessantesten und wunderbarsten Möglichkeiten der Heilung und des Wohlgefühls ... Spekulieren Sie über aufregende und faszinierende Wendepunkte in Ihrem Leben ... Schaffen Sie die beste aller möglichen Welten für sich ... Genießen Sie Ihre besten Träume über sich!

Die kleinen Elemente dieses Dialogs werden gesprochen, wann immer der Klient dies braucht. Der Übergang von den Schwierigkeiten in Phase 2 zu den kreativen Möglichkeiten in Phase 2 kann sehr vage und unbestimmt sein. Oft sind dabei feine Veränderungen im Gesichtsausdruck des Klienten zu beobachten. Aber auch in anderen Körperbereichen können solche Veränderungen zum Ausdruck kommen. Alles, was mit dem Klienten geschieht, ist relevant. Achten Sie genau auf Wechsel von Negativität, Stress, Traurigkeit und Konflikten in Phase 2 hin zu eher suchenden Formen des Ausdrucks von Erwartung in Phase 3, die häufig durch die Andeutung eines Lächelns oder durch ein kurzes Lachen unterstrichen werden. Manchmal bringen Klienten ihre positive Einstellung und ihre Freude in dieser dritten Phase auch durch andere minimale Verhaltenssignale zum Ausdruck, indem sie beispielsweise spontan nicken, sich schütteln, sich wiegen, sich selbst streicheln, eine spontane Entspannung genießen oder in anderen Körperbereichen Anspannung auflösen. Der Therapeut registriert solche Veränderungen zum Positiven nur und reagiert mit warmherziger und engagierter Unterstützung darauf.

> Erleben Sie etwas angenehm Überraschendes, dem Sie mit Freude entgegenblicken können ...?
>
> Ja, etwas, das Sie wirklich brauchen, etwas, das sehr interessant und wichtig für Sie ist ...
>
> Einfach annehmen und die Quellen Ihrer Kraft weiter erforschen ... und so erfolgreich mit diesem Problem umgehen ...

Ja ... den Wert dessen so sehr würdigen, wie Sie es brauchen ... und gleichzeitig gut für sich selbst sorgen, während diese Hand schließlich zur Ruhe kommt ...

Lassen Sie der Hand des Klienten die Zeit, die sie braucht, um auf dem Oberschenkel zur Ruhe zu kommen, falls sie gesunken ist, oder um auf der Brust oder Schulter zu landen, wenn sie sich aufwärts- oder wohin auch immer seitlich bewegt hat.

Wunderbar ... Sie können wirklich stolz darauf sein, dass Sie diese Aufgabe so gut bewältigt haben! ... Es passiert so viel, und es ändert sich so viel ...

Phase 4: Verifikation – Integration und Realitätsprüfung

Nun ist der Klient wahrscheinlich bereit, seine Aufmerksamkeit wieder auf die Welt außerhalb von ihm zu richten. Manchmal öffnen Klienten in diesem Zustand spontan die Augen und refokussieren ihre Aufmerksamkeit. Der folgende Dialog (aus Kapitel 4) hilft Klienten, ihre Aufmerksamkeit neu auszurichten. Dem ist eine sanfte Suggestion hinzugefügt, die sich auf die Fortsetzung der therapeutischen Arbeit hinsichtlich ihres laufenden ultradianen Rhythmus *zu geeigneten Zeiten im Tagesverlauf* bezieht sowie darauf, sie dann fortzusetzen, wenn *der richtige Zeitpunkt, sich einzustimmen,* gekommen ist. Bemühen Sie sich weiter so intensiv wie möglich, dem Klienten die Kontrolle über das Geschehen zu überlassen:

Wenn ...

... ein Teil von Ihnen weiß, dass er zu geeigneten Zeiten im Tagesverlauf völlig auf sich gestellt mit dieser kreativen Arbeit fortfahren kann ...

und wenn Ihr Bewusstsein weiß, dass es kooperieren kann, indem es Ihnen hilft, diese Zeiten im Tagesverlauf zu erkennen ...

Wird Ihnen das dann ein Gefühl, ein Signal geben, dass für Sie die Zeit gekommen ist, sich zu dehnen, die Augen zu öffnen und völlig aufzuwachen, sodass Sie darüber nachdenken können, was passiert ist, und Sie über alles reden und alles mitteilen können, was Sie in Ihrem Alltagsleben eventuell tun können und was Sie herausgefunden haben?

Die Aufgabe des Therapeuten in Phase 4 besteht darin, die in Phase 3 zutage getretenen positiven Wirkungen zu optimieren. Je nachdem, ob der Klient über das Erlebte reden möchte oder ob er seine Entdeckungen lieber für sich behält, kann der Therapeut:

- die Erlebnisse des Klienten in einer Nachbesprechung validieren
- dem Klienten helfen, die negativen Symptome, derentwegen er zur Therapie gekommen ist, in ein Verständnis der eigenen Stärken und inneren Ressourcen umzudeuten
- erforschen, wie der Klient seine neuen Erkenntnisse in sein Alltagsleben integrieren kann
- einfach still in dem neuen Raum des geheilten Zustandes sitzen, wobei es ihn vielleicht erfreut, ein paar Worte zu sagen, die sich auf seine Freude, seine Stärke oder darauf beziehen, welche anderen positiven Gefühle er gern zum Ausdruck bringen möchte.

In Phase 4 verlagert sich der Fokus von der Erweiterung der kreativen Möglichkeiten zur Einbeziehung und Integration des sowohl explizit als auch implizit Aufgetauchten. Einige Klienten möchten noch mehr entdecken; andere sind unsicher und trauen sich nicht zu, so gute Arbeit zu leisten, wie es erforderlich ist. Man muss der ultradianen Heilungsreaktion genügend Zeit lassen, ihren Teil der Arbeit zu tun, während der Klient seinen neuen Seinszustand integriert. Die biologische Enkodierung organisiert sich selbst in Form von zahlreichen Prozessen bis hinab zur *Molekularebene zustandsbezogener Genexpression, Gehirnplastizität und Geist-Körper-Heilung* (Rossi a. Rossi 2008a; Cozolino 2017). Die folgenden Fragen helfen Klienten, in ihrem Raum zu bleiben.

> Möchten Sie darüber gern etwas Interessantes berichten?
>
> Gibt es an dieser Sache etwas Überraschendes und Unerwartetes, etwas, das Sie noch nicht wussten?
>
> Was empfinden Sie daran als besonders signifikant und lebensverändernd?
>
> Wie werden Sie sich darauf aufmerksam machen, dass Sie dies mehrmals am Tag wiederholen sollen?

Wohin führt Sie das jetzt?

Wie wird dies Ihr Leben verändern?

Was werden Sie jetzt in Ihrem Leben verändern?

Wenn vor dem Mirroring-Hands-Prozess eine Symptomeinschätzung vorgenommen wurde, dann ist jetzt ein guter Zeitpunkt gekommen festzustellen, wie sich der Klient fühlt. Wenn sich hinsichtlich des Stresses und der Symptomreduzierung nur wenig verändert hat – beispielsweise weniger als 50 % –, kann ein weiterer Mirroring-Hands-Prozess nützlich sein. Will ein Klient die Mirroring-Hands-Arbeit nicht wiederholen, ist das grundsätzlich kein Problem; sollten Sie das Gefühl haben, dass er trotzdem davon profitieren könnte, helfen Ihnen möglicherweise bestimmte grundlegende Zugangsfragen weiter.

Falls Sie sich innerlich vielleicht doch sicher sind, dass eine Wiederholung der kreativen Arbeit Ihnen helfen könnte, einen zufriedenstellenderen Zustand zu erreichen, werden sich dann Ihre Augen eine Weile schließen, damit Sie wirklich alles empfangen können, was Sie momentan brauchen?

An der Reaktion des Klienten hierauf können Sie erkennen, ob er es noch einmal versuchen will oder nicht. Fühlt er sich nicht in der Lage, seinen Weg fortzusetzen, oder ist dafür einfach nicht genug Zeit vorhanden, kann man ihn daran erinnern, dass sein Geist und sein Körper alle paar Stunden im Laufe des Tages und der Nacht einen natürlichen Zyklus ultradianer Heilung und des Lösens von Problemen durchlaufen, sogar wenn er schläft und träumt. Sorgen Sie dafür, dass der Heilungsprozess selbstständig seinen Gang nehmen kann, und bitten Sie den Klienten, alle Veränderungen und Verbesserungen zu registrieren, die ihm im Laufe der nächsten Tage auffallen.

Aus Hills Fallsammlung: Innen festhalten, sich der Auflösung widersetzen

Eine Frau Ende 40 kam in einem sehr aufgebrachten Zustand, der sie schon seit einem Jahr, dem Zeitpunkt ihrer Scheidung, verfolgte, zur Therapie. Erstaunlicherweise wirkte sie sehr munter und sah ihre Zukunft ausgesprochen positiv. Sie hatte eines jener Gesichter, die immer so wirken, als sei der betreffende Mensch glücklich. Wir sprachen über ihre Scheidung und einige der Schwierigkeiten, die sie danach gehabt hatte, darunter auch solche in einer neuen, wieder sehr unbefriedigenden Beziehung. Sie hatte das Gefühl, dass sie mit anderen Problemen in ihrem Leben immer fertiggeworden war, diese Ressourcen aber in ihrer aktuellen Situation nicht nutzen zu können. Sie wollte etwas finden, das ihr momentan verborgen war. Wir verbrachten die erste Sitzung größtenteils damit, über die Vergangenheit zu reden und über einige ihrer Hoffnungen bezüglich der Zukunft zu diskutieren. Weil sie sicher war, dass eine weitere Sitzung ihr helfen würde, vereinbarten wir einen Termin für die folgende Woche.

In der zweiten Sitzung sprach ich die Mysterien unserer inneren Welt an und die Möglichkeit, einen Prozess zu nutzen, der ihr Bewusstsein mit ihren inneren Ressourcen verbinden würde. Sie brauche nichts weiter zu tun, als ihre Hände vor ihrem Körper zu halten. Weil sie dazu sofort bereit und außerdem neugierig war, beschloss ich, ihr die Mirroring-Hands-Arbeit vorzustellen.

Phase 1

Wir begannen mit der üblichen Vorbereitung, wozu ich sie auf ihre Hände fokussieren ließ und sie aufforderte, sie so zu untersuchen, als hätte sie das noch nie getan. Ich warf die Frage auf, ob sich eine ihrer Hände schwerer anfühle als die andere. Es ist schwierig, als Therapeut zu erkennen, ob eine Empfindung gegenüber einer anderen bevorzugt wird. Vielleicht stand in diesem Fall im Vordergrund, dass die Scheidung und die mit ihr verbundene Geschichte ziemlich »schwer« und dramatisch klang. Vielleicht hatte ich die Schwere ihres Herzens gespürt. Trotzdem bewegte sich ihre rechte Hand schon kurz nach meiner Frage aufwärts. Die Reaktion war sehr klar.

Phase 2

Ich frage mich: Welche Ihrer beiden Hände diese Aufgebrachtheit hält? ... Wird die Energie der Aufgebrachtheit in diese Hand fließen? ... Und wird diese Hand irgendeine Bewegung ausführen und so zeigen, dass sie etwas empfängt?

Die Finger ihrer »schweren« Hand fingen an, sich auszustrecken, und einen Moment später rollten sie sich zusammen.

Wunderbar ... Ihre schwere Hand nimmt ... dieses Gefühl, die Aufgebrachtheit ... ja ... und ... Ob Sie Ihrem Geist wohl gestatten können, sich die Erzählung über die Aufgebrachtheit noch einmal vorzunehmen? ... Und zwar nicht nur die Worte, die wir schon gesprochen haben ... sondern auch Dinge, über die Sie noch nicht nachgedacht haben oder an die Sie sich nicht mehr erinnern ... von diesem Augenblick zum Anfang zurück oder vielleicht vom Anfang zu diesem Augenblick zurück? ... Und während Ihnen diese Gedanken durch den Sinn gehen, nähert sich Ihre Hand sanft dem Oberschenkel ...

Die drei Punkte stehen jeweils für eine klientenresponsive und interaktive Pause. Der Dialog dauerte einige Minuten. Die Augen der Klientin schlossen sich spontan, als er begann, und ihre Hand sank ein wenig und hielt dann inne. Die Bewegung ihrer Hand in Richtung des Oberschenkels unterschied sich von allen Situationen dieser Art, die ich bisher jemals miterlebt hatte. In den nächsten 20 Minuten schwiegen wir größtenteils. Offensichtlich war bei der Klientin viel in Bewegung. Sie hielt ihre Hand zunächst fast starr, ließ sie dann plötzlich zwei bis drei Zentimeter sinken und hielt während einer weiteren Periode innerer Verarbeitung erneut inne. Einige Male flossen Tränen, aber sie zeigte nicht das geringste Interesse daran, ihre Tränen auch nur abzuwischen. Sie war völlig in etwas für sie offenbar sehr Wichtiges versunken. Ich lasse in solchen Fällen unterstützende Bemerkungen wie die folgenden einfließen, wenn ich den inneren Drang dazu verspüre.

Ja ... wunderbar ...

Sie erleben außergewöhnliche Dinge ...

Tränen ... ja ...

Sehr tapfer, dass Sie fortfahren ... Ihre Erzählung zu spüren ...

Als ihre Hand schließlich auf ihrem Oberschenkel ankam, seufzte sie tief, und Kopf und Schultern fielen nach vorn, als wäre sie erschöpft.

Phase 3

Wunderbar! ... Was für eine außergewöhnliche Reise! ... Werden wir unsere Aufmerksamkeit nun auf Ihre andere Hand konzentrieren ...

> um die Ressourcen und Fertigkeiten und Stärken zu erforschen, die verborgen waren oder zurückgehalten wurden? ... Wird diese Hand sich auf eine von Ihnen gewünschte Weise bewegen, und werden Sie wiederentdecken, was sich, wie Sie wissen, in Ihnen befindet?

Dieser Teil des Prozesses verlief völlig anders. Ihre Hand bewegte sich nach oben, aber nicht mit den ruckartigen Bewegungen der »schweren« Hand. Während sich die Hand in Richtung ihrer Schulter emporbewegte, erhoben sich auch Kopf und Schultern. Die Hand erreichte die Schulter innerhalb weniger Minuten. Ich äußerte nur zwei oder drei unterstützende Kommentare. Rückblickend ist mir klar, dass ich genauso gut gar nichts hätte zu sagen brauchen. Als ihre Hand ihre Schulter berührte, saß sie aufrecht, ihre Augen blieben geschlossen, und ihr Gesicht wirkte ruhig und zufrieden. Ich lud sie ein, mit mir zusammen in den Raum zurückzukehren.

Phase 4

> Wenn ... ein Teil von Ihnen weiß, dass er zu geeigneten Zeiten im Tagesverlauf völlig auf sich gestellt mit dieser kreativen Arbeit fortfahren kann ... und wenn Ihr Bewusstsein weiß, dass es einfach kooperieren kann, indem es Ihnen zu erkennen hilft, wann der richtige Zeitpunkt, sich einzustimmen, gekommen ist ... werden Sie dann spüren, dass Sie sich dehnen, die Augen öffnen und völlig wach werden, sodass Sie über das Geschehene nachdenken, über alles reden und alles mitteilen können, was Sie im Alltagsleben tun könnten und was Sie herausgefunden haben?

Schon nach kurzer Zeit öffnete die Klientin die Augen, streckte die Arme aufwärts und seufzte tief. Dann schwieg sie etwa eine Minute und fragte anschließend, wie lange sie dies getan hätte. Ich fragte sie, was sie glaube, wie lange unsere Arbeit gedauert habe. Ihrem Gefühl nach waren es zehn bis 15 Minuten gewesen. Als ich ihr sagte, es seien eher 30 Minuten gewesen, reagierte sie verblüfft. Zeitverzerrung ist ein häufiger Indikator für eine tief nach innen gerichtete Fokussierung und für eine allgemeine Wachtrance (Erickson 2008, S. 271–272). Wir sprachen über das, was sie erlebt hatte, doch ihr sachdienlichster Kommentar war:

»Ich fühlte mich durch etwas gefesselt. Ich weiß nicht genau, was es war ... nur ... dass ich mich gefesselt fühlte. Aber dann geschah etwas, und danach war alles, was mich vorher geplagt hatte, verschwunden. Als meine Hand meine Schulter berührte, war ich ... nicht mehr gebunden ... Ich habe jetzt das Gefühl, dass ich alle möglichen Entscheidungen treffen kann. Ich fühle mich nicht mehr an etwas gebunden ...«

Anlässlich einer Follow-up-Untersuchung berichtete sie einige Jahre später:

»Ich weiß wirklich nicht, was geschehen ist. Ich weiß nur, dass ich mich gefesselt fühlte; ich weiß nicht, was mich befreit hat, aber irgendwann war ich nicht mehr festgebunden ... und ich habe dieses Gefühl danach nie mehr gehabt. Die Scheidung war schrecklich, aber durch etwas gefesselt zu werden, das ich weder sehen noch berühren konnte, war auch sehr belastend. Ich nehme an, nichts davon ist in meinem Bewusstsein geschehen, genau wie Sie gesagt haben, und etwas, das sich nicht in meinem Bewusstsein befand, war nötig, um mich zu heilen: Was es auch gewesen sein mag ... es hat seinen Zweck erfüllt.«

Rückblick

Es mag allen Werten, die in herkömmlichen Ausbildungen vermittelt werden, widersprechen, sich vorzustellen, dass ein Klient eine effektive und erfolgreiche Therapie absolvieren kann, ohne dass er verbal zu beschreiben vermag, was geschehen ist. Aber wir haben gelernt, dass die Botschaften, die aus der impliziten Sphäre stammen, sehr simpel erscheinen können. Die Klientin konnte das Problem nur sehr simpel beschreiben, aber die bewusste Botschaft, *sich gefesselt zu fühlen*, reichte aus, um ihr klarzumachen, dass das Problem entdeckt war. Dass sich die impliziten Problemlösungsprozesse als ebenso simpel entpuppten, nämlich als das Gefühl, *nicht mehr gefesselt zu sein*, reichte ebenfalls aus, um ihr klarzumachen, dass eine Veränderung stattgefunden hatte und dass sie beginnen konnte, positive Entscheidungen zu treffen und Zukunftspläne zu schmieden. Wir brauchen nur, was wir brauchen, auch wenn wir nicht *genau* wissen, warum und wie wir an einen Punkt gelangt sind, wo wir sein müssen.

7 Natürliche, angenehme und sensible Beobachtung

Die Kunst der klientenresponsiven Therapie

RH ... Alles, was ich lerne, alles, was ich herausfinde, wird zum Sprungbrett, nicht zu einer sicheren Plattform.

ELR Genau!

RH ... Und auf der Grundlage des so erworbenen Wissens springt man ins Unbekannte – man geht über den Randbereich des Wachsens und der Entwicklung hinaus ...

ELR ... Man findet Trost im Unbekannten, im »Ich weiß nicht« ...

RH Ja, man fühlt sich wohl dabei, dass »Nicht wissen ...« nur eine Einladung ist, ein neues Sprungbrett zu entdecken.

(Aus den Gesprächen von Rossi und Hill im Juni 2016)

Haben Sie sich schon über einige Begriffe gewundert, die wir in diesem Buch ständig benutzen – »natürlich«, »natürliche Problemlösungsfähigkeiten«, »Behagen« (Comfort) und »sensible Beobachtung«? Eigentlich ist leicht zu verstehen, was diese Bezeichnungen bedeuten sollen; trotzdem werden wir sie in diesem Kapitel gründlicher untersuchen. Zwar wurde Ihnen dieses Buch zunächst als Anleitung für die Nutzung einer Technik vorgestellt, aber wir nehmen an, Ihnen ist mittlerweile klar, dass Mirroring Hands ein neuartiger und manchmal anspruchsvoller Ansatz therapeutischer Arbeit und Praxis ist.

Unsere bisherige Reise

Wir haben Ihnen in Kapitel 2, »Denken *in* den Systemen des Lebens«, eine neue Denkweise vorgestellt, die sich auf die Komplexität des Lebens einlässt. Anschließend haben wir Ihnen nichtdirektive Arten des Sprachgebrauchs bei der Arbeit mit Klienten erläutert, indem wir in Kapitel 3 das »Erschließen natürlicher Verbindungen« behandelt und in Kapitel 4 »Sprachprinzipien« vorgestellt haben. Wir haben Ihnen empfohlen, die Verantwortung für therapeutische Veränderungen auf den Klienten zurückzuübertragen und ihm die Kontrolle darüber zu ermöglichen. Und zwecks Erweiterung des von Carl Rogers entwickelten klientzentrierten Ansatzes und der dementsprechenden Reflexion haben wir Sie gebeten, darüber nachzudenken, wie Sie zu einem *klientenresponsiven* Therapeuten werden können, der die Reise seines Klienten durch Beobachtung und Responsivität fördert, dem Klienten jedoch keine Instruktionen oder Anweisungen gibt. Dieser Ansatz macht die effektivste Therapie möglich, weil der Klient mithilfe seiner eigenen natürlichen Problemlösungsfähigkeiten und seiner Geist-Körper-Heilung in Aktion tritt.

Wir fordern den Therapeuten auf, das Geschehen in der Therapie nicht zu lenken, sondern seine Fähigkeit zu sensibler Beobachtung zu nutzen, um alles, was in der therapeutischen Situation geschieht, zu *beobachten*, zu *registrieren* und darauf zu *antworten*. Wie ein Musiker beim Improvisieren nutzt der Therapeut sein Fachwissen, seine akademische Vorbildung und seine langjährige Praxiserfahrung, um spontan das im betreffenden Augenblick Erforderliche und der Situation Angemessene hervorzubringen. Erickson sprach oft von der Einzigartigkeit jedes therapeutischen Erlebnisses. Eine Therapie ist dann am effektivsten, wenn sie auf die konkreten aktuellen Bedürfnisse eines Klienten *antwortet* (Erickson 2008). Klienten *nutzen uns* – unser Wissen, unsere Fertigkeiten und unsere Erfahrung –, um ihre eigenen natürlichen Problemlösungsfähigkeiten zu entdecken und die Geist-Körper-Heilung zu initiieren. Wir sind letztlich keine Heiler, sondern wunderbare, natürlich und sensibel beobachtende Förderer, die helfen, das Leben anderer Menschen und unser eigenes Leben zu verbessern. Was für ein wunderschöner Beruf!

Natürlich

Was ist natürlich? Unter all den Dingen, die wir als natürlich bezeichnen mögen – Lebewesen, leblose Objekte, Bäume, Flüsse, Felsen, Säugetiere, Vögel, Menschen und noch vieles mehr –, ist das größte Wunder, wie alle diese Dinge durch ihre Interaktion die Welt der Natur kreieren. Bevor die Menschen ein Gehirn hatten, das wissen, verstehen und die Natur beeinflussen kann, fand die Entwicklung der natürlichen Welt ohne jede Anleitung statt, ausschließlich auf der Grundlage kreativer Interaktion (Feistel a. Eberling 2011). Vor etwa 13,8 Milliarden Jahren kam es zwischen einem halben Dutzend

Formen von Materie, der Energie von Hitze und Kälte, Dichte und Zeit zu einem Zusammenwirken, durch das schließlich Wasserstoff- und Heliumatome entstanden (Bertulani 2013). Die Reaktionen und Interaktionen setzten sich fort und verursachten Veränderungen und Neuschöpfungen, die wieder in das System eingespeist wurden und weitere Veränderungen und Entwicklungen einleiteten. Über Milliarden von Jahren manifestierten sich immer neue Eigenschaften, Qualitäten und Quantitäten, aus denen Sterne, Galaxien, Planeten und – zumindest auf *einem* Planeten – Lebewesen wurden, die sich allmählich zu den vielen Millionen Arten entwickelten, die heute auf der Erde leben (Darwin 2018). Unter diesen lebenden Spezies gibt es eine, die nicht nur weiß, dass sie lebt, sondern auch weiß, dass sie dies weiß – Menschen sind sich ihres Bewusstseins bewusst (wir sind die menschliche Subspezies – »diejenigen, die wissen, und die wissen, dass wir wissen«) (Siegel 2016, S. 5). Was für eine außergewöhnliche Reise von der Existenz von Materie und Energie zur Entstehung fühlender Lebewesen geführt hat! Man kann sich nur schwer vorstellen, dass der Schlüssel zu diesem Prozess eine so simple, grundlegende Qualität komplexer adaptiver Systeme ist: die Selbstorganisation (Di Bernardo 2010, S. 89–110).

Selbstorganisation ist natürliche Problemlösung

Wie schon in Kapitel 2 beschrieben wurde, ist die Selbstorganisation einer der wichtigsten Vorgänge in der Natur – die Art, wie die Natur Probleme löst. Die implizite Welt in uns ist nicht von kognitiven Direktiven abhängig, und ob sie ihre Funktion erfüllen kann, hängt größtenteils von natürlichen Selbstorganisationsprozessen ab (Camazine et al. 2001). Indem wir das explizite kognitive Gewahrsein mit der impliziten inneren Verarbeitung verbinden, beteiligen wir uns aktiv an der Sicherung unseres Überlebens und Wohlbefindens. Hat sich die notwendige Vorbereitung selbst organisiert, steigt die emotionale Intensität an und manifestiert sich in Form bewussten, selbstbestimmten Denkens, beispielsweise in Form des Gedankens »Ich bin hungrig« (Scherer 2009, S. 3459–3474). Leider können viele Faktoren den gesunden Fluss zwischen impliziten Prozessen und bewusstem Gewahrsein stören. Traumata, negative Einstellungen, krankhafte Verletzungen, soziale Probleme, Drogen, Gewalt und noch viele andere Dinge können diese Verbindung beeinträchtigen. Barrieren, Hemmungen und Dysfunktionen tragen alle zu dem Unbehagen bei, das Klienten dazu bringt, sich in eine Therapie zu begeben. Mirroring Hands vermag diese Verbindung wiederherzustellen, und dass dies geschehen ist, erkennen wir daran, dass der Klient die Bewegungen und Empfindungen in seinen Händen beobachtet, *als geschähen sie völlig von selbst*, unabhängig vom bewussten Denken und von irgendeiner Anleitung von außen.

Die durch Mirroring Hands hergestellte Verbindung ermöglicht im gegenwärtigen Augenblick das bewusste Gewahrsein der Empfindungen, die durch innere Prozesse hervorgerufen werden. Der Klient beginnt gewöhnlich, sein Gewahrsein zu schätzen, wenn er merkt, dass sich seine Hände wie von selbst zu bewegen scheinen. Dies weist darauf hin, dass die Verbindung hergestellt worden ist. Danach wird ein Gewahrsein der laufenden inneren Prozesse möglich, die sich in Form von Gedanken, Ideen, Realisationen und sogar Entschlüssen manifestieren. Diese emergenten Eigenschaften und Qualitäten gelangen auf vielerlei Arten ins Bewusstsein von Klienten. Das kann in Form von Empfindungen wie Veränderungen der Atmung, Entspannungsreaktionen und anderen Veränderungen des Energieniveaus geschehen; es kann aber auch in emotionalen Empfindungen wie Erleichterung, Überraschung oder Glück zum Ausdruck kommen; und es kann förderliche Gedanken wie Einsichten, Verstehen oder Wissen, was als Nächstes zu tun ist, entstehen lassen. Diese therapeutischen Einsichten und Realisationen sind natürliche emergente Eigenschaften und Qualitäten impliziten Problemlösens. Das plötzliche Erkennen der Möglichkeit, das Problem zu lösen, basiert nicht auf *innerlich* gefundenen Worten, sondern das innere Milieu initiiert im Gehirn eine Anzahl von Prozessen und Aktivitäten, die das Bewusstsein in einen förderlichen Gedanken *übersetzt*.

Problemlösung auf der Basis von Selbstorganisation findet im impliziten inneren Raum als natürliche Funktion eines adaptiven komplexen Systems statt. Viele dieser Prozesse bewegen sich auf der molekularen Ebene, und diese ist natürlich die Domäne der Molekular- und Quantenphysik. Damit befassen wir uns in Kapitel 15, doch bedenken Sie, wenn Sie sich mit den Gründen hinter dem »merkwürdigen« Erlebnis Ihrer Klienten, dass sich ihre Hände *wie von selbst* bewegen, beschäftigen, dass dieses Erlebnis auf Veränderungen tief reichender biologischer Prozesse beruht, was molekulare Aktivität in den Chromosomen (Jorgensen 2011) und die Interaktion *ionisch geladener Moleküle* in den Neuronen und Synapsen einschließt

(Schwartz, Stapp a. Beauregard 2004). Diese *Fluktuationen* verändern die Möglichkeiten des Systems so, dass in Reaktion auf Feedback und Selbstorganisation Wahrscheinlichkeiten entstehen. *Der Quantentheorie zufolge fluktuieren Wahrscheinlichkeiten aufgrund der Veränderungen von durch das Möglichkeitsfeld fließenden Energiewellen* (Krauss 2011). Einige dieser Wahrscheinlichkeiten werden zu Tatsächlichkeiten und manifestieren sich im Bewusstsein auf Weisen, die wir beobachten und bezüglich derer wir gleichzeitig ein subjektives Empfinden entwickeln können. Dieses Empfinden wird *Quantenqualia* genannt, und damit ist etwas gemeint, das dem (ganzheitlichen) inneren Empfinden (Felt Sense) ähnelt.[20] In Kapitel 15 befassen wir uns mit den feinsten subjektiven Empfindungen, die wir *Quantenqualia* nennen; doch Sie werden sicher bestätigen, dass es noch vieles gibt, was wir vorher verstehen müssen. Wir befinden uns *im Randbereich des Wachstums und der Entwicklung*.

Um eine gute Therapie durchführen zu können, brauchen wir diese Dinge jedoch nicht in ihrer ganzen Tiefe zu verstehen, obwohl dies sowohl spannend als auch für die Weiterentwicklung unseres Verständnisses der Psychotherapie und anderer Heilkünste wichtig ist. Im folgenden Abschnitt wird ein außergewöhnliches Resultat neuester Untersuchungen beschrieben. Wir sehen dies als einen glücklichen Umstand an, den wir nicht ungenutzt lassen wollten, weil er uns einen Einblick in die therapeutischen Fortschritte ermöglicht, die wir erzielen können, wenn wir lernen, uns in die auf molekularer und quantenphysikalischer Ebene energetischer Aktivität stattfindenden inneren Prozesse einzustimmen. Im Rahmen dieses Experiments wurden physikalische Aufzeichnungen der Gehirnaktivität gemacht, die dann vom involvierten Forscher in das übersetzt werden konnten, was die Versuchsperson dachte.

Erforschen des impliziten inneren Raums

Das Locked-in-Syndrom ist der entsetzliche Zustand, in dem ein Mensch bei vollem Bewusstsein, sein Körper aber gelähmt und er zu sprachlichen Äußerungen nicht fähig ist. In sehr wenigen Fällen dieser Art hat man bei solchen Menschen minimale, fast nicht bemerkbare kontrollierte Bewegungen entdeckt. In dem bekannten Fall von Jean-Dominique Bauby wurde festgestellt, dass der Patient kontrolliert

20 Definition unter: https://plato.stanford.edu/entries/qualia/ [22.12.2020].

mit dem linken Augenlid blinzeln konnte. Er nutzte dies, um seine Lebensgeschichte, *Schmetterling und Taucherglocke,* zu »diktieren«, die auch erfolgreich verfilmt wurde (Bauby 1997). Niels Birbaumer und seinem Team gelang ein wichtiger Durchbruch hinsichtlich der Kommunikation mit Patienten mit Locked-in-Syndrom (Chaudhary et al. 2017). Bei früheren Untersuchungen mit Patienten, bei denen keine expliziten Bewegungen zu erkennen waren, hatten die Forscher implizite Gehirnwellenmuster untersucht. Doch leider gelang es mit keinem der heute existierenden Gehirn-Computer-Schnittstellen, etwa dem EEG, ein über reinen Zufall hinausreichendes Ergebnis zu erzielen. Birbaumer und sein Team ergänzten ihre Untersuchungen durch eine Messung von Veränderungen hinsichtlich der Oxigenierung in der Frontozentralregion des Gehirns unter Verwendung der funktionellen Nah-Infrarot-Spektroskopie (fNIRS – Functional Near-Infrared Spectroscopy) und eines impliziten »Attentional-Processing-Verfahrens«. Der Hintergrund ist, dass die Sauerstoffversorgung steigt, wenn bestimmte Gehirnbereiche aktiviert werden. Könnte diese Verstärkung der Sauerstoffzufuhr ein eindeutiges Muster für simple Gedanken erzeugen? Vier Patienten stellte man mehrere Wochen lang einfache Fragen, um herauszufinden, welcher Oxigenierungsgrad und welche EEG-Muster zuverlässig als Repräsentation einer Ja- oder Nein-Antwort gelten können. Den Forschern gelang es so, ein Resultat mit einer Zuverlässigkeit von mehr als 70 % zu erzielen. Wurden die Patienten aufgefordert, auf die Aussage »Ich lebe gern« und »Ich fühle mich glücklich« zu reagieren, antworteten sie zur Überraschung und Erleichterung ihrer Familien und der Forscher mit »ja«.

Evidenz für die implizite »Stimme« und die Geist-Körper-Geist-Kommunikation

Die Forscher ließen eine nichtdirektive offene Äußerung verlauten, die der jeweilige Patient zwar bewusst wahrnahm, auf die er aber nicht reagieren konnte. Beim Mirroring-Hands-Prozess fragt sich der Therapeut, ob sich die Hand in Richtung des Oberschenkels des Patienten nach unten bewegen wird, ohne dass der Klient dies bewusst beeinflusst. In der soeben beschriebenen Untersuchung waren die Forscher nicht auf der Suche nach einer bewussten kognitiven Reaktion, sondern die Gehirn-Computer-Schnittstelle registrierte die impliziten Reaktionen der Patienten auf *molekular-energetischer Ebene.* Beim

Mirroring-Hands-Prozess ist die *wie von selbst stattfindende* Bewegung der Hand des Klienten die implizite Reaktion auf innere Prozesse auf *molekular-energetischer Ebene*. Die neuronalen Mechanismen und die Muster des Energieflusses im Gehirn der Untersuchungsteilnehmer, die Muster der Oxigenierungsstärke einschlossen, organisierten sich selbstständig zu einem Zustand, der mit dem bewussten Bedürfnis, mit »Ja« oder »Nein« zu antworten, in Einklang stand. Die Forscher konnten das EEG und die Oxigenierungsreaktion dann als eine emergente Eigenschaft übersetzen, die das Wort »Ja« oder »Nein« repräsentierte. Bei der Mirroring-Hands-Arbeit passt sich der innere Zustand dem an, was das Gehirn braucht, um eine Veränderung zum Positiven nicht nur im Denken, sondern auch hinsichtlich ihrer *Quantenqualia* und in ihrem gesamten komplexen Selbstsystem zu bewirken.

Dieses Experiment veranschaulicht die Geist-Körper-Geist-Kommunikation. Es zeigt, dass implizite sich selbst organisierende Prozesse außerhalb des kognitiven Gewahrseins stattfinden; dass die Resultate dieser Prozesse als Gedanken, Ideen, Emotionen und Motivationen in Erscheinung treten; und dass Klienten sie nutzen können, um die eigene laufende Veränderung kreativ in Richtung Gesundheit und Wohlbefinden zu fördern. Die »gelähmte« innere Welt des Klienten, die nicht zu kommunizieren in der Lage ist, findet mithilfe des Mirroring-Hands-Prozesses einen Weg ins Bewusstsein. Die meisten Therapeuten erkennen diesen Prozess, während sie den Klienten beobachten. So verlockend es auch sein mag, den Klienten über unsere Beobachtungen und unsere sachkundige Meinung zu informieren und ihm so beizustehen, ist es nicht Aufgabe des Therapeuten, sich als jemand zu präsentieren, der etwas über den Klienten *weiß*, sondern er muss dem Klienten helfen, etwas über sich selbst *herauszufinden*.

Es mag überraschen, aber die im Bewusstsein auftauchenden Botschaften sind oft ziemlich stark vereinfachend und mehrdeutig. Wir haben uns schon mit jener simplen Empfindung beschäftigt, die aus einem komplexen Konglomerat von Ernährungsbedürfnisse betreffenden impliziten Prozessen resultiert, die den Gedanken »Ich bin hungrig« produzieren. Für die Evolution scheint das detaillierte bewusste Gewahrsein impliziter Prozesse nicht im Vordergrund gestanden zu haben. Unser Bewusstsein braucht nur so viel zu wissen, dass es eine nützliche Reaktion initiieren kann. Auf die Botschaften, die in unserem Bewusstsein auftauchen, reagieren wir dann mit Handlungen (Verhaltensweisen), Gedanken (Ideen) und Emotionen (Affekten).[21]

Am nachdrücklichsten beansprucht unsere Aufmerksamkeit das Empfinden von Schmerz. Er ist nahezu allgegenwärtig und drängt uns dazu, etwas zu tun, um seine Ursache aufzulösen oder zu beheben (Blom 2017). Andere Verhaltensweisen werden durch emergente Empfindungen getriggert, beispielsweise durch »Müdigkeit«, die uns dazu bringt, uns auszuruhen oder zu schlafen, und durch »Krankheit«, die ein Konglomerat von Verhaltensweisen hervorruft, die im Allgemeinen »Krankheitsverhalten« genannt werden und die uns dazu bringen, uns auszuruhen, uns im Falle einer Infektion von anderen fernzuhalten und Hühnerbrühe zu essen (Dantzer 2009, S. 247–264).

Nicht alle emergenten Empfindungen haben etwas mit Schwierigkeiten und Problemen zu tun. »Friedlichkeit« deutet auf innere Ruhe und Sicherheit hin und ist eine der Empfindungen, die im Zusammenhang mit der ultradianen Heilungsreaktion auftreten. »Liebe« ist eine stark vereinfachende bewusste Wahrnehmung von etwas, das komplexer ist, als dass man es auch nur in Hunderten von Bänden beschreiben könnte. »Glück«, »Vergnügen«, »Befriedigung«, »Freude«, »Zufriedenheit« sind allesamt positive Empfindungen. Diese Zustände laden zur Erforschung und Erweiterung im Randbereich des Wachstums und der Entwicklung ein und ermöglichen die Förderung dessen, was Barbara Fredrickson »broaden and build« (Fredrickson 2005, S. 216–239) (ungefähr »erweitern und entwickeln«; Anm. d. Übers.) genannt hat. Erweiterung im Randbereich des Wachstums schließt die Entwicklung neuer Gedanken, Ideen und emotionaler Zustände ein. Außerdem werden darin alle an der Generierung der Gedanken und Ideen beteiligten impliziten Prozesse eingeschlossen, deren wir uns ganz und gar nicht bewusst sind.

Wir wissen heute, dass positive Zustände, zu denen auch der durch die Mirroring-Hands-Arbeit kreierte zählt, zu Veränderungen der Genexpression führen (Cozzolin et al. 2015, S. 1–31), die eine gesunde Aktivität des Immunsystems und die Gesundheit der Zellen fördern und das endokrine System dazu anregen, diejenigen Hormone zu produzieren, die unser biologisches Wohlbefinden sichern (Atkinson

21 Der folgende Aufsatz enthält Hunderte von interessanten Verweisen auf bewusste und nicht-bewusste Prozesse: Morsella a. Poehlman (2013).

et al. 2010, S. 27–46; Rossi et al. 2008b, S. 39–44). Die Untersuchungen, durch welche diese inneren Prozesse entdeckt wurden, sind faszinierend, aber die wichtigste daraus hervorgegangene Erkenntnis ist, dass ein Therapeut nur auf die natürlichen Botschaften der Klienten achten und reagieren muss, um sich davon zu überzeugen, dass die Geist-Körper-Heilung aktiviert worden ist. Vielleicht wird einmal eine Zeit kommen, in der wir die Genexpression in Realzeit zu beobachten in der Lage sind, um objektiv sicher sein zu können, dass die Geist-Körper-Heilung stattfindet. Bis zu diesem Zeitpunkt können wir nur unsere subjektiven Gefühle und Empfindungen – die *Quantenqualia* – nutzen, um hinsichtlich unserer therapeutischen Bemühungen Zuversicht zu entwickeln.

Komfort, Behagen, Trost (Comfort)

»Behagen« ist eine sehr kraftvolle Feststellung dessen, was im Inneren eines Menschen geschieht. Allerdings scheint die Bedeutung dieses Wortes neuerdings gekapert worden zu sein. Behagen wird heutzutage mit einem leichten Leben assoziiert, das absolut frei von Schmerz oder Kampf ist, nicht mit Herausforderungen konfrontiert und fast hedonistischen Charakter hat. Heute scheint es wichtiger zu sein oder sogar als normal zu gelten, wenn Menschen sich ein leichtes, »komfortables« Leben wünschen, statt sich der Herausforderung zu stellen, im Randbereich des Wachstums und der Entwicklung Neues zu erkunden. Die Werbung stellt die Annehmlichkeiten, die ein Produkt garantiert, in der Regel als seine attraktivste Qualitäten heraus (Wibowo 2016; Chaudhari 2017; Samios 2017). Natürlich sind wir nicht der Auffassung, dass Menschen Komfort grundsätzlich meiden sollten; es ist jedoch wichtig, besser zu verstehen, was es damit auf sich hat. Das englische Verb »to comfort« leitet sich vom kirchenlateinischen *comfortare* her, das wiederum auf lateinisch *fortis* = »stark« zurückgeht, womit »to comfort« etwa »stärken, stark machen« bedeutet. In unserem Zusammenhang beinhaltet »Komfort«, »sich gestärkt zu fühlen«. »Jemanden zu stärken« beinhaltet umgekehrt, dem Betreffenden zu »Behagen« zu verhelfen. Behagen wird erreicht, indem man die Dinge, die ein Gefühl der Schwäche vermitteln oder die tatsächlich schwächen, verringert oder lindert. Unaufgelöster physischer Schmerz, durch emotionalen Schmerz hervorgerufenes

Leiden, Einschränkungen, Anspannung, Sorgen, Furcht, Scham und Schuldgefühle verursachen allesamt Unbehagen. Durch Verringerung solcherlei Einflüsse kann man die Empfindung des Behagens hervorrufen, die es Menschen ermöglicht, sich stärker, fähiger und besser in der Lage zu fühlen, ihr Leben zu genießen.

Kommt ein Klient mit der impliziten stereotypen Überzeugung zur Therapie, ein gutes Leben sei *nur* möglich, wenn alles leicht sei und keine Herausforderungen existierten, so wie die Werbung es uns weismachen will, wird der Betreffende kaum hart arbeiten wollen, um seine Schwierigkeiten zu lösen. Mirroring Hands umgeht diese Einschränkung durch sofortige Arbeit an einer Stärkung des Behagens: erstens insofern es sich dabei um einen sehr simplen Prozess handelt und zweitens durch Herstellung einer Verbindung zu den Stärken des Klienten – zu seinen natürlichen inneren Prozessen, Zyklen und Rhythmen. Bei der Mirroring-Hands-Arbeit halten wir sowohl beim Klienten als auch beim Therapeuten nach dem Empfinden von Behagen Ausschau, weil dies ein wichtiger Indikator dafür ist, dass die Schwierigkeiten und Herausforderungen des Prozesses in einem Zustand der Sicherheit erlebt werden, mit natürlicher Leichtigkeit und in der positiven Erwartung, dass jeder Kampf der Mühe wert ist.

Behagen als Botschaft

Behagen wurde bisher nicht gründlich erforscht. In der Positiven Psychologie beschreibt Martin Seligman Behagen als eine der positiven Emotionen, die beim Erleben authentischen Glücks eine Rolle spielen (Seligman 2003). Einige benennen die »Komfortzone« als einen psychischen Zustand, in dem Menschen sich wohlfühlen, die Kontrolle über ihre Umgebung zu haben glauben und wenig Angst empfinden (Stutz a. Michels 2012). Die detailliertesten Untersuchungen hierzu wurden von Katherine Kolcaba im Bereich der Krankenpflege durchgeführt (Kolcaba 2003). Die Autorin zeigt, dass es der Heilung und dem Wohlbefinden zugutekommt, wenn den Patienten im Rahmen ihrer medizinischen Betreuung *Trost und Behagen (Comfort)* vermittelt werden. Wenn sich dies auf den Heilungsprozess eines Menschen positiv auswirkt, muss derjenige, dessen Behagen verstärkt wird, hinsichtlich impliziter Prozesse Veränderungen initiieren, welche die natürliche Heilungsaktivität verbessern. Behagenfördernde Aktivitäten, durch die das Erleben des Patienten bereichert wird, wirken sich auf das therapeutische System aus und triggern ihrerseits implizite Aktivitäten, die Problemlösungs- und Heilungsprozesse einleiten. Mithilfe der Feedbackschleife der Selbstorganisation ermöglichen wir die Geist-Körper-Geist-Heilung. Die problemelösenden und heilenden positiven Veränderungen, die durch die natürliche Selbstorganisation implizit vonstattengehen, kreieren innerhalb des Systems neue Bedingungen, die sich im Bewusstsein des Klienten als Empfindung von Behagen oder als Wohlgefühl manifestieren.

Kolcaba zeigt, dass Behagen körperliches Behagen und die Befreiung von Leiden umfasst. Die Autorin stellte fest, dass Patienten eben durch die Erfüllung ihres Bedürfnisses nach Behagen gestärkt werden. Seinen Ausdruck findet dies in der Verringerung von Schmerzen, in der Beruhigung der Emotionszentren im Gehirn und in einem Wechsel von die eigene Person betreffenden negativen Gefühlen zu Empfindungen der Selbstwirksamkeit. Klienten berichten in einer Psychotherapie oft, sie fühlten sich wohler, wenn sie das Gefühl hätten, ihre Situation stärker beeinflussen zu können. Wie bereits erläutert wurde, legt Mirroring Hands großen Wert darauf, dass Klienten Stärke aus dem Gefühl beziehen, Einfluss auf ihre eigene Situation zu haben.

Mirroring Hands nutzt das Behagen eines Klienten in zweifacher Hinsicht:

1) Der Therapeut verhilft dem Klienten durch ermutigende, unterstützende und nichtdirektive Äußerungen zu einem Gefühl der Sicherheit und Entspannung (siehe Kapitel 4).
2) Die Nutzung eines klientenresponsiven Ansatzes ermöglicht es dem Klienten, mit einer persönlichen »Komfortzone« in Kontakt zu bleiben. Durch sorgfältige Beobachtung kann der Therapeut herausfinden, was für den Klienten natürlich ist und wann und wo er sich sicher fühlt, und auf diese Weise kann er ihn schnell von seinem Leiden befreien.

Wenn Klienten positive Emotionen zu erleben beginnen oder wenn sie in der Lage sind, den Fokus vom Negativen hin zum Positiven zu verlagern, berichten sie oft, dass sie sich wohler fühlen. In jedem Fall ist es sinnvoll, die therapeutischen Aktivitäten auf die Stärken des Klienten zu fokussieren. Zu den aussagekräftigsten Bemerkungen von Klienten zählen Dinge wie: »Ich fühle mich wohl dabei« oder »Das funktioniert bei mir«, auch wenn die Aufgabe, um die es im konkreten Fall geht, schwierig oder belastend ist. Die grundlegende Zugangsfrage stellt eine Verbindung zur Aufgeschlossenheit und Bereitschaft des Klienten her, sich durch die Umgehung von Widerstand und kognitive Beeinträchtigungen von Anfang an in der Therapie zu engagieren.

Klienten beschreiben das positive Gefühl, das sie in Gegenwart ihrer Therapeuten empfinden, unterschiedlich: als Wohlgefühl, weil sie von ihrer Schwierigkeit befreit wurden; als angenehme Empfindung in Gegenwart des Therapeuten, was eine natürliche Reaktion auf eine engagierte, klientenresponsive therapeutische Beziehung ist; als Aufgeschlossenheit dem therapeutischen Ansatz gegenüber, was durch klientenresponsive Verhandlung zwischen Therapeut und Klient erreicht werden kann; und als Aufrechterhaltung des Wohlgefühls während des therapeutischen Prozesses, was regelmäßige Überprüfung des Klienten, sensible Beobachtung und die Nutzung einer nichtdirektiven Sprache ermöglichen. Alle diese Aspekte des Behagens lassen sich mithilfe von Mirroring Hands erreichen.

Bei einem Klienten geschehen noch wesentlich mehr Dinge, wenn er Behagen empfindet. Es ist aber einfach nicht möglich, sich dieser inneren impliziten Prozesse bewusst zu sein. Die Mirroring-Hands-Arbeit fördert die natürliche Problemlösungsfähigkeit, lindert Leiden und verändert die Muster des Energie- und Informationsflusses in Gehirn und Körper. Diese sich selbst organisierenden Prozesse betreffen die Genexpression, die Proteinsynthese, die endokrine Produktion, die Plastizität des Gehirns und vieles mehr. Das gesamte System agiert im Sinne einer simultanen Kooperation, die dem Klienten aber weitgehend verborgen bleibt. Glücklicherweise kann er darauf vertrauen, dass alle diese Dinge geschehen, indem er einfach darauf achtet, wann er sich wohler fühlt.

Das Behagen des Therapeuten

Bisher haben wir uns mit dem Klienten beschäftigt. Aber auch ein Therapeut muss sein Wohlbefinden im Blick behalten. Dass er sich während einer Therapie wohlfühlt, ist wichtig, weil es die Gefahr eines Burn-out verringert, eines Problems, dessen Auftreten heutzutage leider keine Seltenheit mehr ist. Im Idealfall sollte sich ein Therapeut bei seiner Arbeit wohlfühlen. Falls Sie als Therapeut anhaltend Unbehagen spüren, kann das ein frühes Warnzeichen sein, das signalisiert, dass das Geschehen in der Therapie nicht auf einem guten Weg ist; oft handelt es sich jedoch um eine sensible Reaktion auf das unmittelbare Bevorstehen eines Phasenübergangs angesichts eines nahen Durchbruchs.

Ihr Unbehagen kann Sie auf Widerstand und Vermeiden vonseiten des Klienten vorbereiten, was es Ihnen ermöglicht, seinen Fortschritt in Richtung eines Durchbruchs hin zu Phase 3 zu fördern. Ganz gleich, ob Sie sich wohl- oder unwohlfühlen, es ist in jedem Fall gut, sich regelmäßig über die in der Therapie erzielten Fortschritte Rechenschaft zu geben. Therapeuten können bei sich selbst eine innere Überprüfung vornehmen, sich ein Bild von der Situation des Klienten machen und zu einem späteren Zeitpunkt mit einem Supervisor oder einem Kollegen eine tiefer reichende Untersuchung vornehmen. Das sich verändernde Erleben von Behagen zu beobachten liefert wertvolle Hinweise für die Verbesserung der Qualität dessen, was der Klient in der Therapie erlebt, und für die Einschätzung Ihrer eigenen Leistung als Therapeut.

Sensible Beobachtung

Was bedeutet *sensible Beobachtung*? Was »Beobachtung« beinhaltet, dürfte klar sein – dass man gezielt die Aufmerksamkeit auf etwas richtet –, aber das Wort »sensibel« oder »Sensibilität« wird in der Alltagssprache unterschiedlich benutzt. Grundsätzlich geht es dabei um eine Verstärkung der Reaktion auf Reize, was sich auf Emotionen, Licht, Bewegung und andere sensorische Stimuli beziehen kann. C. G. Jung bezeichnete im Jahre 1913 »angeborene Sensibilität« als Prädisposition, die sich unter dem Einfluss negativer Kindheitserlebnisse verändern kann (Aron 2004, S. 337–367). Der Begriff »Sensibilität« wird in diesem Kontext der Fragilität und des negativen Affekts häufig benutzt. Sensible Menschen fühlen sich leicht verletzt, registrieren alle Emotionen in ihrer Umgebung und nehmen sie wie emotionale Schwämme in sich auf. Ist der Therapeut selbst sehr empfindsam und wird vom Klienten negativ berührt, leidet der therapeutische Prozess. Man muss den Schmerz des Klienten oder seine emotionalen Kämpfe als Therapeut nicht selbst erleben, um sensibel darauf eingehen zu können. Empfindet ein Therapeut aufgrund seiner Sensibilität dem Klienten gegenüber Schmerz und Leid, so ist das ein deutliches Zeichen dafür, dass er sich um Supervision oder eine andere Form von Hilfe bemühen sollte. Ungezügelte Sensibilität ist der direkteste Weg zum Burn-out bzw. zu Empathie- oder Mitgefühlserschöpfung. Nach unserer Auffassung ist therapeutische Sensibilität *die Fähigkeit, subtile Empfindungen und Emotionen zu registrieren.*

Das entscheidende Wort ist hier »subtil«, was »minimal«, »nicht offensichtlich«, »delikat« und »nicht leicht zu erkennen« bedeutet. Werden die beiden Wörter »sensibel« und »Beobachtung« wieder zusammengefügt, lautet die Definition zum Begriff »sensible Beobachtung«: *»die Aktivität des Beobachtens im Bereich der therapeutischen Umgebung auf der Suche nach Veränderungen und Verlagerungen, die sehr subtil sein können und nicht immer leicht zu erkennen sind.«* In Kapitel 15 gehen wir ausführlicher darauf ein, wie Sensibilität auf Quantenebene zu einer neuen inneren Ressource werden kann, die erweiternd und vertiefend auf das Bewusstsein wirkt. Dieses neue Bewusstsein wird zu einem wichtigen Faktor für die aktuelle und zukünftige Entwicklung aller Schulen psychotherapeutischer Arbeit werden. Unser Mirroring-Hands-Protokoll ist in erster Linie eine leicht erlernbare Methode zur Verstärkung der wertvollsten Potenziale von Menschen – ihrer natürlichen Problemlösungs- und ihrer Geist-Körper-Heilungsfähigkeit – für die Förderung der *Quantenqualia* ihres Bewusstseins und ihrer Kognition, der Gesundheit und des Wohlbefindens mithilfe des *Quantenmikroskops* ihres kreativen Geistes.

Was wir tun

Die sensible Beobachtung des Therapeuten erkennt emergente Eigenschaften und Qualitäten, die anzeigen, dass der Klient natürliche Problemlösungs- und Geist-Körper-Heilungsprozesse erlebt. Dies schließt sowohl seine offensichtlichen Emotionen und Gedanken als auch seine impliziten Prozesse ein. Sowohl explizite als auch implizite Prozesse manifestieren sich als Emotionen, Gedanken, Verhaltensweisen und Reaktionen auf die Umgebung. Sensible Beobachtung ermöglicht, alle diese Ausdrucksformen zu registrieren. Wie man korrekt auf sie reagiert, wird zu gegebener Zeit klar. Wir veranschaulichen dies im Folgenden an einem Beispielfall. Bedenken Sie, dass viele verschiedene Dinge geschehen könnten, von denen einige offensichtlich sind und andere so subtil, dass man sie fast nicht wahrnehmen kann. Deshalb ist es naheliegend zu fragen: »Was ist, wenn ich etwas übersehe?« Die Frage ist durchaus berechtigt, weil es ja passieren kann, dass etwas übersehen wird; in der Regel wird jedoch noch genügend viel bemerkt, und die Therapie geht produktiv darauf ein. Wir haben jedenfalls noch nicht erlebt, dass sich ein Klient über Mangel an Sensibilität beklagt hat.

In einem Mirroring-Hands-Workshop fragte mich einmal ein Teilnehmer nach einer kurz vorher abgeschlossenen Demonstration: »Richard, als Sie die Klientin, die sich als eine der Freiwilligen zur Verfügung gestellt hatte, fragten, ob sie gern etwas sagen oder lieber mit ihrer privaten inneren Arbeit fortfahren würde, haben Sie das da getan, weil Ihnen aufgefallen war, dass sich ihre Lippen ganz leicht bewegten?« Zur Überraschung des Kursteilnehmers antwortete Richard: »Nein, ich erinnere mich nicht daran, dass sich ihre Lippen bewegt haben.« Dem folgte ein wichtiges Gespräch über das Wesen expliziten und impliziten Beachtens. Auch der Therapeut verfügt über emergente Eigenschaften und Qualitäten, die sich infolge von impliziten Prozessen manifestieren. Im Inneren oder unbewusst geschieht eine Menge, bevor unser Bewusstsein ins Spiel kommt. Spiegelneuronen sind nur eine der ungewöhnlichen Instanzen, die vor dem Eingreifen des Bewusstseins im Gehirn aktiv werden.

Implizit, explizit und Spiegelneuronen

Das System der Spiegelneuronen ist uns seit Mitte der 1990er-Jahre bekannt. Rizzolatti und sein Team stolperten förmlich über die Entdeckung, dass bestimmte Neuronen im Gehirn, wenn wir Bewegungen beobachten, feuern, *als ob wir selbst diese Bewegungen ausführen würden*, und dass dies unabhängig von der bewussten Wahrnehmung geschieht (Fadiga et al. 1995, S. 2608–2611; Rizzolatti a. Craighero 2004, S. 169–192). Die Aktivität der Spiegelneuronen vermittelt uns ein implizites Empfinden der Bewegungsfähigkeiten, -potenziale und -intentionen anderer Menschen (und in einem gewissen Maße auch jeder bewegungsfähigen Lebensform). Dieses System ermöglicht uns vom Zeitpunkt unserer Geburt an, wichtige Entscheidungen über Sicherheit, Rückzug und Annäherung zu treffen, und befähigt uns zu vielfältigen Formen der Wahrnehmung anderer Menschen. In heiklen Situationen, die keine offene Aktivität wie beispielsweise ein Davonlaufen erfordern, beschreiben die Betroffenen ihre Hin-zu- oder Weg-von-»Einstellung« als einem »Bauchgefühl« entspringend.

Heute wissen wir, dass es sich dabei um eine emergente Eigenschaft handelt – im vorliegenden Fall um einen Gedanken und eine Einstellung –, die aus der komplexen impliziten Aktivität des Systems der Spiegelneuronen resultiert. Wie bereits erwähnt wurde, sind emergente Gedanken oft nicht besonders konkret, aber sie sind nützlich, sofern die Übermittlung der Botschaft uns dazu bringt, eine nützliche Handlung zu initiieren. Der entscheidende Punkt bei diesem etwas langen Beispiel ist, dass die sensible Beobachtung auch auf der impliziten Ebene stattfindet. Es gibt auch noch andere implizite Wahrnehmungen, etwa emotionale Empathie und intuitive Einsichten, bei denen wir nicht immer mitbekommen, was tatsächlich geschieht. Wir verlassen uns darauf, dass unsere impliziten Prozesse eine emergente Eigenschaft oder Qualität erzeugen, die dann in unserem Bewusstsein auftaucht.

Aber wir müssen auf diesem Weg noch einen Schritt weitergehen: Der Klient ist sich möglicherweise auch des Aufgetauchten nicht bewusst, insbesondere wenn es sich um eine motorische Aktivität handelt. Dies kann Körperbewegungen und den Gesichtsausdruck betreffen. Es handelt sich hier um den gleichen Prozess wie bei den Händen, die sich *ganz von selbst* bewegen. Auf Nachfragen hin berichtete die Frau, die sich in Richards Workshop als Freiwillige für eine Demonstration zur Verfügung gestellt hatte, ihr sei absolut nicht klar gewesen, dass sich ihre Lippen bewegt hätten. Auch diese Bewegung war für sie eine emergente Eigenschaft gewesen. Ihr war aber sehr wohl klar, dass der Zeitpunkt, zu dem sie aufgefordert worden war, ein paar Worte zu äußern, genau richtig gewesen war. Dies hatte ihr ermöglicht, die Mirroring-Hands-Arbeit auf eine für sie sehr wichtige Weise fortzusetzen. Dies ist ein gutes Beispiel für den Unterschied zwischen Fördern und Anleiten. Und es veranschaulicht auch, inwiefern wir unserer sensiblen Beobachtung auf impliziter Ebene vertrauen können. Erfahrung stärkt das Vertrauen des Therapeuten, dem spontan Auftauchenden zu folgen und damit zu arbeiten.

Aus Hills Fallsammlung: Die Subtilität der Synchronie

Im Rahmen der gleichen Demonstration vergoss die Klientin später Tränen, und ihre Nase fing an zu laufen. Die Flüssigkeiten auf ihrem Gesicht schienen sie nicht zu stören, und ihre Augen blieben geschlossen; deshalb griff ich nicht ein. Ich hatte sie beim Weinen beobachtet und die anderen Kursteilnehmer um ein Taschentuch gebeten. Eine Frau gab mir eines. Die Freiwillige fuhr mit ihrer Arbeit fort, und ich wartete geduldig mit dem Taschentuch in der Hand; ich widerstand der Versuchung, ihren Prozess zu unterbrechen, denn das wäre passiert, hätte ich ihr das Taschentuch sofort gegeben. Sie berichtete über die Erinnerung, die im Geiste an ihr vorüberzog. Sie war zwar emotional aufgewühlt, hatte aber völlig die Kontrolle über das, was sie tat und was sie sagte. In einem bestimmten Moment, als sich unsere Hände gleichzeitig bewegten, nahm sie das Taschentuch, putzte sich die Nase und erlebte einen plötzlichen Durchbruch. Sie durchlebte einen *Phasenübergang,* der sich seit etwa 15 Minuten angekündigt hatte, und wechselte in Phase 3. Dann öffneten sich spontan ihre Augen, und sie sprach schnell und begeistert über die Offenbarung, die sie beim Putzen der Nase erlebt hatte. Wir werden hier nicht auf Einzelheiten dieser Situation eingehen, aber festhalten: Es war ein sehr tiefes Erlebnis.

Der gleiche Teilnehmer, der vorher nach den Lippenbewegungen gefragt hatte, fragte nun: »Woher wussten Sie, wann Sie ihr das Taschentuch geben mussten? Sie haben es einige Minuten lang ganz in ihrer Nähe gehalten.« Ich antwortete das Gleiche wie bei der ersten Frage: »Mir ist nicht klar, dass ich etwas wusste; ich nehme allerdings an, dass ich mit der Frau so im Einklang war, dass meine Hand sensibel auf die Bewegung ihrer Hand reagierte.« Die Teilnehmerin überraschte uns noch mehr, als sie erklärte: »Ich brauchte das Taschentuch genau in diesem Moment. Ich erinnere mich nicht daran, ob ich wusste, dass Richard ein Taschentuch in der Hand hielt. Vor meinem inneren Auge schwebte ein Taschentuch genau vor mir. Mir war klar, dass ich nichts weiter zu tun brauchte, als es zu nehmen, mir damit die Nase zu putzen und mich so von meiner Abhängigkeit von ... zu befreien.« Dann beschrieb sie, wovon sie sich befreit hatte.

Bei der Arbeit mit einem Klienten kann man viele Dinge bemerken. Die sensible Beobachtung beginnt, sobald der Klient den Behandlungsraum betritt, und endet, wenn er ihn wieder verlässt. Viele Dinge geschehen im Laufe der Mirroring-Hands-Arbeit, aber dieser Ansatz schließt die gesamte Kooperation des Therapeuten mit dem Klienten ein. Das beobachtende Gewahrsein und das innere Empfinden des Klienten setzen schon ein, bevor Therapeut und Klient sich namentlich begrüßt haben, und zeigen sich darin, wie der Klient geht, wie er sitzt, wohin er sich setzt, in welche Richtung er schaut, wie er seine Stimme moduliert, welche Worte er benutzt, wie er atmet, wann und wie er seine Haltung ändert, welche minimalen Körperbewegungen er ausführt und wie sich sein Gesichtsausdruck wandelt. Es gibt unzählige Möglichkeiten. Auch was Sie als Therapeut tun, ist wichtig: wo Sie sitzen, wann Sie sich bewegen, wie Sie das Erstgespräch gestalten, welche Frage Sie zuerst stellen usw. Der Klient achtet auf alle diese Dinge und reagiert sowohl explizit als auch implizit auf sie.

Die neun impliziten Stimmen

Abgesehen von dieser Vielzahl subtiler Möglichkeiten, die im Laufe einer Therapiesitzung zur Geltung kommen können, gibt es noch wesentlich mehr potenzielle Wirkfaktoren. Die folgende Liste beschreibt kurz, was wir die *neun impliziten Stimmen* nennen. Dabei handelt es sich um den Lebensstil betreffende und biologische Indikatoren, die zusätzliche Informationen über Klienten liefern können. Wohlbefinden und das Streben nach Gesundheit und Wohlergehen schlagen sich überall in der Biologie von Menschen nieder, weshalb wichtige Indikatoren von unerwarteten oder ungewöhnlichen Orten stammen können (Hill 2006).

1) **Haut:** Eine blasse Hautfarbe ist ein Anzeichen für eine schlechte Durchblutung, die auf affektive Probleme wie eine Depression hinweisen kann, aber auch auf Furcht und Angst und insbesondere auf Panik. Die Elastizität der Haut ist ein Indikator für den Gesundheitszustand des Immunsystems. Eine unelastische Haut kann auf die Existenz chemischer Stoffe hinweisen, die bei starken Entzündungsprozessen und oxidativem Stress entstehen. Beide Phänomene können Reaktionen auf einen hohen Kortisolspiegel sein, der durch starke Sorgen und großen Kummer hervorgerufen worden ist (Fried 2013, S. 119–125).
2) **Schlaf** ist einer der wichtigsten Faktoren für jeden Aspekt der Gesundheit, aber insbesondere für die psychische Gesundheit. Schlafmangel verringert die Schmerztoleranz und kann das Leben sehr unangenehm machen. Psychische Störungen werden durch schlechten Schlaf verursacht und beeinträchtigen ihrerseits die Schlafqualität. Auch die Nutzung elektronischer Geräte vor dem Zubettgehen wirkt sich negativ auf den Schlaf aus (Milojevich a. Lukowski 2016).
3) **Sonne:** Sonnenlicht ermöglicht die körpereigene Produktion von Vitamin D. Man kann dieses Vitamin zwar auch in Form von Nahrungsmitteln oder Nahrungsergänzungsmitteln zu sich nehmen, aber für die Wirkung der Sonne gibt es keinen Ersatz.

Der Stoff wird zwar als Vitamin bezeichnet, ähnelt aber eher einem Hormon d. h. einem Botenstoff, der das Zellverhalten beeinflusst). Vitamin D wird im Körper umgewandelt und wird dadurch zu einem *Transkriptionsfaktor der Genexpression im Gehirn* (Humble 2010, S. 142–149).

4) **Zucker:** Hier geht es einerseits generell darum, was Menschen essen, aber auch spezifisch um die Menge und Art des Zuckers, die sie konsumieren. Gewichtszunahme setzt den Körper unter Stress und erhöht die Produktion vieler problematischer chemischer Substanzen – beispielsweise erhöht Zuckerkonsum den Kortisolspiegel und den Einfluss entzündungsfördernder Stoffe, was den oxidativen Stress zusätzlich verstärkt. Den Zuckerkonsum zu reduzieren ist eine der einfachsten Möglichkeiten, die psychische Gesundheit zu verbessern und das gesamte System zu stärken (Devlin, Yanovski a. Wilson 2013, S. 854–866).
5) **Sitzen:** Hier geht es um Körpertraining. Die meisten Gewebe unseres Körpers erfüllen ein und denselben Zweck: Sie helfen uns, uns zu bewegen. Große Bereiche unseres Gehirns sind in motorische Aktivitäten involviert. Es ist natürlich, sich zu bewegen, und unnatürlich, dies nicht zu tun. Viele der chemischen Stoffe im Körper, die uns Probleme bereiten, werden durch Körpertraining abgebaut. Sich mehr zu bewegen und in anderer Form aktiver zu werden ist eine weitere einfache Möglichkeit, eine Depression zu lindern (Sharma, Madaan a. Petty 2006, S. 106).
6) **Stress:** Stress kann in vielen verschiedenen Formen im Gehirn und im Körper zum Ausdruck kommen, die alle die Geisteshaltung und den Bewusstseinszustand verändern. Kurzzeitiger Stress, der im Laufe von einem oder zwei ultradianen Zyklen wieder aufgelöst wird, wirkt nicht besonders schädlich; anhaltender Stress hingegen kann Verwirrung und Desorientiertheit hervorrufen. Mithilfe von Mirroring Hands und durch die Nutzung der ultradianen Heilungsreaktion lässt sich Stress leicht verringern (Chetty et al. 2014, S. 1275–1283).
7) **Sex:** Die Libido ist ein leicht erkennbarer Indikator für psychische und biologische Gesundheit. Krankheiten, Stress, affektive Störungen, PTBS und angesammelte Traumarelikte bringen alle stressbasierte chemische Stoffe in das System, die sich negativ auf die Libido auswirken. Insofern ist die sexuelle Aktivität

von Klienten oft ein guter Indikator für die Verbesserung oder Verschlechterung der Situation der Betreffenden.[22]

8) **Schmerz** ist der dominierende Stimulus, der Menschen zum Handeln treibt. Sowohl in physischen als auch in emotionalen Situationen empfinden Menschen Schmerz. Soziale Zurückweisung wird in den Schmerzzentren des Gehirns registriert und kann bei Problemen, die das Selbstwertgefühl und familiäre bzw. soziale Beziehungen betreffen, als Indikator nützlich sein (Gatchel 2004, S. 795–805).
9) **Gesicht:** Das Gesicht gibt uns Auskunft über Millionen von Dingen. Die Mimik eines Menschen verrät oft, was der Betreffende denkt, bevor er selbst weiß, dass er es gedacht hat. Die Fähigkeit, Gesichter und ihren Ausdruck zu lesen, ist wichtig für die psychische Gesundheit, die soziale Teilhabe und die Bewältigung des Alltagslebens. Man kann zwar auf Testverfahren zurückgreifen, aber auch die genaue Beobachtung dessen, wie ein Klient während der Therapie auf die Mimik und den Gesichtsausdruck reagiert, kann wichtige Informationen liefern (Wolf 2015, S. 457–462).

Allzu hart

Diese vielen Informationen über Verhalten, Emotionen, Gedanken, explizite und implizite Reaktionen und anderes mehr zu berücksichtigen mag als beängstigend erscheinen und könnte die Frage aufwerfen: »Muss ich alle diese Dinge wirklich wissen, insbesondere wenn ich dem Manual einer anerkannten Therapie folgen kann?« Natürlich kann nur der Einzelne diese Frage beantworten; es könnte in diesem Zusammenhang aber von Interesse sein, sich ein Gespräch zwischen Ernest Rossi und Milton Erickson in den 1970er-Jahren anzusehen. Der im Folgenden wiedergegebene Austausch und viele wunderbare Aufsätze und Transkriptionen sind in Band 3 der 16-bändigen Ausgabe von *The Collected Works of Milton H. Erickson* veröffentlicht.

Erickson, seine Freundin Dr. Marion Moore und ich (ELR) hatten eine Weile darüber diskutiert, was einen guten Therapeuten ausmacht. Wir sprachen über die Myriaden von Hinweisen und Anhaltspunkten,

22 Siehe: http://www.healthline.com/health/depression/sexual-health#overview1 [22.12.2020].

mit denen man im Laufe einer Therapie konfrontiert wird. Erickson und Moore beharrten darauf, dass alles, von minimalen Formen mimischen Ausdrucks über Metaphern bis hin zu beiläufigen Bemerkungen als aufschlussreiche Ressource dienen kann. Sie äußerten die Ansicht, ein guter Therapeut habe ein offenes Herz, einen offenen Geist, ein gutes subjektives und objektives Gewahrsein, wache Sinne und die Fähigkeit, das Licht des Pfades zur Erleuchtung des Patienten und des Therapeuten zu sehen.

Die letzten Worte dieses Austauschs erfassen dies ebenso einfach wie prägnant (Rossi a. Rossi 2008a, S. 278):

> Rossi Wir müssen also lernen, Gesichter zu lesen. Und wir müssen lernen, die Sprachmelodie zu erfassen und die minimalen Hinweise zu deuten, die Patienten bezüglich ihres Problems erkennen lassen. Darum geht es bei alldem.
>
> Erickson Genau.
>
> Rossi Das ist eine Menge Arbeit! Es reicht nicht, dazusitzen, zu reden und Empathie zu entwickeln.
>
> Erickson Ja!

8 Beide Seiten des Spiegels halten

Potenzial und Möglichkeit offenbaren

ELR Später habe ich es dann verallgemeinert: »Wenn Sie Ihr Problem in der einen Hand halten, was haben Sie dann in der anderen Hand?« Was ist das Gegenteil eines Problems? Nun, natürlich eine Lösung! Wenn dies also das Problem ist, dann ist das, was in der anderen Hand vor sich geht, das Gegenteil – eine Heilung oder ein Aha-Erlebnis psychologischer Einsicht oder Phase 3 des kreativen Zyklus. Dann wurde das Wort »Gegenteil« für mich sehr wichtig, so wie es das auch für Carl Gustav Jung war.

(Aus den Gesprächen von Rossi und Hill im Juni 2016)

In diesem Kapitel nutzen wir Mirroring Hands, um Klienten zu helfen, die andere Seite ihres Problems zu sehen. Die alte Redensart »Den Wald vor lauter Bäumen nicht sehen« erfasst genau, wie es den meisten von uns ergeht, wenn sie mit Problemen, Schwierigkeiten und Kämpfen nicht fertigwerden. Gelingt es, das Problem auf die *eine Seite* zu befördern – und dadurch kann etwas anderes auf der *anderen Seite* auftauchen –, wird die Chance des Klienten, eine Lösung zu finden, statt im Problem stecken zu bleiben, deutlich vergrößert. Die Teile voneinander zu trennen oder einen Unterschied zwischen ihnen zu finden bedeutet zu *differenzieren*. Diese Form von Mirroring Hands kann separieren oder differenzieren und so die Essenz sowohl des *Problems* als auch des *Nichtproblems* zutage fördern.

Dominiert das Problem, kreiert der Klient ein *vom Problem dominiertes System*, das mit größerer Wahrscheinlichkeit zur Manifestation von Schwierigkeiten, Stress und emotionalen Störungen führt. Es ist wichtig zu würdigen, dass Selbstorganisation und Emergenz unabhängig davon, ob sie ein positives oder negatives Resultat erzeugen, ihre Funktion erfüllen. Selbstorganisation spricht auf die Qualitäten des Feedbacks an. Das Differenzieren der Elemente des Systems ist jedoch kein Reduktionismus. Es beinhaltet das Separieren der Teile mit dem Ziel, sie unabhängig voneinander erforschen zu können. Die Teile werden nicht voneinander getrennt, sondern nur differenziert.

Warum dies von Nutzen ist, können wir von Ilja Prigogine lernen, einem Nobelpreisträger, der auf der Grundlage seiner Studien über das zweite Gesetz der Thermodynamik das Konzept der Selbstorganisation komplexer Systeme entwickelte. Er beschrieb die positiven Auswirkungen von Differenzierung wie folgt:

> »Differenzierung der unterschiedlichen Teile eines Systems oder des Systems und seiner Umgebung [... beinhaltet, dass ...] weitere Prozesse, die in einem undifferenzierten Medium unmöglich wären, eingeschaltet werden können [...], sodass es seine Potenzialitäten manifestieren kann. [Differenzierung] [ist] eine Voraussetzung für *Information*.« (Nicolis a. Prigogine 1989)

Differenzierung befreit die Möglichkeiten, die den einzelnen Teilen innewohnen. Wenn die Teile in das gesamte Systems verflochten bzw. eingebettet sind, verlieren sie ihre individuellen Zustände und werden Bestandteil einer neuen Kombination mit eigenem Ausdruck und eigenen Möglichkeiten. Ein einfaches Beispiel ist die Situation, in der ein Musiker sich einen kleinen Teil eines Musikstücks vornimmt und nur daran arbeitet, um sich intensiv mit ihm auseinanderzusetzen. Nachdem er den ganzen Reichtum dieses Teils untersucht hat, integriert er den auf diese Weise angereicherten Teil wieder in das gesamte Werk. Ebenso arbeitet ein Schauspieler an einem einzelnen Wort, einer Phrase oder einer Szene eines Theaterstücks oder Skripts, um die in diesem Teil enthaltenen Möglichkeiten zu erforschen. Viel vom Potenzial dieses Teils kann verloren gehen, wenn man sich immer nur mit dem gesamten Text beschäftigt. Allerdings möchten wir in diesem Zusammenhang noch einmal darauf hinweisen, dass es uns nicht um die bloße isolierte Betrachtung eines Elements – um das, was Reduktionismus genannt wird – geht. Das Fragment wird nie wie ein komplettes Skript gesehen. Man isoliert es nur, um das ganze Spektrum der darin enthaltenen Möglichkeiten zu untersuchen. Anschließend integriert man das auf diese Weise angereicherte Fragment wieder in den Zusammenhang, um diesen zu würdigen. Das Gleiche gilt für das Narrativ des Klienten – für sein »Lebensskript«.

Es mag manchem widerstreben, Teile des Problems zu separieren, wenn ein Klient wahrscheinlich ohnehin unter Dissoziationen und Desintegration leidet. Allerdings besteht zwischen Dissoziation und Differenzierung ein wichtiger Unterschied. Bei der *Dissoziation* handelt es sich um eine Distanzierung, die Interaktion und Integration unmöglich macht. Die Barrieren, Brüche und Störungen werden vom Problem in einer negativen Feedbackschleife aufrechterhalten, was Traumata, pathologische Zustände und negative Bindungen einschließen kann. *Differenzierung* ist im hier gemeinten Kontext der Prozess der Unterscheidung und zeitlich begrenzten Isolation integrierter Teile mit dem Ziel, ihre individuellen Qualitäten zu untersuchen.

Selbst eine einfache Differenzierung in zwei Elemente kann neue Informationen und neue Perspektiven erschließen, die das Problem insgesamt so beeinflussen können, dass es aufgelöst und die Genesung ermöglicht wird. Die in diesem Kapitel vorgestellte Form des Mirroring-Hands-Prozesses versetzt Klienten in die Lage, eine beliebige Zahl von Gegensätzen zu erforschen – an/aus, ist/ist nicht, kann/kann nicht, Problem/Nichtproblem, Misserfolg/Nichtmisserfolg, offen/versperrt, leicht/schwer usw.

Die Nutzung von Mirroring Hands zur Enthüllung von Polaritäten erschließt in vielen schwierigen therapeutischen Situationen neue Möglichkeiten:

- *Schmerzmanagement* fokussiert sehr oft auf den Schmerz. Mit Mirroring Hands kann der Klient den Schmerz in einer Hand verorten, was die berechtigte Frage aufwirft, was sich in der anderen Hand befindet. Man kann Schmerz auch hinsichtlich seiner Lokalisierung differenzieren, insbesondere wenn es um eine unspezifische periphere Neuropathie[23] geht. Die Intensität des Schmerzes platziert man dann in die eine Hand und eine geringere Intensität in die andere. Wie kann der Klient dann von der Hand mit der stärkeren Schmerzintensität zu der Hand mit der schwächeren Intensität gelangen?
- Eine *Sucht* kann alle Gedanken an andere Dinge übertönen. Die Differenzierung von *Sucht* und *Nichtsucht* ermöglicht es dem Klienten, sich an all das zu erinnern, was nicht Sucht ist und von der Sucht übertönt wird. Dies ist oft sehr nützlich, weil es Themen wie »Familie«, »Geliebtwerden«, »Gesundheit« und »Sicherheit« in der Vordergrund rückt. Man kann auch die Elemente der Sucht den beiden Händen zuordnen. Auf diese Weise lassen sich die angenehme Seite der Sucht und ihre unangenehmen Nebenwirkungen separat erforschen. Für eine komplexere Differenzierung könnte man zusätzlich die Finger benutzen.
- *Somatische Reaktionen* treten spontan auf und können auf etwas sehr Wichtiges hinweisen. Beispiele hierfür sind eine

23 Siehe das Fact-Sheet zur peripheren Neuropathie: www.ninds.nih.gov/Disorders/Patient-Caregiver-Education/Fact-Sheets/Peripheral-Neuropathy-Fact-Sheet [22.12.2020].

> Bewegung in einem bestimmten Teil des Körpers, Veränderungen des Atemmusters, plötzlich auftretende Steifheitsempfindungen, die plötzliche Wahrnehmung eines Geruchs und Reaktionen in den inneren Organen. Die Hände können helfen, die somatische Reaktion, ihre genaue Lokalisierung im Körper oder das, was durch sie ausgedrückt wird, zu erforschen. In einer Hand befindet sich die wahrgenommene somatische Empfindung bzw. Aktivität. Was befindet sich in der anderen Hand?

Bei der Beschreibung dessen, wie wir die Polaritäten, die Gegensätze erforschen, werden wir auch wieder zunächst die vier grundlegenden Phasen aufzeigen; anschließend befassen wir uns konkreter damit, wie diese vier Phasen in der therapeutischen Praxis zur Geltung kommen; und schließlich beschäftigen wir uns mit einigen Fallstudien.

Die Polarität der Hände: Vier Phasen des kreativen Prozesses – Umwandlung eines Problems in eine Ressource

Phase 1: Information – Initiieren von Empfindungen

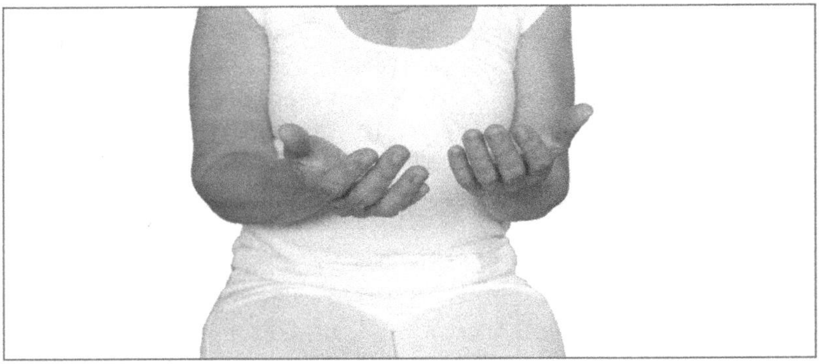

> Wenn Sie bereit sind, sich bezüglich dieses Problems wichtiger innerer Arbeit zu widmen, würden Sie dann Ihre Hände bitte mit den Handflächen nach oben vor Ihren Körper halten, als wären Sie bereit, etwas in Empfang zu nehmen?
>
> Während Sie auf Ihre Hände fokussieren, frage ich mich: Ahnen Sie wohl, welche Hand diese Furcht [oder was auch immer die negative Seite des Konflikts des Klienten sein mag] stärker erlebt oder aus-

drückt als die andere? Könnte diese Hand eine Bewegung ausführen, die zeigt, dass sie diese Furcht [oder was auch immer] enthält?

Phase 2: Inkubation – Arousal, Gefühl

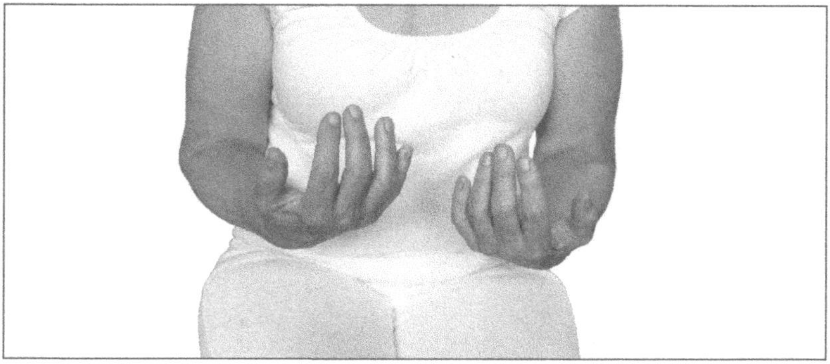

Wunderbar ... Ich frage mich: Erleben Sie gleichzeitig in Ihrer anderen Hand einen Gegensatz?

Wunderbar ... Wie mögen Sie wohl Ihre beiden Seiten gleichzeitig erleben? Können Sie sich weiter bemühen, beide Seiten zusammen zu erleben, und erforschen, was sich zwischen ihnen entwickelt? Werden sich die Hände aufeinander zu- oder sich voneinander wegbewegen? Oder wird eine andere Veränderung eintreten, zu der nur die beiden Seiten des Problems in der Lage sind? ... Wäre es für Sie in Ordnung, ein wenig darüber zu berichten, was da gerade geschieht? Oder werden Sie mit Ihrer inneren Arbeit im Verborgenen fortfahren?

Phase 3: Durchbruch und Illumination – Einsicht, Intuition

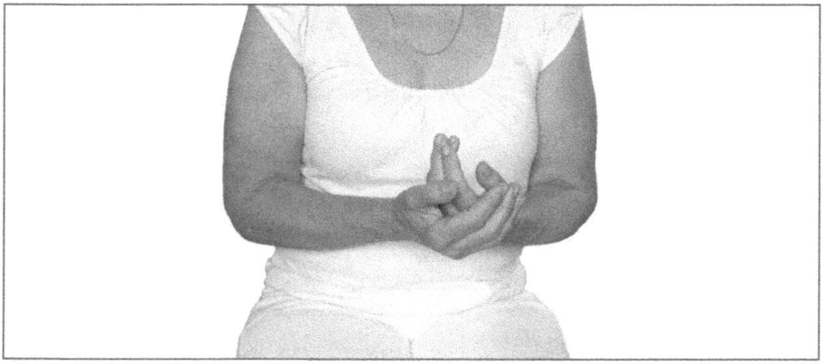

Interessant?

Verändert sich etwas?

Ist das wirklich möglich?

Gut ... Sie können nun damit fortfahren, beide Seiten Ihres »Selbst« in den beiden Händen gleichzeitig zu erleben ... auf diese neue Art ... mit dem, was Sie plötzlich realisiert haben ... es wahrnehmen ... Sind Sie bereit, mir ein wenig darüber mitzuteilen, was zwischen den beiden Händen geschieht? Oder wollen Sie mit Ihrer wunderbaren Arbeit weiterhin ungestört fortfahren?

Phase 4: Verifizierung – Reintegration, Denken

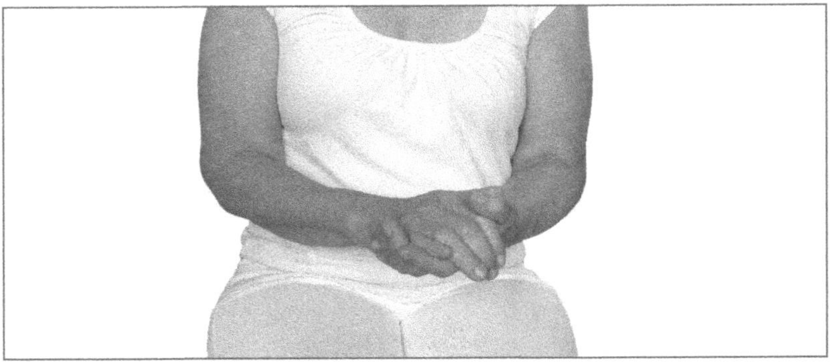

Was bedeutet dies alles für Sie?

Wie wird sich Ihr Leben nun ändern?

Wie wird sich Ihr Verhalten jetzt wandeln?

Was werden Sie ab jetzt anders machen?

Wir werden den Prozess nun detaillierter erforschen.

Phase 1: Information – Selbstbestimmtes Engagement und Differenzierung der Hände

Diese Vorbereitung ist wesentlich kürzer als die in Kapitel 3 beschriebene formelle Version. Hier geht es um eine Möglichkeit, einen Klienten schnell in den Prozess einzuführen und ihm die Kontrolle zu übertragen. Diese Methode ist in mehrfacher Hinsicht sehr nützlich, unter anderem wenn Sie merken, dass ein Klient für eine langwierige Vorbereitung nicht zu begeistern ist. Der Ansatz eignet sich auch sehr gut für einen Klienten, der Mirroring Hands bereits kennt und sich deshalb schnell darauf einstellen kann.

> Wenn Sie bereit sind, sich bezüglich dieses Problems wichtiger innerer Arbeit zu widmen, würden Sie dann Ihre Hände bitte mit den Handflächen nach oben vor den Körper halten, als wollten Sie etwas in Empfang nehmen?

Es ist in jedem Fall nützlich, wenn ein Therapeut einen Vorgang mit dem Klienten gemeinsam ausführt. Das hilft dem Klienten, wenn er unsicher ist, und verstärkt die betreffende Aktivität implizit durch die Wirkung der Spiegelneuronen. Dies lässt zwischen Therapeut und Klient Rapport und Verbindlichkeit entstehen. Außerdem sollten Sie sich stets um ein klientenresponsives Vorgehen bemühen. Der Klient mag bereit sein, mit dem Prozess zu beginnen, will aber die Handflächen nicht nach oben drehen, sondern will sie lieber nach unten gedreht halten. Ist ein Klient grundsätzlich bereit, sich zu engagieren, möchte aber einen Teil des Prozesses abwandeln, so ist das ein Zeichen dafür, dass er selbst die Kontrolle übernimmt, und genau das wollen wir ja erreichen!

> Während Sie auf Ihre Hände fokussieren, frage ich mich: Ahnen Sie wohl, welche Hand diese Furcht [oder was auch immer die negative Seite des Konflikts des Klienten sein mag] stärker erlebt oder ausdrückt als die andere? Würde diese Hand eine Bewegung ausführen, die zeigt, dass sie diese Furcht [oder was auch immer] enthält?

Selbst wenn Sie wachsam bleiben und aufmerksam beobachten, können Sie sehr subtile Signale übersehen. Scheint der Klient bereit, den Prozess fortzusetzen, oder wartet er auf Sie, können Sie ihn einfach fragen, ob er fortfahren möchte. In der Regel antwortet er darauf mit einem Nicken oder Kopfschütteln.

Phase 2: Inkubation – Zulassen, dass die Gegensätze erlebt werden und dass sie miteinander interagieren

Sobald der Klient anerkennt, dass eine Hand den negativen Aspekt seines Konflikts zum Ausdruck bringt, ist zwischen beiden Positionen und vorher unbewussten oder verborgenen Dynamiken eine Verbindung entstanden. Im Grunde hat er seine gewöhnliche Außenorientierung aufgegeben und sich seiner inneren Wirklichkeit zugewandt. Auf sie antwortet er nun so, wie es in einem Traum oder einer Fantasie geschehen kann. Der Therapeut evoziert dann eine gegensätzliche, in der Regel positivere Seite des Konflikts. Der Klient versucht herauszufinden und anzuerkennen, was »nicht das Problem« ist.

> Wunderbar ... Ich frage mich: Welchen Gegensatz erleben Sie gleichzeitig in Ihrer anderen Hand?

Wenn der Klient reagiert, indem er ein kontrastierendes Erlebnis in der anderen Hand bezeichnet oder beschreibt, widmet der Therapeut sich weiter der Dynamik des Konflikts, der den Klienten plagt.

> Wunderbar ... Wie mögen Sie wohl Ihre beiden Seiten gleichzeitig erleben? Können Sie sich weiter bemühen, beide Seiten zusammen zu erleben und zu erforschen, was sich zwischen ihnen entwickelt? Werden sich die Hände aufeinander zu- oder voneinander wegbewegen? Oder wird eine andere Veränderung eintreten, zu der nur die beiden Seiten des Problems in der Lage sind? ... Wäre es für Sie in Ordnung, ein wenig darüber zu berichten, was da gerade geschieht? Oder werden Sie mit Ihrer inneren Arbeit im Verborgenen fortfahren?

Klienten reagieren in der Regel mit einer Folge unbestimmter Handbewegungen, und manchmal drücken sie Erlebnisse auch verbal aus, während ihre Emotionen, Symptome und inneren Konflikte zutage treten. Manchmal könnte man meinen, die Klienten agierten ihre Konflikte im Rahmen eines selbst gesteuerten mythopoetischen Abenteuers in den sicheren Grenzen des experimentellen »Theaters« von Mirroring Hands aus. Was sie erleben, kann symbolischer Natur, sehr merkwürdig und sogar irreal sein. Lassen Sie Ihre Klienten einfach verfolgen, was bei ihnen von selbst in Erscheinung tritt. Natürlich ist ihre Aufmerksamkeit auf die Hände fokussiert, aber sie können überall in ihrem Körper die verschiedensten Reaktionen verspüren. Bleiben Sie aufmerksam und sensibel. Der Therapeut braucht nichts weiter zu tun, als zu beobachten, wie die Klienten durch ihr eigenes spontanes oder semiautonomes Erleben der *Transformation* ihrer inneren Konflikte in ein mehr oder weniger unwillkürliches beobachtbares Verhalten verzaubert werden. Oft durchlaufen Klienten einen leichten kathartischen Prozess und bringen währenddessen Leid und Schmerz in Verbindung mit den für ihr Problem relevanten Psychodynamiken zum Ausdruck. Ihr Kopf, Ihre Augen, Hände, Arme und Finger bewegen sich manchmal unwillkürlich, so wie es für automatisches Schreiben oder die von Rossi und Cheek beschriebenen Fingersignale charakteristisch ist (Rossi a. Cheek 1988). Gehen Sie auf die Klienten weiter mit unterstützenden und ermutigenden Bemerkungen ein, insoweit es Ihnen passend erscheint.

Arbeitet ein Klient in Phase 2 sehr hart, kann es zu einem spontanen Durchbruch kommen. Wie dieser Durchbruch zum Ausdruck kommt, lässt sich natürlich nicht voraussagen. Wichtig ist in dieser Situation Ihre Präsenz und dass Sie eventuelle Veränderungen zum Positiven beim Klienten anerkennen und verstärken.

Phase 3: Durchbruch – Öffnung für neue Möglichkeiten; Illumination – Interaktive und positive Exploration

Oft ist bei einem Klienten in einem bestimmten Augenblick eine radikale Veränderung zu erkennen; allerdings kann es sich auch um einen allmählichen Vorgang mit einer Folge kleinerer Veränderungen handeln, die zusammen eine umfassendere Veränderung ergeben. Manchmal spricht der Klient mit Ihnen als dem Therapeuten, in anderen Fällen bringt er durch seine Mimik und mit seinem Körper zum Ausdruck, was er mitteilen will. Bemerkungen Ihrerseits, die darauf abzielen, einen Durchbruch zu unterstützen, erkennen an, dass sich etwas Wichtiges verändert:

> Interessant?
>
> Verändert sich etwas?
>
> Ist das wirklich möglich?

Klienten sind gewöhnlich auf vielen psychischen Ebenen gleichzeitig aktiv. Auf einer Ebene erleben und bewegen sie sich mehr oder weniger unwillkürlich. Auf einer anderen Ebene beobachten sie sich selbst und reagieren gleichzeitig auf spontan generierte innere Kräfte und Fantasien. Und auf einer dritten Ebene steuern sie offenbar ihre eigene innere psychotherapeutische Arbeit und beschreiben sie dem Therapeuten. Wie der Dialog, den Sie benutzen könnten, genau lautet, hängt vom Klienten ab. Im Folgenden werden einige Beispiele dazu beschrieben. Prinzipiell sollten Sie durch Ihre Wortwahl die weitere Erforschung der neuen inneren Selbstorganisation fördern.

> Gut ... Sie können nun damit fortfahren, beide Seiten Ihres »Selbst« in den beiden Händen gleichzeitig zu erleben ... auf diese neue Art .. mit dem, was Sie plötzlich realisiert haben ... es wahrzunehmen ... Sind Sie bereit, mir ein wenig darüber mitzuteilen, was zwischen den beiden Händen geschieht? Oder wollen Sie mit Ihrer wunderbaren Arbeit weiterhin ungestört fortfahren?

Lassen Sie den Klienten einfach mit seiner privaten inneren Arbeit fortfahren, und gehen Sie auf das ein, was er Ihnen über sein Erleben mitteilt. Je nachdem, um welche Art von Klient es sich handelt, haben Sie eventuell das Gefühl, dass Sie dem Betreffenden am besten helfen, zur Wachheit gegenüber dem vorher beschriebenen Prozess zurückzukehren (*Wenn ... Ein Teil von Ihnen weiß, dass* ... usw.), oder der Klient kehrt spontan in den Raum zurück und macht sich bereit, über sein Erlebnis zu berichten. Entscheidet er sich dafür, sein Erlebnis still und für sich weiter zu erforschen, begleiten Sie ihn dabei einfach so, wie es Ihnen als angemessen erscheint.

Phase 4: Verifizierung – Integration und Realitätsprüfung

> Was bedeutet all dies für Sie?
>
> Wie wird sich Ihr Leben nun ändern?
>
> Wie wird sich Ihr Verhalten jetzt verwandeln?
>
> Was werden Sie ab jetzt anders machen?

Ermöglichen Sie es dem Klienten, sich auf eine ihm angenehme Weise auszudrücken, die ihm einen Eindruck davon vermittelt, in welche Richtung er strebt und wie er sich dem Leben nähern könnte. Erinnern Sie ihn daran, dass ihm sein natürlicher ultradianer Rhythmus zahlreiche Gelegenheiten bietet, etwa alle zwei Stunden eine neue, mit der bewussten und unbewussten Integration dieser neuen Entdeckungen und Realisationen fortzufahren.

Fallbeispiele

Aus Rossis Fallsammlung: Furcht und Fantasie

Phase 1: Information: Datensammeln, Initiation

Ein junger Mann, der wie ein Akademiker aussah, klagte, er fühle sich wie ein Schwächling und Versager. Ich versetzte seine Hände in die Ausgangsposition mit nach oben gekehrten Handflächen. *Können Sie mir sagen, welche Hand sich in diesem Moment schwächer und mehr als Versager fühlt?* Nach kurzer Reflexion erklärte er zögernd, seine rechte Hand fühle sich ein wenig schwächer an. Dann fragte ich: *Und was empfinden Sie im Gegensatz dazu in Ihrer anderen Hand?* Daraufhin atmete er langsam und tief und gab zu, die andere Seite sei wohl in Tagträume über heroische Abenteuer versunken.

Phase 2: Inkubation – Arousal

Wunderbar, wie Sie beide Seiten von sich gleichzeitig erleben können! Nun frage ich mich: Können Sie zulassen, dass Sie weiterhin beide Seiten zusammen erleben, und erforschen, was zwischen ihnen geschieht? Die »schwächere« rechte Hand fing an zu zittern. Einige Augenblicke später fragte ich: *Du meine Güte, zittert diese Hand wirklich ganz von selbst?* Der junge Mann errötete ein wenig und gab dann zu, dass seine rechte Hand tatsächlich von selbst zittere, weil er wegen der Fantasie, die seine linke Hand erlebe, so nervös sei. Um seine Privatsphäre zu respektieren, forderte ich ihn nicht auf, mir den Inhalt seiner Fantasie zu erzählen. Stattdessen unterstützte ich schweigend sein offensichtliches inneres Ringen, indem ich sagte: *Ich frage mich: Haben Sie den Mut, dies noch eine Weile zuzulassen, damit Sie innerlich erleben können, was als Nächstes geschehen wird?* Daraufhin schlossen sich seine Augen, und auf seinem Gesicht wurden viele Emotionen erkennbar, während seine Hände sich einander langsam näherten und sich dann kurz vor ihrer Berührung wieder zurückzogen.

Phase 3: Durchbruch und Illumination – Einsicht

Schließlich berührten die Hände einander scheinbar zufällig, und währenddessen durchlebte der ganze Körper des Klienten eine leichte Schreckreaktion. Ich fragte ihn ganz ruhig: *Eine ziemliche Überraschung?* Er nickte ein paarmal bedächtig, während seine Hände einander immer wieder zögernd und erforschend berührten. Nach einigen Minuten bedeckte die linke »Fantasie«-Hand die furchtsame, immer noch zitternde rechte Hand. Ein wenig später hörte das Zittern auf, und der vorherige Ausdruck von Angst auf dem Gesicht des Klienten wich einer ruhigen Stimmung und der Andeutung eines Lächelns. Als sich sein offenbar nun ruhiger und zufriedener Zustand stabilisiert hatte, fragte ich: *Geht es Ihnen nun gut?* Nach etwa 30 Sekunden nickte er schweigend zur Bestätigung und sagte: »Ich frage mich, ob das wirklich möglich ist.«

Nach einigen weiteren Minuten in schweigender Kontemplation öffnete er die Augen, starrte auf den Boden, dehnte sich und berührte sich an Armen, Kopf, Körperseiten und Beinen – ein sehr typisches Verhalten von Menschen, die aus einem hypnotischen Zustand erwachen.

Ich blickte ihn still forschend an, und er berichtete, er habe kürzlich gelesen, Menschen seien im Grunde »Herdentiere«, die sich wohlfühlten, wenn andere zugegen seien und sie berührten. Während seiner offenbar spontanen inneren Arbeit hatte er ein inneres Drama erforscht, in dem es darum gegangen war, wie es ihm wohl gelingen könnte, eine junge Frau, die er kürzlich kennengelernt hatte, zu berühren, »ohne mich unmöglich zu machen und sie zu verletzen«. Er erklärte, er habe sich schließlich vorgestellt, er unternehme mit ihr zusammen eine Wanderung, und während das Gelände immer schwieriger werde, kämen sie einander näher, bis ihre Hände einander schließlich berührten, um einander zu unterstützen.

Phase 4: Verifizierung – Reintegration

Die Abschlussphase dieser Therapiesitzung bestand in einem Gespräch mit dem jungen Mann über die Möglichkeit, die junge Frau in der Realität zu fragen, ob sie mit ihm eine solche Wanderung unternehmen wolle. Er erklärte, dass er das könne und es auch tatsächlich tun werde. Unterdessen griff seine linke »Fantasie«-Hand immer wieder nach der rechten Hand, die zuvor gezittert hatte, aber nun ruhig war. Nach einer Weile dieses geistesabwesenden »Handspiels« schaute er mich verlegen an und sagte: »Der Stoff, aus dem die Träume sind.« (W. Shakespeare, *Der Sturm*). Wir lächelten beide, dehnten uns, schauten auf die Uhr und stellten fest, dass es an der Zeit war, die Sitzung zu beenden.

Die nächsten Sitzungen verbrachten wir damit, darüber zu reden, dass seine gelegentlichen Schwächegefühle und sein Abdriften in die Fantasie in Wahrheit Anzeichen für den Eintritt in einen kreativen Zustand der Introversion waren, in deren Verlauf er erleben und erkennen werde, dass er neue Schritte wagen müsse, um in seinem Leben weiterzukommen. Seine vorherigen »Symptome«, die besagten, dass er ein Schwächling und Versager sei und sich in Fantasien verliere, wurden auf diese Weise in eine kreative Ressource umgewandelt. Statt seine Fantasien weiterhin abzulehnen, behandelte er sie nun als wichtige *Botschaften* seiner Intuition bezüglich seiner Stärken und seiner positiven Ideen.

Aus Hills Fallsammlung: Nichtwissen

Phase 1: Information – Datensammeln, Einleitung

Ein Mann Anfang 30 rang um seine Beziehung. Er und seine Partnerin hatten vereinbart, sich für kurze Zeit zu trennen, um herauszufinden, ob ihre Beziehung noch lebensfähig wäre. In vorangegangenen der Erforschung gewidmeten Gesprächen hatten wir über einige wichtige Themen gesprochen. Der Klient mühte sich damit ab, dass er nicht wusste, was er tun sollte, was seine Partnerin wirklich dachte und ob er die Beziehung tatsächlich wiederbeleben wollte. Er war es eigentlich gewohnt, Entscheidungen zu treffen und dafür zu sorgen, dass die Dinge vorangingen, doch in dieser Situation fühlte er sich verloren und seiner Macht und jeglicher Möglichkeit der Einflussnahme beraubt. Wir kamen immer wieder auf das gleiche Thema zurück – dass er nicht wusste, was er tun sollte.

Ich fragte ihn, ob er gern erforschen wolle, was er nicht wisse. Er nickte. *Wenn Sie sich bereit fühlen, in die Welt all dessen hineinzuschauen, was Sie nicht wissen, würden Sie dann bitte Ihre Hände vor dem Körper erheben?* Er erhob sofort seine Hände. Ich fragte ihn ganz bewusst nicht, ob er seine Handflächen nach oben oder unten halten wolle, weil mir klar war, dass er ohnehin schon in den Prozess involviert war, und weil ich meinen Einfluss minimieren wollte. *Welche Hand hält nach Ihrer Meinung, was Sie nicht wissen?* Er starrte konzentriert auf seine Hände und bewegte sie auf und ab, als wolle er sie wiegen. Nach etwa einer Minute hörte seine rechte Hand mit den Bewegungen auf, und er brachte seine Überzeugung zum Ausdruck, dass seine linke Hand es war, die nicht wusste. Weil er sich mit dieser Antwort nicht völlig wohlzufühlen schien, fragte ich ihn: *Spüren Sie in Ihrer Hand etwas von dem, was Sie nicht wissen? Eine Farbe ... eine Form ... eine Textur ...?* Nachdem seine Finger eine Weile gezuckt hatten, sagte er: *Wie ... nichts ... Rauch ... leer ... in mir, leer ... schmerzhaft ...* Weil ich nicht wollte, dass er sich über sich selbst aufregte, veränderte ich seinen Fokus.

Phase 2: Inkubation – Arousal

Okay, das ist wunderbar. Sie spüren wirklich, was es bedeutet, nicht zu wissen ... Aber vielleicht können Sie Ihre Aufmerksamkeit nun einmal Ihrer anderen Hand zuwenden. Ich frage mich nämlich, was Sie in ihr halten. Einen Augenblick später antwortete er: »Das, was ich weiß. Ah!« Ich antwortete überrascht: *Das klingt plausibel. Ich frage mich: Wie fühlt es sich an, beide gleichzeitig zu halten? ... Was haben Ihre Hände einander zu sagen?* Daraufhin bewegten sich seine Hände wieder auf und ab, als wollte er sie in diesem neuen Kontext gegeneinander abwägen. Ich fragte ihn, ob er etwas dazu sagen wolle, doch er fuhr schweigend mit dem Abwägen der Hände fort.

Phase 3: Durchbruch und Illumination – Einsicht

Nach etwa zehn Minuten hörten die Hände des Klienten plötzlich auf, sich zu bewegen. Daraufhin sagte ich etwas, um zu verdeutlichen, dass ich bemerkt hatte, was geschehen war. *Ja ... etwas Wichtiges ...* Seine Hände blieben reglos, sein Gesicht ließ tiefe Konzentration erkennen, und plötzlich öffnete er die Augen und nahm, voll bewusst, meine Gegenwart und sich selbst im Therapieraum wahr. Er sagte: »Ich weiß, was ich weiß ...« Ich ermutigte ihn: *Wunderbar!* Er fuhr fort: »Ich weiß, ... dass ich nicht weiß. Das ist verrückt! Mir ist klar, dass ich eigentlich etwas wissen muss, und es bringt mich völlig in Rage, dass ich nicht weiß. Aber das zumindest weiß ich ... Ich weiß, dass ich nicht weiß.« Ich ermutigte und förderte seine weiter folgenden Realisationen. *Was für eine erstaunliche Offenbarung! ... Wie unglaublich ... schließlich haben Sie ziemlich viel darüber gesprochen; aber nun bringen Sie beide zusammen, und plötzlich ...* Ich überließ es dem Klienten, den Satz zu beenden. Nach einer kurzen Pause sagte er: »Es stimmt. Ich möchte für meine Partnerin nicht die Verantwortung übernehmen, tue aber genau das. Ich weiß, dass ich das tue. Kann ich wirklich die Verantwortung übernehmen, aber die Verantwortung für *Nichtwissen*? Ich muss einfach warten ... warten ... Wenn ich jetzt darauf dränge, Fakten und Details herauszufinden, verderbe ich nur alles ... Ich muss geduldig sein. Das ist mir jetzt klar.«

Phase 4: Verifizierung – Reintegration

Wir sprachen noch 15 bis 20 Minuten lang darüber, wie er diese neue Realisation für sein Beziehungsproblem nutzen könnte. Er erklärte spontan, dass ihm dies auch in seinem Beruf helfen würde. Ich erinnerte ihn daran, dass er insbesondere nachts fortfahren könnte, dies zu verarbeiten. Dann empfahl ich ihm, in den folgenden Tagen an jedem Morgen seine ersten Gedanken zu notieren; wenn wir uns dann das nächste Mal träfen, könnten wir über die Dinge sprechen, die ihm in der Zwischenzeit in den Sinn gekommen seien. Wir trafen uns noch insgesamt viermal. Wir nutzten die Polarität, die durch die Mirroring-Hands-Technik erschlossen wird, noch mehrere Male, um weitere »Gegensätze« zu erforschen – sich trennen/zusammenbleiben, allein sein/eine Beziehung haben, die Partnerin entscheiden lassen/die Entscheidung selbst treffen. Am Ende gelangte die Partnerin des Klienten zu der Überzeugung, eine Wiederbelebung der Beziehung sei zum Scheitern verurteilt. In den letzten beiden Sitzungen beschäftigten wir uns mit dem dadurch verursachten Schmerz und erforschten deshalb den Gegensatz *Schmerz/Nichtschmerz*, was dem Klienten half, sich seiner persönlichen Stärke bewusst zu werden und sie wiederherzustellen.

Rückblick

Die psychotherapeutische Technik hat sich im Laufe der letzten 100 Jahre von Freud zu Erickson von der direkten Suggestion und Programmierung hin zur Förderung der Geist-Körper-Kommunikation im Klienten selbst entwickelt. Die therapeutischen Innovationen, zu denen es kam, vermeiden zunehmend äußere Beeinflussung und ermöglichen Klienten so, die *kritischen Phasenübergänge* ihrer sich entwickelnden Persönlichkeit und ihres Bewusstseins zu erforschen. Sobald ein Klient bei der Mirroring-Hands-Arbeit erkennt, dass er zwei oder mehr Seiten seines Symptoms oder Problems oder seiner Persönlichkeit in den beiden Händen oder in verschiedenen Körperbereichen erlebt, kann der Therapeut davon ausgehen, dass es gelungen ist, den Prozess der inneren Verbindung zu initiieren. Die inneren Dynamiken des Klienten sind dann aktiviert und können für die eigentherapeutische Arbeit genutzt werden. Der Therapeut wirft nur die Frage auf, was zwischen den erlebten Kräften oder Anteilen als Nächstes geschehen wird, und er fördert den daraus mehr oder weniger von selbst resultierenden autonomen psychodynamischen Prozess.

Nach etwa 10 bis 20 Minuten innerer Selbstbegegnung konstatieren viele Klienten spontan und mit einer gewissen Befriedigung, dass der innere Prozess vorüber ist – allerdings manchmal auch verbunden mit einer gewissen Enttäuschung. Sie empfinden es als befriedigend zu spüren, dass sie eine wichtige Einsicht erlangt haben. Sie können auch wehmütig enttäuscht sein, wenn sie das Gefühl haben, etwas

Wertvolles empfangen zu haben, aber gleichzeitig intuitiv spüren, dass noch viel mehr kommen muss. Die Enttäuschung ist angesichts der linearen Denkweise der meisten Menschen nicht überraschend: »Ich löse dieses eine Problem, und danach habe ich kein Problem mehr.« So zu denken ignoriert die Komplexität größerer Systeme, innerhalb deren das Problem nur ein Teil ist. Die Schönheit liegt jedoch darin, dass es, wenn wir *in* dem System denken, so viel aufregender ist. Wir können uns dann *wohlfühlen* in dem Wissen, dass es noch mehr zu tun gibt. Wir können sogar annehmen, dass alle möglichen Dinge auftauchen können, wenn auch nur ein Problem gelöst ist. Für den Therapeuten reicht es aus, die augenblickliche Realität des Klienten warmherzig zu unterstützen.

Einige Klienten lösen wichtige Probleme. Anderen gelingt ein gewisser Fortschritt, aber sie brauchen mehr Zeit, damit ihre innere Welt die neuen Realitäten ihrer sich entwickelnden Selbstbeziehung integrieren kann. Am wichtigsten ist für einen Klienten die Erkenntnis, dass es eine laufende Aktivität gibt, die sein inneres kreatives Erleben ist. Im Grunde hat er mehr getan, als ein isoliertes Problem zu lösen. Oft ist es nützlich, einen Klienten an die vier Phasen des kreativen Prozesses und an ihren ultradianen Rhythmus zu erinnern, so dass er die weiterhin in seinem Inneren stattfindende Evolution würdigen kann.

Die positiven Wirkungen, die auf der Entstehung einer tieferen und angenehmeren Selbstbeziehung basieren, sind zu erkennen, wenn wir Klienten und uns selbst Verbindungen zwischen äußerer und innerer Welt herstellen sehen. Dies geschieht physisch während des Mirroring-Hands-Prozesses, wenn sich die Hände *wie von selbst* zu bewegen scheinen. Es wirft die Frage auf, warum sich so viele Menschen nicht mit sich selbst und anderen verbunden fühlen. Zwar können traumatische Erlebnisse, unsichere Bindungen und andere individuelle Probleme der Grund hierfür sein, aber persönliche und soziale Unverbundenheit scheinen noch wesentlich weiter verbreitet zu sein. Kann noch etwas anderes solche Brüche verursachen? Und, wenn ja, was können wir dagegen tun? Wir werden dies im nächsten Kapitel untersuchen. Befindet sich ein Elefant im Raum? Ja, den *gibt* es. Können wir den Elefanten loswerden und einen interessierten und integrierenden Seinszustand einschalten? Auch das ist möglich.

9 Neugier und der Elefant im Raum

Was wir übersehen

ELR ... Menschen haben Probleme. Warum? Weil sie nicht wissen, wie man sich selbst und den eigenen Impulsen, der eigenen Wahrheit, dem eigenen Mythos zuhört. Warum folgen nicht alle Menschen ihrer inneren Passion? Weil die Außenwelt sie so sehr in Beschlag nimmt ...

RH Das entspricht meiner Gewinner-Verlierer-Idee ...

ELR Ich glaube nicht, dass ich das schon jemals irgendwo schriftlich festgehalten habe, aber das grundlegende menschliche Problem ist, dass zu viele Menschen ihre Stimme verloren haben. Niemand hat ihnen in der Kindheit beigebracht, Dichter zu sein ... das Ausbildungssystem ist schuld ... dass man sich auf Gruppenprüfungen und Wettbewerb verlässt ... das Wetteifern darum, die dominierende Stimme zu werden, statt der Konzentration auf die Entwicklung eines differenzierten Auffassungsvermögens ... auf die Fähigkeit, die Welt in einem neuen Licht zu sehen – so wie Einstein ...

... Menschen haben Probleme, nicht weil sie Probleme haben, sondern weil ihnen niemand beigebracht hat, ihrem persönlichen Genie respektvoll zu begegnen.

(Aus den Gesprächen von Rossi und Hill im Juni 2016)

In diesem Kapitel werden zwei wichtige Elemente des Erlebens untersucht: ein Element, das unsere Fähigkeit beeinträchtigt, uns auf das Leben einzulassen und es zu genießen – *die Welt der Gewinner und Verlierer* –, und ein Element, das auf dieser Fähigkeit basiert und das für Mirroring Hands von großer Bedeutung ist: *Neugier*. Wir werden uns zunächst mit der korrumpierenden Wirkung des Gewinnens und Verlierens beschäftigen, die Menschen in einen schutzsuchenden, defensiven und isolierenden Bewusstseinszustand versetzt. Im zweiten Teil des Kapitels gehen wir den vielfältigen Formen der Neugier auf den Grund und erläutern, wie Neugier das Bewusstsein von einem zerrüttenden zu einem therapeutisch wirkenden und weiter zu einem integrierenden Bewusstseinszustand des Wohlbefindens geleiten kann. Neugier unterstützt uns in unserem Bemühen, uns im Randbereich des Wachstums und der Entwicklung zu erweitern. Mit dem

Wunder der Neugier befassen wir uns, sobald wir »den Elefanten im Raum« aus dem Weg geräumt haben.

Die Gewinner-Verlierer-Welt

Wie oft werden wir mit Klienten konfrontiert, denen es peinlich ist, wie sie angezogen sind, weil sie sich die aktuelle Mode nicht leisten können! Haben Sie Klienten, die sich sorgen, was ihre Nachbarn denken könnten oder ob ihr Job gut genug ist? Sind Ihnen schon einmal Eltern begegnet, die sich sorgen, ob ihre Kinder in ihrem Leben erfolgreich sein werden? Kennen Sie Kinder, die aufgrund ihrer vielen außerschulischen Aktivitäten unter Druck stehen, von der Sommerschule über die Gymnastik bis zu Tanzkursen und dergleichen mehr? Haben Sie von Menschen gehört, die sich danach sehnen, in dieser Welt als Gewinner dazustehen, Menschen, die frustriert und von sich selbst enttäuscht sind, wenn andere sie als Verlierer bezeichnen? Sind Ihnen Menschen bekannt, die ihr Leben im Einklang mit dem zu gestalten versuchen, was ihnen in Zeitschriften und im Fernsehen angepriesen wird? An der Art, wie Menschen ihren Wert in der Welt einschätzen, hat sich in unserer Zeit etwas verändert. Der Maßstab ist nicht mehr unsere persönliche Entwicklung und ob wir unser Bestes versuchen, um mit den Herausforderungen des Lebens fertigzuwerden, sondern heute geht es in erster Linie darum, ob wir den Erwartungen und Bedürfnissen der Außenwelt gerecht zu werden vermögen. Zu verlieren ist zu einem Synonym für Versagen geworden, und zu gewinnen ist die heute einzig entscheidende Möglichkeit, anerkannt und akzeptiert zu werden. Die Auffassung dessen, wer Ross und wer Reiter ist, hat sich verändert.

Obwohl viele Menschen sich in eine Therapie begeben, weil sie wegen persönlicher, traumatischer, belastender und verstörender Erlebnisse, die bei ihnen emotionale und psychische Probleme hervorgerufen haben, Hilfe suchen, scheint auch etwas zu geschehen, das fast jeden Menschen betrifft. Unabhängig von persönlichen Schwierigkeiten hat fast jeder gelegentlich das Gefühl, nicht gut genug zu sein oder den an ihn gerichteten Erwartungen nicht entsprechen zu können. Die Außenwelt – die Gesellschaft und Kultur, in der wir leben – kann uns mit überwältigend wirkenden massiven Forderungen konfrontieren. Einige Menschen werden von solchen Empfindungen nur zeitweilig geplagt, bei anderen und insbesondere bei denjenigen, die ohnehin mit persönlichen Problemen ringen, entsteht ein konstanter Druck, der sich negativ auf Selbstachtung und Selbstwertgefühl auswirkt und oft zu noch schwerwiegenderen Problemen führt. Noch besorgniserregender ist, dass dieser »äußere« Druck so häufig vorkommt und so weit verbreitet ist, dass aufgrund dessen im Hintergrund wirkende Annahmen entstehen, die das Alltagsleben beeinflussen. Für viele Menschen ist es zur Normalität geworden, sich in ihrer Haut nur dann wohlzufühlen, wenn sie nach Maßstäben, die andere Menschen oder die Gesellschaft festgelegt haben, günstig beurteilt werden. Wir stehen ständig unter dem Druck, »gewinnen« zu müssen. Wird das, was wir tun, als Versagen beurteilt, sehen wir uns als »Verlierer«. Heute scheint es generell nicht mehr darum zu gehen, dass wir unser Bestes tun, sondern nur darum, ob wir gewinnen oder verlieren. Wir bezeichnen dies als soziale Umgebung externalisierter Erwartungen und als Zwang zum Urteilen aufgrund der Maßstäbe der *Gewinner-Verlierer-Welt.*

Eric Berne (1970) hat die Begriffe »Gewinner« und »Verlierer« Mitte der 1960er-Jahre in Zusammenhang mit der Transaktionsanalyse erörtert.

Möglicherweise hat sich die Bedeutung dieser Begriffe seither verändert; in jedem Fall besteht ein wichtiger Unterschied zwischen seiner und unserer heutigen Sichtweise. Berne bezeichnet Gewinner als Menschen, die in der Lage sind, mit Problemen umzugehen, selbst wenn sie Fehler gemacht haben; wohingegen er Verlierern die erforderliche Selbstwirksamkeit und die mentale Fähigkeit, zu lernen und sich weiterzuentwickeln, absprach. Wir hingegen unterscheiden nicht zwischen Gewinnern und Verlierern, sondern erkennen eine Gewinner-Verlierer-Geisteshaltung, die all jene plagt, die damit ringen zu gewinnen, weil sie *fürchten zu verlieren,* sowie alle, die alles in ihrer Macht Stehende tun, um nicht zu verlieren, weil sie zu den Gewinnern gehören wollen. Die Gruppe, die Berne als »Gewinner« bezeichnete, entspricht in der Theorie der Gewinner-Verlierer-Welt denjenigen, die sich Herausforderungen stellen, die lernen und sich weiterentwickeln, unabhängig von der äußeren Beurteilung ihres Handelns im Sinne von Erfolg oder Misserfolg.

Die meisten Menschen, die diesen Text lesen, haben schon einmal in einer Prüfung gesessen und wissen somit, dass dies sehr schwierig und belastend sein kann. Wie viel Stress und Angst haben Sie in solch einer Situation empfunden, weil Sie unbedingt eine gute Zensur erreichen wollten? Und falls Sie trotzdem eine schlechte Zensur bekamen, haben Sie dann an Menschen gedacht, die Ihre Leistung als enttäuschend beurteilen würden? Hatten Sie Angst davor, was diese anderen über Sie denken könnten? Hatten Sie das Gefühl, eine Chance vertan zu haben? Fühlten Sie sich wegen Ihres Versagens schlecht? Oder hatten Sie das Gefühl, dass das unbefriedigende Resultat allein Ihnen anzulasten war? Schämten Sie sich oder fühlten sich schuldig, weil Sie die an Sie gerichteten Erwartungen nicht erfüllt hatten? Hatten Sie das Gefühl, Sie hätten sich nicht genug angestrengt oder hätten zu früh aufgegeben? Falls etwas von alldem bei Ihnen zutrifft, befinden Sie sich in guter Gesellschaft, denn den Autoren dieses Buches geht es genauso. Sie haben den unangenehmen »Schmerz« kennengelernt, von der Gewinner-Verlierer-Welt dominiert oder sogar überwältigt zu werden.

Der Elefant im Raum

Die Gewinner-Verlierer-Welt erzeugt einen Bruch in unserer Beziehung zu uns selbst und anderen, weil wir darin aufopfern, wer wir wirklich sind, um in der Gewinner-Verlierer-Welt anerkannt zu werden. Im Wesentlichen entsteht auf diese Weise ein *trennendes Bewusstsein*, was alles andere im Leben schwieriger macht. Die dadurch erzeugte negative Feedbackschleife triggert emergente Eigenschaften emotionaler, mentaler und behavioraler Probleme. Eine der wichtigsten Aufgaben der Mirroring-Hands-Arbeit besteht darin, Klienten zu helfen, ihre unterbrochene und desorganisierte Beziehung zu sich selbst wiederherzustellen. Natürlich gibt es immer individuelle Probleme, die gelöst werden müssen, aber auch wenn diese Wunden geheilt werden, kann die Rückkehr des Klienten in die »Kampfzone« der Gewinner-Verlierer-Welt die gute vorherige Arbeit nicht nur zunichtemachen, sondern die Situation sogar noch verschlimmern (Corrigan a. Watson 2002, S. 16–20).

Diesen »Elefanten im Raum« zu entdecken und zu verstehen reicht bei manchen Klienten schon aus, um die natürlichen Problemlösungsfähigkeiten und ihre Geist-Körper-Heilung zu reaktivieren. Mirroring Hands eignet sich ideal dazu, Klienten zu helfen, sich die Auswirkungen der Gewinner-Verlierer-Welt bewusstzumachen: Sie können die äußeren Ängste und Erwartungen in der einen Hand lokalisieren, während sie die innere Fähigkeit, sich mit den Herausforderungen ihres Alltagslebens auseinanderzusetzen, in der anderen Hand halten und sie sich auf diese Weise eben bewusstmachen. Es ist sehr spannend zu beobachten, wie ein Klient »es kapiert« und den Anspruch entwickelt, den eigenen Wert selbst zu beurteilen.

Die »reale Welt«

Viele Menschen benutzen, ohne sich darüber im Klaren zu sein, den Begriff »reale Welt« umgangssprachlich als Äquivalent zu Gewinner-Verlierer-Welt. Kehren sie aus dem Urlaub zurück, hört man sie klagen, sie hätten im Urlaub viel Spaß gehabt, sich ruhiger und entspannter gefühlt und, oft, ihre Beziehung sei wieder mit Leben erfüllt worden, *aber* nun müssten sie in die »reale Welt« zurück. Es hört sich an, als hätten die Betreffenden keine andere Möglichkeit, als von den angenehmen Dingen, die sie im Urlaub genossen haben, wieder Abstand zu nehmen. Junge Menschen, die über ihre Zukunftsträume sprechen, erklären häufig, sie könnten ihre Träume in der »realen Welt« niemals umsetzen. Es ist erstaunlich, dass diese »reale Welt« – ein Ort, in dem alle möglichen Einschränkungen, Bedürfnisse und Erwartungen das Leben bestimmen – »bevorzugt« wird und dass ihr Vorrang eingeräumt wird. Das mag zwar bedauerlich sein, aber die Standards und Erwartungen der Gewinner-Verlierer-Welt werden zunehmend als Selbstverständlichkeiten hingestellt und zu »Regeln« gemacht, nach denen wir alle leben *sollten*. Insofern ist es kaum verwunderlich, dass so viele Menschen von dem Gefühl geplagt werden, nicht gut genug zu sein. Wie kann man mit der Verwirrung fertigwerden, die entsteht, weil man jemand sein will, der man nicht ist? Menschen verändern ihr Denken und Verhalten, um den Maßstäben und Erwartungen, die ihnen von außen auferlegt werden, gerecht werden zu können. Einige entwickeln aufgrund dessen affektive Störungen wie Angst oder Depression oder eine der vielen anderen negativen Reaktionen, die durch die Konfrontation mit der Gewinner-Verlierer-Welt entstehen können. Der Aspekt des sozialen Status, der mit der Gewinner-Verlierer-Welt verbunden ist, wurde von Alain de Botton in seinem Buch *Statusangst* (de Botton 2004) gründlich untersucht. Erkennen Sie in dem Beschriebenen ein Muster wieder? Sehen Sie eine persönliche Beziehung zu dem Problem? Es verhält sich wie bei Aschenputtels hässlichen Schwestern, die ihre Füße in die gläsernen Pantoffeln zu zwängen versuchten, um das Herz des Prinzen zu erobern. Sie bemühten sich, etwas zu sein, das sie nicht waren; doch sie hatten sich so sehr daran gewöhnt, alles zu tun, was die Gewinner-Verlierer-Welt von ihnen verlangte und wofür diese sie belohnte, dass sie um des »Erfolgs« willen Schmerz und Verunstaltungen in Kauf zu nehmen bereit waren.

Die Geisteshaltung der Gewinner-Verlierer-Welt

Die Geisteshaltung der Gewinner-Verlierer-Welt ist ein emergenter mentaler Zustand, der aus einem System hervorgeht, das aufgrund einer unterschwelligen chronischen Angst vor sozialer Zurückweisung permanent negatives Feedback empfängt. Soziale Zurückweisung, Missbilligung und Ausschluss von sozialen Belohnungen erzeugen nicht nur eine psychische Belastung (Sanders 2014), sondern können auch als körperlicher Schmerz empfunden werden (Eisenberger a. Lieberman 2004, S. 294–300). Unglücklicherweise ist dies eine *maladaptive* Reaktion. Auf einer Mauer in Rumänien stand der sehr treffende Spruch: »Sich an eine kranke Gesellschaft anzupassen ist kein Zeichen für psychische Gesundheit.«[24] Stress aktiviert häufig defensive, beschützende Verhaltensweisen, aber diese Verhaltensweisen sollen uns helfen, eine reale und gegenwärtige Gefahr zu überleben (Smith a. Vale 2006, S. 383–395). Wenn es nicht gelingt, mit Stress fertigzuwerden oder ihn aufzulösen, wird er zu Distress – Leiden. Die Gewinner-Verlierer-Welt lässt sich nicht auflösen. Sie ist gleichzeitig nicht real – eine Abstraktion, eine soziale Einstellung – und real, insofern sie zu einem Bestandteil des sozialen Konstrukts geworden ist, und als solcher ist sie im Alltagsleben ständig im Hintergrund präsent. Dadurch entsteht ein chronischer Stress, der Menschen davon abhält, ihren natürlichen Neigungen zu folgen, sich von Anforderungen zu befreien oder sie zumindest nicht die Oberhand gewinnen zu lassen, und sie stattdessen dazu bringt, sich an das Problem anzupassen. Dadurch entsteht die *Geisteshaltung der Gewinner-Verlierer-Welt.*

Es gibt eine Anzahl aufschlussreicher Indikatoren dafür, dass sich ein Mensch in der Geisteshaltung der Gewinner-Verlierer-Welt befindet. Dazu zählen:

- ein verstärktes Gefühl persönlicher *Isolation* und *Exklusion*
- Aus wertvollen Lern*erfahrungen* werden Beweise dafür, ob man ein Gewinner oder ein Verlierer ist – was die Betroffenen dann für Selbstbestrafung und Selbstsabotage nutzen können.

---

24 Persönliche Mitteilung von Daniel Siegel, März 2017, Santa Monica, CA.

- Informationen, Ratschläge, Vorschläge oder Kommentare, die als nützlich und hilfreich aufgefasst werden könnten, werden als *Anweisungen* verstanden und als Kritik gedeutet, der zufolge der »Instruktor!« besser und klüger ist – was im Umkehrschluss bedeutet, dass man selbst geringere Kenntnisse hat und folglich ein Verlierer ist.
- Alles wird zum *Wettbewerb,* den man gewinnen muss, statt dass Geschehnisse als persönliche Herausforderung verstanden werden, die eine Chance zum Lernen erschließen.
- Ein zwingendes Bedürfnis, *recht* zu haben, nicht *falsch zu liegen* oder nicht *schuldig* zu sein, fördert das defensive Verhalten, das darauf zielt sicherzustellen, dass jemand anders oder alle anderen falsch liegen oder Schuld haben (Hill 2006).

In der Gewinner-Verlierer-Welt *müssen* wir Erwartungen gerecht werden und Forderungen erfüllen, um als erfolgreich anerkannt zu werden und Belohnungen kassieren zu können. Der dadurch verursachte Druck kann Menschen zu sozial und ethisch inakzeptablem Verhalten treiben, das sie dann mit dem Argument rechtfertigen, sie versuchten nur »weiterzukommen«. Solche Menschen *brauchen* es zu gewinnen. Verhaltensweisen wie Betrügen, Tyrannisieren und Dominieren, Aggressivsein im Straßenverkehr und im Allgemeinen, ja sogar Gewalttätigkeit können zu starken Versuchungen werden. Beim Substanzmissbrauch geht es oft um das Bemühen, »aus etwas herauszukommen« – wobei dieses »etwas« oft die Gewinner-Verlierer-Welt ist.

Stereotype Bedrohungen

Ein wichtiger Teil der Grundlagenforschung, welche die Theorie der Gewinner-Verlierer-Welt stützt, wurde im Jahr 1995 an der Stanford University von Steele und Aronson durchgeführt (Steele a. Aronson, 1995, S. 797–811; Steele 1997, S. 613–629; Steele 1998, S. 680–681). Die Forscher beschäftigten sich mit »stereotypen Bedrohungen«. Dabei handelt es sich um allgegenwärtige negative soziale Einstellungen bestimmten Gruppen gegenüber, die Annahmen im Hintergrund des sozialen Gefüges werden, welche implizit und negativ wirken. Die Forscher beschäftigten sich zunächst mit der langfristigen sozialen Einstellung zur Intelligenz von Afroamerikanern in den USA. Den Untersuchungen zufolge konnten diese Einstellungen die Ergebnisse eines Fragebogens, den Studenten der Stanford University durcharbeiten sollten, negativ beeinflussen. Die Forscher erklärten einer gemischten Gruppe von Studenten, bei dem Fragebogen gehe es um ein Forschungsprojekt. Die Resultate entsprachen den sonstigen universitären Leistungen der Teilnehmer. Einer anderen Gruppe sagten die Forscher, mithilfe des Fragebogens sollten die intellektuellen Fähigkeiten der Teilnehmer überprüft werden, und die Ergebnisse flössen in die Abschlussnoten ein. In dieser zweiten Gruppe lagen die Ergebnisse der afroamerikanischen Studenten im Durchschnitt um 5 Punkte niedriger. Bei den europäischstämmigen und hispanischen Studenten hingegen waren keine signifikanten Leistungsveränderungen zu erkennen. Um die Theorie weiter zu überprüfen, erklärten die Forscher einer dritten Gruppe zunächst, es handle sich um einen allgemeinen Test, und verkündeten nach etwa der Hälfte der verfügbaren Zeit, es gehe um einen Intelligenztest, dessen Ergebnisse gewertet würden. Daraufhin sanken die Durchschnittsergebnisse der afroamerikanischen Studenten im zweiten Teil des Fragebogens. Die Art, wie die teilnehmenden Studenten die Fragen verarbeiteten, hatte sich irgendwie verändert.

Bei vielen der Studenten veränderte sich die zerebrale Verarbeitung (betrifft die Pfade neuronalen Feuerns und die abgerufenen Informationen). Die Forscher untersuchten nicht, was die Studenten empfanden, aber man kann wohl davon ausgehen, dass es sich um implizite (nicht bewusst wahrgenommene) Reaktionen handelte. Bei einigen Untersuchungsteilnehmern könnte die stereotype Bedrohung Ängste bezüglich der Selbstachtung aktiviert haben, andere könnten nervös und defensiv geworden sein, und wieder andere wurden möglicherweise aggressiver oder agitierter. Solche Veränderungen des mentalen Zustandes umfassen Veränderungen hinsichtlich der von uns so bezeichneten *Quantenqualia* des Erlebens, während der Energiefluss der in die Axone hinein und aus ihnen heraus und durch die Neuronen strömenden geladenen Teilchen ihre Wahrscheinlichkeitsresultate verändern und damit auch die aus dem komplexen System des Gehirns hervorgehenden Gedanken (Rossi a. Rossi 2014b). Letztlich geht es darum, dass außerhalb der bewussten Beeinflussungsmöglichkeiten der Studenten ein sozial weit verbreitetes negatives Konzept die Teilnehmer implizit beeinflusst und ihr »normales« Verhalten und ihren »normalen« mentalen Zustand beeinträchtigt hatte. Diese negativen stereotypen Bedrohungen wirken *zusätzlich* zu spezifischen negativen Botschaften, denen ein Mensch infolge schlechter elterlicher Fürsorge, Mobbing und anderer Formen persönlicher negativer Kritik ausgesetzt ist.

Auch andere stereotype Bedrohungen wurden untersucht:

- mathematische Leistungen von Frauen (Spencer et al. 1999, S. 4–28; Walsh et al. 1999, S. 219–240)
- rassistische Tendenzen bei Europäischstämmigen (Frantz et al. 2004, S. 1611–1624)
- intellektuelle Leistungen von Studenten aus prekären sozioökonomischen Verhältnissen, verglichen mit den Leistungen von Studenten aus gut situierten sozioökonomischen Verhältnissen (Croizet a. Claire 1998, S. 588–594; Harrison et al. 2006, S. 341–357)
- Vergleich zwischen Männern und Frauen hinsichtlich sozialer Sensibilität (Koenig a. Eagly 2005, S. 489–496)
- Vergleich der mathematischen Leistungen europäischstämmiger und asiatischer Männer (Aronson, Lustina, Good, Keough, Steele a. Brown 1999, S. 29–46)
- Vergleich der Arbeit an Aufgaben, welche die natürliche sportliche Veranlagung spiegeln sollen, zwischen europäischstämmigen einerseits und Schwarzen und Lateinamerikanern andererseits (Stone 2002, S. 1667–1678)
- die Prüfungsleistungen junger Mädchen, deren Geschlecht hervorgehoben wurde (Ambady et al. 2001, S. 385–390).

Weil die Gewinner-Verlierer-Welt eine stereotype Bedrohung ist, wird sie als Selbstverständlichkeit angesehen und nicht hinterfragt. Sie ist buchstäblich in das Konstrukt des Alltagslebens und in unsere sozialen Institutionen eingebettet. Wir sehen sie in unseren Prüfungssystemen in Schulen; Unternehmen treiben ihre Mitarbeiter an, indem sie diejenigen belohnen, die den in sie gesetzten Erwartungen entsprechen, und die bestrafen, denen dies nicht gelingt; Inserenten von Werbeanzeigen nutzen die Gewinner-Verlierer-Welt, um Menschen zum Kauf bestimmter Produkte zu bewegen, welche die Käufer zu »Gewinnern« machen. Der Gewinner »räumt ab«, »Der Gewinner bekommt alles«; »um jeden Preis gewinnen« und »Der Zweck heiligt die Mittel« sind wohlbekannte Redensarten, die spiegeln, dass außengesteuertes Gewinnen und Verlieren heute als Normalität angesehen werden. Das

Unbehagen, das mit der Gewinner-Verlierer-Welt in Verbindung gebracht wird, spiegelt sich in Redensarten konträren Inhalts wie: »Es geht nicht darum zu gewinnen, sondern darum, wie man spielt«, »Es ist besser, geliebt zu haben und die Liebe dann wieder zu verlieren, als niemals geliebt zu haben« und schließlich: »Du bist alles, was du jemals sein musst«. Würde die Gewinner-Verlierer-Welt nicht existieren, hätten wir die erstgenannten Redensarten nicht und brauchten die zweite Gruppe nicht.

Rückblick

Im Kontext komplexer Systeme können wir die Gewinner-Verlierer-Geisteshaltung als emergente Eigenschaft der Feedbackreaktion auf die konstante und umfassende externalisierte Evaluation und Erwartung sowie auf die damit assoziierte Furcht vor sozialer Ablehnung und Kritik verstehen. Es »packt« die Menschen einfach, und weil es implizit geschieht, sind sie dessen weder bewusst, noch haben sie die Möglichkeit, es zu beeinflussen. Im natürlichen Prozess positiver persönlicher Herausforderung erreichen sie manchmal, was sie erreichen wollen, und manchmal gelingt es ihnen nicht.

Man kann nicht ständig gewinnen, und nicht zu gewinnen bedeutet nicht, dass man ein Verlierer ist. Nicht zu gewinnen ist nichts weiter als ein normaler Bestandteil des Prozesses des Lernens und der Selbstverbesserung, der uns allen bei der nächsten Herausforderung zugutekommt.

Der Schlüssel zur Auflösung der Gewinner-Verlierer-Welt-Problematik besteht nicht darin, die Gewinner-Verlierer-Geisteshaltung zu kurieren, sondern man muss in eine andere Haltung wechseln. Es ist möglich, sich aus dem Würgegriff der Gewinner-Verlierer-Welt zu befreien. Wenn wir unsere Geisteshaltung verändern, verändern wir den Energie- und Informationsfluss im Gehirn (Siegel 2016). Das mag wie eine übermäßige Vereinfachung klingen, aber es ist genau das, was Mirroring Hands zu erreichen vermag. Die Bedeutung des Wechsels von einem beeinträchtigenden Bewusstsein zu einem therapeutisch wirkenden Bewusstsein haben wir schon erläutert. Dies bringt uns zu einer natürlichen Eigenschaft, die für Mirroring Hands von großer Bedeutung ist und die eine starke Wirkung auf den Zustand des Gehirns und des Geistes hat. Diese Qualität ist Neugier.

Neugier

Verändern des »Zustandes«

Die Fixierung auf eine bestimmte Denkweise ist ein »Geisteszustand«, in dem es fast unmöglich ist, Probleme zu lösen. Carol Dweck und Kollegen an der Stanford University haben herausgefunden, dass in einem bestimmten Geisteszustand gefangene Menschen eher versuchen, ihren Zustand zu erhärten (to prove), als ihn zu verbessern (to improve) (Dweck 1988, S. 256–273). Man kann einen depressiven Menschen nicht dazu bringen, besser gelaunt zu sein, oder einen ängstlichen Menschen dazu, sich zu beruhigen, ebenso wenig wie man einem Traumatisierten zureden kann, sich keine Sorgen zu machen, weil man dadurch etwas infrage stellt, das für die Betroffenen sehr wahr ist. Um eine förderliche Veränderung zu initiieren, muss der Klient den Mut aufbringen und die Fähigkeit entwickeln, sowohl die geschädigten Anteile in seinem Inneren als auch seine zukünftigen Möglichkeiten im Randbereich des Wachstums und der Entwicklung zu erforschen. Und um dies zu können, muss er lernen, weniger ängstlich und furchtsam sein, damit die Gefahr des Erlebens weiterer Traumata und anderer persönlicher Notlagen geringer wird. Und als würden seine persönlichen Probleme nicht reichen, lauert außerdem die Gewinner-Verlierer-Welt wie ein unsichtbarer Elefant im Hintergrund; deshalb kann die Entfernung dieser schweren Last vom Rücken eines Klienten durchaus helfen, sich zu entlasten und zu beruhigen. Klienten müssen spüren, dass sie wachsen können, und durch ein angenehmes Gefühl ermutigt werden, wenn sie diesen Entwicklungsschritt realisieren. *Neugier* ermöglicht alle diese Erfordernisse mehr als jeder andere Zustand.

Neugier begründet einen Seinszustand, der den Geist verwandelt, indem er den Fluss von Energie und Information im Gehirn (Alcaro a. Panksepp 2011, S. 1805–1820; Litman 2005, S. 793–814), die Biologie bis hin zur Genexpression und zur Proteinsynthese und damit das biochemische Milieu verändert (Rossi 2002b) und die *Quantenqualia* eines therapeutischen Bewusstseins aktiviert (Rossi a. Rossi 2011). Nach neuesten Untersuchungen hat Neugier einen positiven Einfluss auf das psychische Wohl und auf emotionale Erschöpfungszustände (Wang a. Li 2015, S. 135–140), und neugierige Menschen leiden weniger stark unter sozialer Zurückweisung (Kawamoto et al. 2017, S. 264–267), sie haben einen größeren Spielraum für das Lernen (Gruber, Gelman a. Ranganath 2014, S. 486–496) und genießen die gesteigerte Erregung und Aktivierung des natürlichen inneren Belohnungssystems (Jempa, Verdonschot, van Steenbergen, Rombouts a. Nieuwenhuis 2012). Wir werden Ihnen im Folgenden erläutern, wie Sie bei Klienten die Neugier fördern können, aber zunächst wollen wir anhand eines Fallbeispiels zeigen, wie Neugier den mentalen Zustand eines Klienten so verändern kann, dass spontan seine natürlichen Problemlösungsfähigkeiten und seine Geist-Körper-Heilung aktiviert werden.

Aus Hills Fallsammlung: Im überwältigenden Zustand der Trauer

Eine verzweifelte Klientin, die kürzlich ihren Ehepartner verloren hatte, rief mich an. Sie war erst Mitte 40, und der Tod ihres Partners war sehr plötzlich und auf tragische Weise eingetreten. Die Frau war untröstlich, erschöpft und weinte viel. Man hätte nichts sagen können, was ihre Trauer verringert oder ihr Betrübnis aufgehellt hätte. Die Dinge, die sie als unerträglich empfand, waren tatsächlich kaum zu ertragen. Sie musste ihren *Zustand* verändern, obwohl sie ihre *Wirklichkeit* nicht verändern konnte. Weder Sympathie noch auch nur Empathie hatten ihr den geringsten Trost zu geben vermocht. Am Telefon wäre es nicht sinnvoll gewesen, den Mirroring-Hands-Ansatz zu benutzen; deshalb entschied ich mich für einen »Neugier-Ansatz«.

Ich erinnerte die Klientin an etwas, das ich kürzlich in einer Sitzung gesagt hatte: »Ihr Mann ist nicht fortgegangen. Er hat nur seine Art, da zu sein, verändert.« Ich forderte sie auf, sich im Raum umzuschauen und sich bewusstzumachen, wo er sich gewöhnlich aufgehalten hatte – sich seinen Lieblingssessel, die Bücher, die er gern gelesen hatte, und die Positionen im Raum, wo er gestanden hatte, in Erinnerung zu rufen. Sie berichtete mir über die verschiedenen Bereiche, wo sie die Präsenz ihres Mannes spürte. Ich bezog mich auf das Polaritätsprinzip von Mirroring Hands – wo er ist, wo er nicht ist; wo Sie allein stehen, wo Sie in seiner Gegenwart stehen können. Dann fragte ich sie, ob sie sich andere Bereiche des Hauses vorstellen könnte, wo sie ihn spüre. Sie dachte einen Moment nach und nannte dann einige Orte. Ich schlug ihr vor, nach dem Telefongespräch im Haus alle Orte, Dinge und Erinnerungen zu lokalisieren, die sie ihren Mann spüren ließen. Wir schwiegen etwa 20 bis 30 Sekunden. Dann merkte sie, dass sie zu weinen aufgehört hatte und sich nicht mehr so trostlos fühlte. Plötzlich sagte sie: »Richard, was war das gerade? Was haben Sie mit mir gemacht? Ich bin immer noch traurig, aber es geht mir jetzt viel besser. Was haben Sie gemacht?« Ich erklärte ihr, dass ich ihr geholfen hätte, die Funktionsweise ihres Gehirns zu verändern, die Art, wie ihr Herz schlug, die Art, wie sie atmete. Am wichtigsten sei jedoch, dass sich verändert habe, was sie für möglich halte. Als ich sie einige Tage später wiedertraf, berichtete sie, sie habe sich weiterhin zumindest so gut gefühlt, dass sie mit ihrer Situation fertigwerde. Sie war sehr dankbar.

Dies ist nur ein Beispiel für eine plötzliche Veränderung des *Erlebenszustandes*, zu der es durch die Aktivierung der Neugier kommen kann. In der Vorbereitungsphase des Mirroring-Hands-Prozesses beginnen wir mit der Stimulation der Neugier, indem wir den Klienten auffordern: *Schauen Sie sich diese Hände an, als hätten Sie sie noch nie zuvor gesehen …* Außerdem nutzen wir die Neugier spielerisch und imaginativ: *Ich frage mich: Fühlt sich eine dieser Hände anders an, schwerer oder wärmer …?* Im weiteren Verlauf dieses Prozesses fördern wir die Neugier des Klienten auch auf andere sehr wichtige Weise. Wir fordern ihn auf, Neugier darauf zu entwickeln, was das, was er erlebt, bedeuten könnte, was es ihn lehrt, was aus dem Erlebnis resultiert: *Sind diese Hände wohl in der Lage, miteinander über etwas zu kommunizieren oder einander über etwas zu informieren, das Sie noch nicht gewusst oder sich noch nicht vorgestellt haben, und können sie das fast wie von selbst?*

Die drei Pfeiler der Neugier

Wissenschaftliche Untersuchungen über Neugier existieren nicht in einem Umfang, wie man ihn bei einem Thema erwarten könnte, das für unser Wohlbefinden so wichtig ist; allerdings ist die Zahl der Arbeiten darüber in den letzten Jahren etwas größer geworden. Litman und Jimerson führten Anfang der 2000er-Jahre einige interessante Untersuchungen durch (Litman a. Jimerson 2004, S. 147–157; Loewenstein 1994, S. 75–98). Darin werden zwei Aspekte von Neugier beschrieben: Neugier, die sich auf Mängel bezieht – auf die Dinge, die nicht bekannt sind und von Gefühlen der Unsicherheit gespeist werden –, und Neugier, die sich auf Interesse bezieht – ein angenehmes Angezogenwerden von Neuem, unabhängig davon, ob dadurch irgendwelche bisher unbekannten Informationen gewonnen werden. Die Forscher beschäftigten sich nicht mit dem nach unserer Auffassung wertvollsten Aspekt von Neugier – mit Neugier, die sich auf Bedeutung bezieht –, aber damit befassen sich zweifellos andere Fachbereiche, unter anderem derjenige der Philosophie (Frankl 2006). In unserer persönlichen Version der in der Forschung gebräuchlichen Terminologie beschreiben wir die drei Pfeiler der Neugier wie folgt:

1) Neugier, bezogen auf Informationen
2) Neugier, bezogen auf Spiel
3) Neugier, bezogen auf Möglichkeiten/Bedeutung/Sinn.

Diese Facetten kann man zwecks Beschreibung und Erörterung differenzieren, und das werden wir im Folgenden auch tun; aber ebenso wie bei den Pfeilern, die das Dach eines Gebäudes tragen, ist auch bei Neugier ein *ausgewogener* Ausdruck aller drei genannten Neugierarten wichtig. Durch unverhältnismäßig starkes Fokussieren auf einen der Pfeiler kann eine instabile Situation entstehen. Beispielsweise scheint die moderne Welt unverhältnismäßig stark zur Neugier bezogen auf Informationen, zu neigen, aber hauptsächlich in Form eines permanenten Stimulus. Dabei geht es nicht um echtes *Interesse,* sondern mehr darum, von der Außenwelt zu fordern, *von Langeweile befreit* zu werden. Deshalb bleiben viele Menschen in Phase 1 des kreativen Zyklus – sie sehnen sich nach Neuem und nach Unterhaltung, haben jedoch wenig Interesse daran, die erhaltenen Informationen für ihre persönliche Weiterentwicklung zu nutzen.

Die Nutzung von Neugier in Phase 1 besteht darin, Interesse, Faszination und Staunen zu wecken – das Numinose zu stärken. Der dementsprechende Slogan lautet: *»Das ist interessant!«*

Phase 2 kann sehr schwierig sein, und wie bereits erwähnt, wird sie manchmal »Dunkle Nacht der Seele« genannt, weil sie dazu zwingt herauszufinden, inwiefern die neue Information persönlich relevant ist, wie sie zu verstehen ist und wie sie sich für eine Lösung oder Veränderung zum Positiven nutzen lässt. Die meisten Klienten, die zu uns kommen, sind in Phase 2 gefangen, weil sie sich in ihr Problem verstrickt haben und keinen Ausweg sehen. Sich in Phase 2 der Neugier zuzuwenden regt das Interesse an und fördert den Mut zum Erforschen. Außerdem wird dadurch die Freiheit erschlossen, mit den Informationen zu spielen, um das glückliche Auftauchen der emergenten Eigenschaften zu ermöglichen. Offenheit für neue Möglichkeiten erhöht nicht nur die Wahrscheinlichkeit eines Durchbruchs, sondern öffnet auch die Tür zur persönlichen Bedeutung.

Die Nutzung von Neugier in Phase 2 besteht in der Suche nach dem, was unter dem oberflächlichen Problem verborgen liegt – nach der emergenten Eigenschaft –, und darin zu entdecken, worum es *wirklich* geht. Der dementsprechende Slogan lautet: *»Welche Botschaft übermittelt dieses Problem?«*

Phase 3 ist kreativ und expansiv, und im Mittelpunkt stehen hier Spiel, Möglichkeiten und Erschaffen auf der Grundlage eines neuen Verständnisses der Nutzung der neu gewonnenen Informationen für die persönliche Entwicklung. Es ist sehr schwer, wenn nicht sogar unmöglich, in Phase 3 einzutreten, wenn man sich noch nicht aus Phase 1 oder 2 gelöst hat. Mit Mirroring Hands kann man den Zustand des Festsitzens in der einen Hand platzieren und den Klienten in der anderen Hand verschiedene Möglichkeiten halten lassen, was zu einem Durchbruch führen kann.

Die Nutzung von Neugier in Phase 3 besteht darin, die neuen Realisationen kreativ zu erforschen und herauszufinden, wie sie innerlich und äußerlich die Reintegration ermöglichen könnten. Der dementsprechende Slogan lautet: *»Was kann ich hieraus neu schaffen?«*

In Phase 4 wird die Neugier bezogen auf Möglichkeiten und Bedeutung, darauf fokussiert herauszufinden, wie die kreative Entwicklung in Phase 3 enkodiert, organisiert, umgesetzt und schließlich in das Alltagsleben integriert werden kann.

Die Nutzung von Neugier in Phase 4 besteht darin, vorsichtig zu erforschen, wie die Realisationen, Auflösungen und kreativen Entdeckungen in das *Selbst* integriert werden können, sodass sie die persönliche Entwicklung, die Gesundheit und anhaltendes Wohlbefinden fördern. Dies ist die Phase der ultradianen Heilungsreaktion. Der dementsprechende Slogan lautet: *»Wie gestalte ich diesen Teil meines Lebens?«*

Die Mentalität der Neugier

Wenn ein Klient den Raum betritt, befindet sich sein Bewusstsein in der Regel in einem zerrütteten Zustand. Wahrscheinlich fühlt er sich unwohl, ein wenig defensiv und ist auf Selbstschutz aus; vermutlich ist er nicht sonderlich darauf erpicht, über seine Probleme zu reden, und er ist sehr auf der Hut, zu tief in sie hineinzuschauen. Manchmal empfindet er auch eine gewisse Angst oder lässt Symptome einer Depression oder einer anderen affektiven Störung erkennen. In diesem Moment wissen wir zwar noch nicht, was er von uns erwartet und wie er die Rolle eines Psychotherapeuten und seine eigene Rolle sieht. All dies sind nicht die besten mentalen Voraussetzungen für den Beginn einer engagierten Therapie. Den Klienten in einen therapeutischen Bewusstseinszustand zu versetzen ist das Ziel der ersten Phase der Arbeit. Wir möchten, dass der Klient positiv antizipiert, was kommen wird. Weil es wichtig ist, die angstgesteuerte Aktivität des limbischen Systems zu beruhigen, ist es nützlich, den Klienten in einen Zustand zu bringen, in dem sein Fokus erweitert wird und Klarheit und Aufmerksamkeit bei ihm gefördert werden. All diesen Qualitäten entsprechen Korrelate hinsichtlich der Aktivität des Gehirns und gleichzeitige Anpassungen im neuro-biochemischen Milieu.

Das Gehirn verändert sich im Einklang mit dem aktuellen Zustand, und somit spiegelt sich jede Veränderung der Stimmung, der Aufmerksamkeit, des Fokus und der Intention in Reaktion auf die Umgebung, einschließlich des Gehirns und Geistes anderer Menschen, im neurobiochemischen Milieu (Panksepp 2010, S. 533–545; Birren a. Marder 2013, S. 436–437; Dulcis et al. 2013, S. 449–453). Das Wunderbare an der Neugier ist, dass sie das neurobiochemische Milieu positiv *in Richtung* eines therapeutischen Bewusstseins beeinflusst. Die Mentalität der Neugier stimuliert Bewegung und Interesse, bezogen auf Dinge; einen forschungsfreudigen, interessierten, staunenden Geist; Offenheit dem Lernen gegenüber; eine Verstärkung des Fokus und der Aufmerksamkeit; ein Gefühl der Freude und Zielbewusstheit – dies alles sind perfekte mentale Voraussetzungen für das In-Erscheinung-Treten eines therapeutischen Bewusstseins (Rossi a. Cheek 1988; Rossi 2004c, S. 215–227; Hope a. Sugarman 2015, S. 212–229; Erickson 2010; Campbell a. Moyers 1991). Mirroring Hands leitet diesen Prozess mit der simplen Aufforderung ein, der Klient möge auf seine Hände schauen, als hätte er dies noch nie getan und als sähe er Dinge, die er noch nie gesehen hat.
Wir werden uns die drei Pfeiler nun genauer anschauen.

1) *Neugier bezogen auf Informationen (NBI)*, ist die Neugier auf das, was wir nicht kennen, und sie zielt auf die Beseitigung eines Mangels an Wissen, Verstehen, Erfahrung oder Wahrnehmung. Informationen können in diesem Fall in Reaktion auf sensorische Signale aus dem Körper (Bottom-up-Signale) gewonnen werden, sie können aber auch aus Top-down-Denkprozessen resultieren. Die NBI kann auf verschiedene Weisen getriggert werden. Dies kann durch eine persönliche Frage geschehen,

durch eine Stimulation aus der Umgebung oder durch etwas, das uns über die »soziale Synapse« aus Gehirn und Geist eines anderen Menschen erreicht (Cozolino 2007). Die NBI wird aktiviert, wenn ein Mensch realisiert, dass ihm etwas nicht bekannt ist; und sofern die Exploration nicht aufgegeben wird, bleibt sie so lange bestehen, bis die Antwort gefunden ist. Der energetische Antrieb und die durch die NBI verursachte Motivation lassen nach, sobald die gesuchte Information entdeckt ist. Es folgt eine Belohnung in Form eines Endorphinausstoßes. Dies erklärt zumindest teilweise den fast suchthaften Charakter des Erkundens und Untersuchens. Außerdem lässt dieser Vorgang ahnen, was die Anziehungskraft von Quiz-Shows und ähnlich belanglosen Wettbewerben ausmacht.

2) *Neugier bezogen auf Spiel (NBS)*, beinhaltet ein Staunen, ein Interesse oder eine Faszination, die alles betrifft, *was jetzt geschieht*. Diese Neugier bewegt sich im Zeitrahmen der unmittelbaren Gegenwart. Spiel ist vergnüglich, und spielerische Neugier ist oft bei Kindern zu finden, aber auch bei Erwachsenen, wenn sie sich vom Gewicht der Verantwortung befreien und sich dem Vergnügen spielerischen Erforschens im Augenblick widmen. Die NBS ist ein Engagement in ungeregelter, sich selbst organisierender spielerischer Aktivität, von der wir wissen, dass sie für die Entwicklung sozialen Gewahrseins, des Grenzbewusstseins sowie sozialer Bindungen entscheidend ist (Ginsberg 2007). Wichtige Informationen treten spontan beim Spiel zutage. Menschen fragen sich manchmal, warum sie beim Sport nicht immer ein angenehmes Erlebnis haben. Das ist deshalb so, weil ein organisierter Sport nichts mit neugierigem Spiel zu tun hat. Bei Letzterem gibt es keine Regeln, keine planvolle Regulation und keine Organisation. Interessanterweise bilden sich Regeln und eine Organisationsstruktur häufig heraus, wenn sich das Spielerlebnis weiterentwickelt, aber das ist immer noch nicht das Gleiche, wie wenn Regeln von außen auferlegt werden. Genauso verhält es sich während einer Therapie. Spiel ist im Rahmen einer Therapie ein unglaublich wichtiges und nützliches Werkzeug; es kann Klienten aus negativen Zuständen befreien und sie in rezeptivere, engagiertere und integrierend wirkende Zustände versetzen. Mirroring Hands beginnt oft sehr spielerisch, und dieses Element kann auch im weiteren Verlauf der Arbeit eine wichtige Rolle spielen.

3) *Neugier bezogen auf Möglichkeiten/Bedeutung (NBMB)*, ist Staunen, Interesse und Faszination, die sich dem zuwenden, was sonst noch möglich ist und was dieses Mögliche bedeuten könnte. Bei der NBMB geht es hauptsächlich um die Zukunft, weil Möglichkeit und Bedeutung noch entdeckt werden müssen und sich folglich nur in der Zukunft manifestieren können. Die NBMB kann auf einzigartige und merkwürdige Weise im Augenblick präsent sein als Motivation, sich in die Zukunft zu bewegen, dorthin, wo und wann sich das Mögliche manifestieren könnte. Die betreffende Person muss aus dem »Jetzt« und der »festgehaltenen Vergangenheit« heraus in einen neuen Seinszustand eintreten. Die NBMB verändert die Geisteshaltung, den Zustand des Gehirns und das neurobiochemische Milieu eines Menschen, der unter einer Depression leidet, auch wenn dies nur ein zeitweiliger Effekt ist. Der Verlust der Verbindung zur Zukunft ist einer der schädigenden Aspekte einer Depression. Angst hingegen beinhaltet die Furcht davor, sich in die Zukunft zu wagen. Nach unserer Auffassung verringert die NBMB die Aktivität der Furchtzentren im Gehirn und erschließt so selbst für unter Angst leidende Klienten die Möglichkeit, zur Zukunft als einem positiven Ort in Verbindung zu treten. Die NBMB nutzt unsere natürlichen kreativen Fähigkeiten und ermutigt uns, Metaphern und Repräsentationen zu erforschen, nach Bedeutung und Selbstbezüglichkeit zu suchen, positiv zu antizipieren, was sonst noch geschehen könnte, und als Wirkkraft am Schaffensprozess teilzuhaben. Die NBMB ist der lohnendste und förderlichste Pfeiler der Neugier, der selbst dann wirksam sein kann, wenn die anderen beiden Pfeiler nicht »aktiv« sind. Die NBMB kann sowohl ein Geisteszustand – ein im Augenblick existierender Zustand – als auch ein Seinszustand sein – ein grundlegender Zustand, dem alle anderen Zustände Augenblick für Augenblick entspringen. Weil die NBMB zeitlos ist, kann sie eine ständige Unterströmung unserer Persona sein.

Sie werden nun verstehen, wie die Mentalität der Gewinner-Verlierer-Welt als »Elefant im Raum« unser Interesse an Exploration und Möglichkeit einschränkt. Die Fähigkeit, Möglichkeiten zu erkennen und einen Sinn zu entdecken, werden auch durch eine unsichere Bindung, eine PTBS, den Druck aus dem näheren Umfeld eines Menschen, Schikane und Mobbing, Entzündungsprozesse, welche die Leistungsfähigkeit des Immunsystems beeinträchtigen, Stress und übertriebene soziale Anforderungen eingeschränkt (Tugade a. Fredrickson 2004, S. 320–333; Gallagher a. Lopex 2007). All dies behindert unseren Zugang zu den unermesslichen Möglichkeiten des Lebens. Und wegen dieser Einschränkungen der NBMB kann Mirroring Hands so nützlich sein. Wir nutzen die Neugier zu Beginn der Mirroring-Hands-Arbeit, um die Verbindung des Klienten zu seiner impliziten, sich selbst organisierenden inneren Welt zu verbessern. Durch die Förderung einer Mentalität der Neugier beim Klienten, beim Therapeuten *und* im therapeutischen Erlebnis wird es für die Transformationsprozesse der Veränderung, Realisation und Heilung leichter, sich zu manifestieren.

Geschichten über Neugier

Es gibt viele wunderbare Geschichten darüber, wie Menschen die Neugier genutzt haben, um eine Geisteshaltung so zu verändern, dass Problemlösungen möglich wurden und das Leben in Reaktion darauf verändert werden konnte. Diese Erzählungen würdigen die Inspiration und die Möglichkeiten der Neugier als Geisteszustand und, noch tiefer, als Seinszustand.

Lehren

In dem dramatischen Film *Freedom Writers* werden wir Zeugen einer Situation, in der es sowohl um Lernen als auch um Therapie geht (*Freedom Writers* 2007). Der Film beginnt in der Kindheit einer Studentin, die Zeugin eines Drive-by-Shooting[25] wird. Ihr Hintergrundkommentar berichtet: »Und ich sah zum ersten Mal den Krieg.« Die Geschichte folgt den Erlebnissen der Lehrerin Erin Gruwell bei ihren Kämpfen an einer Schule, in der auch Schüler aus benachteiligten Vierteln unterrichtet werden. In einer besonders eindrucksvollen Szene zieht Gruwell auf dem Boden eine Linie und fordert alle Schüler, die jemanden kennen, der ermordet worden ist, auf, die Linie zu überschreiten. Alle Schüler überschreiten die Linie. Auch als Gruwell die Zahl der Ermordeten, die ein Schüler kennt, erhöht, bleiben viele Schüler an ihrem Platz stehen. Der Schmerz, das Unbehagen und der völlige Mangel an Neugier dieser Kinder sind offensichtlich. In ihrem Leben steht das Überleben im Mittelpunkt, nicht Abenteuer und Forscherdrang. Gruwell versucht, die Schüler zu erreichen, und

25 Etwa: Schüsse aus einem vorüberfahrenden Fahrzeug; d. Ü.

das gelingt ihr schließlich, als sie anfängt, sie über den Holocaust aufzuklären, und sie mit ihnen das Museum of Tolerance (in Los Angeles) besucht. Zum ersten Mal öffnet sich der Geist der Schüler für Möglichkeiten, die sie nie auch nur erahnt hatten. Gruwell lädt verschiedene Holocaust-Überlebende zu Gesprächen über ihre Erlebnisse in die Klasse ein. Die Neugier der Schüler diesen Menschen gegenüber, die mehr gelitten haben als sie selbst, führt zu einer großen Veränderung. Gruwell fordert die Schüler auf, Tagebuchaufzeichnungen zu verfassen, die später in Buchform unter dem Titel *The Freedom Writers Diary* veröffentlicht werden. Die Geschichten der Schüler beschreiben nicht nur die Tatsachen ihres Lebens, sondern auch ihre Träume und Wünsche. Die Geschichten handeln von ihren Möglichkeiten.

Die Unterbrechung einer Tragödie

Don Ritchie war zu seinen Lebzeiten als »Angel of the Gap« (Kwek 2012) bekannt. »The Gap« (»die Schlucht«) war ein von Selbstmördern bevorzugter Ort in Sydney in Australien. Ritchie lebte in der Nähe und hatte es sich zur Gewohnheit gemacht, regelmäßig an der berüchtigten Klippe nachzuschauen, ob er jemandem helfen könnte, der sich dort aufhielt, um sich das Leben zu nehmen. Er rettete viele Menschen mit einer sehr einfachen Strategie. Er bat die Verzweifelten, ihm bei einer Tasse Tee ihre Geschichte zu erzählen. Es mag als zu simpel erscheinen, aber diese Bitte erschloss im Geist der Menschen, die schon am Rand des Abgrundes standen, eine Möglichkeit. Charakteristisch für Suizid ist, dass die Kandidaten jedes Gefühl für die Existenz einer anderen Möglichkeit als der ihres Todes verloren haben. Die Überraschung durch die Bitte Don Richies reichte dann aus, um ihre Geisteshaltung so zu verändern, dass sie ein wenig von der Zukunft und der Möglichkeit, ihr Leben fortzusetzen, zuließen – zumindest für die Dauer des Gesprächs bei einer Tasse Tee. Der Tasse Tee und dem Erzählen der eigenen Geschichte wohnt ein buchstäblicher Sinn inne, aber außerdem sind auch andere Bedeutungen, Metaphern und Assoziationen damit verbunden, die Türen zu Möglichkeiten öffnen können. Obwohl diese Möglichkeiten natürlich von Person zu Person unterschiedlich sind, können Sie sich vielleicht vorstellen, dass die Tasse Tee ein Geschenk repräsentiert oder vielleicht auch etwas, das die Mutter oder eine Tante früher einmal für den Betreffenden zubereitet hat, oder etwas Warmes und Tröstendes. Die Gelegenheit, zu reden und die eigene Geschichte zu erzählen, beinhaltete auch, dass sich jemand um den Suizidgefährdeten kümmerte, dass er jemandem wichtig war. Alle diese Dinge sind Möglichkeiten, die vorher abgeschnitten und weggestoßen waren. Die simple und sanfte Bitte brachte die Möglichkeit weiterzuleben wieder ins Spiel.

Die Stimme des Lebens

Ein Beispiel, in dem alle drei Pfeiler der Neugier eine Rolle spielen, bietet ein außergewöhnlicher TED-Talk von Professor Clifford Stoll in Monterey im Jahre 2006 (Stoll 2006). Ihn als Exzentriker zu bezeichnen mag eine Untertreibung sein, doch dieser wunderbare, großäugige, zerzauste grauhaarige Professor tanzt erratisch über die Bühne, während er uns mit einer Anzahl faszinierender, überraschender und Neugier weckender Themen konfrontiert. Der Höhepunkt dieses Vortrags ist die Geschichte über einen Vorfall an der University of Buffalo im Jahre 1971. Ein Anti-Vietnamkriegs-Protest auf dem Campus war in eine Randale ausgeartet, die Stoll jedoch kaum bemerkt hatte. Er ging über den Campus und fragte sich, was da los war, als ein Polizist ihn zu verfolgen begann. Er berichtet: »Ich lief in den Glockenturm in Hayes Hall, sah das Pendel schwingen und dachte mir: ›Wow, die Quadratwurzel seiner Länge ist proportional zu ihrer Periode!‹« Sein Gehirn hatte den durch das Gejagtwerden von einem Polizeibeamten mit Schlagstock entstandenen Stress unterbrochen. Stoll entwischt dem Polizisten, indem er die Treppe zur Spitze des Glockenturms hinaufrennt und sich dort einschließt, und kann dann Studenten beobachten, die mit Ziegeln werfen und von Polizisten geschlagen und mit Tränengas besprüht werden. Er fragt sich: »Was mache ich hier?« Dies ist zumindest teilweise echte NBI, doch die Frage öffnet die Tür zu der noch größeren Frage, was Stoll mit seinem Leben macht. Er fängt an, sich mit etwas Wichtigerem zu beschäftigen: *Was gab es für ihn in diesem Glockenturm zu entdecken? Was war die Bedeutung dieser ganzen Verrücktheit?* Plötzlich fällt ihm ein, dass ein Tutor ihm einmal gesagt hatte, Glocken hätten oft eine Inschrift. Also geht er zu der Glocke, wischt den Taubenkot ab und findet tatsächlich eine Botschaft. Die letzten Worte dieses Textes sind die außergewöhnlichsten: »Die Stimme des Lebens ruft uns dazu auf, zu kommen und zu lernen.« Ungeachtet seiner ganzen Exzentrik fordert Professor Stoll uns auf, über das buchstäbliche Erlebnis des Lernens hinauszublicken und zu sehen, dass dessen eigentlicher Sinn und Zweck darin besteht, auf die *Stimme des Lebens* zu antworten.

Rückblick

Wir wollen in aller Bescheidenheit andeuten, dass Neugier eine Stimme des Lebens ist. Dies ist nicht die einzige Stimme, und nicht alle Stimmen sind angenehm oder auch nur wünschenswert; aber die Stimme der Neugier vermag viele negative und destruktive Stimmen zum Schweigen zu bringen oder zumindest zu übertönen. Es ist sehr schwer, wütend zu sein, während man neugierig ist. Und es ist fast unmöglich, neugierig zu sein und gleichzeitig der Angst zu erliegen. Und schließlich ist es ein Widerspruch in sich, gleichzeitig neugierig und depressiv zu sein. Neugier kann Angst zähmen und dadurch dafür sorgen, dass die Zukunft kein so beängstigender Ort ist. Unter allen Stimmen des Lebens bietet die Neugier eine breite, gesunde und produktive Grundlage. Der Therapeut kann einen großen Teil seiner Aufgabe, die Bemühungen des Klienten zu fördern und dabei seine eigenen Problemlösungs- und Geist-Körper-Heilungsfähigkeiten zu nutzen, erledigen, indem er einfach neugierig ist und sich zutiefst für den Klienten und das gemeinsame therapeutische Erlebnis interessiert.

Die Gewinner-Verlierer-Welt ist im Laufe unserer kulturellen Entwicklung entstanden. Sie ist so allgegenwärtig und mittlerweile so stark in die Konstrukte der modernen Kultur eingebettet, dass sie im Hintergrund zu einem negativen Einfluss auf unser Wohlbefinden geworden ist – zu einer stereotypen Bedrohung. Neugier hingegen ist ein wundervoller Geistes- und Seinszustand, der unsere Fähigkeit verstärkt, unseren Symptomen, Problemen und Belastungen auf eine für uns sichere und angenehme Weise zu folgen und so zu der Botschaft, die sie repräsentieren, zu gelangen. Im Geisteszustand und insbesondere im Seinszustand der Neugier können wir uns unserer eigenen natürlichen Problemlösungs- und Geist-Körper-Heilungsaktivität widmen. Wie wunderbar, dass wir all diese Aktivität, all diese innere »Magie« fördern können, indem wir nichts weiter tun, als einen Menschen dazu zu bringen, seine Hände so anzuschauen, als hätte er sie noch nie gesehen.

10 Das Negative ausräumen, sich auf das Positive vorbereiten

Die Tür schließen

ELR Unsere Aufgabe ist es, einen Eindruck davon zu gewinnen, wo die Menschen sich befinden, was sie beschäftigt, und sie dazu zu bringen, daran zu arbeiten … und ich möchte sie dazu bringen, etwas Negatives und etwas Positives zu sehen. Die meisten Menschen kommen zu uns, weil sie sich im Negativen verfangen haben und nun nicht wissen, wie …

RH … sie sich daraus befreien können?

ELR Sie müssen sich auf sich selbst einlassen …

(Aus den Gesprächen von Rossi und Hill im Juni 2016)

»Die Tür schließen« ist eine Form von Mirroring Hands, die eine Veränderung hinsichtlich des Verhältnisses zwischen dem, was den Klienten plagt und was er lieber nicht hätte, und dem, was er gern behalten möchte und sogar stärken würde, zu fördern versucht. Dieser Ansatz ist besonders effektiv, wenn der Klient nur sehr generell spürt, was ihm zu schaffen macht. Er könnte beispielsweise in einem bestimmten Bereich seines Lebens eine Schwierigkeit spüren, etwa ein ungutes Gefühl hinsichtlich seiner schulischen oder beruflichen Situation; er könnte auch unter Schlafstörungen leiden, unerwünschte Gefühle wie Eifersucht verspüren oder von ihn selbst betreffenden negativen Gedanken verfolgt werden. Die im Folgenden vorgestellte Form von Mirroring Hands ist bei der Behandlung von Verhaltensproblemen nützlich, die überwältigend wirken oder Suchtcharakter haben, beispielsweise bei Unfähigkeit, das ständige Geschnatter im eigenen Kopf zu unterbinden, das Rauchen aufzugeben, bei übermäßigem Essen oder bei Magersucht und wenn es um die Beruhigung emotionaler Zustände wie Angst und Wut geht. Ebenso nützlich ist dieser Ansatz bei bedrückenden Zuständen wie Depression, Enttäuschung, Traurigkeit und Trauer – bei allem, was der Klient in seinem Leben *weniger* erleben möchte.

Zuerst befassen wir uns mit grundlegenden Fragen, die den vier kreativen Phasen zugeordnet werden; anschließend erforschen wir den Verlauf dieses Prozesses in der Praxis gründlicher, wobei wir die Möglichkeiten sprachlichen Ausdrucks im Zusammenhang damit erläutern und die typischen Reaktionen von Klienten erörtern. Zum Abschluss werden einige Fallbeispiele vorgestellt.

Phase 1: Information – Empfindungen

Wenden Sie die Standardvorbereitung an, um eine energetische Empfindung in den Händen herauszuarbeiten.

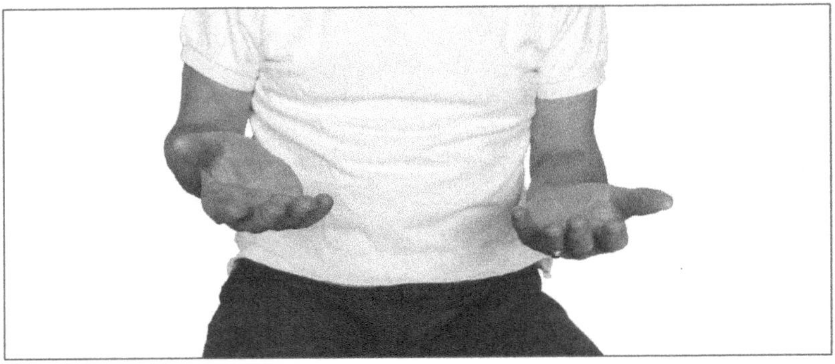

Können Sie auf Ihre Hände schauen, sie wirklich anschauen, als hätten Sie das noch nie getan? Und während Sie darauf fokussieren, frage ich mich: Fühlt sich eine Hand anders an als die andere? Vielleicht ist eine Hand wärmer [oder schwerer oder älter oder worauf auch immer der Klient reagiert] ...

Wenn Sie das Problem in eine Hand schicken würden, welche Hand wäre es dann? ... Die warme [kühle, schwere, leichte oder was auch immer die betreffende Hand charakterisiert] Hand ... oder vielleicht ... Wird die Hand darauf hinweisen, dass sie bereit ist, dieses Problem zu empfangen?

Phase 2: Inkubation – Arousal, Gefühl

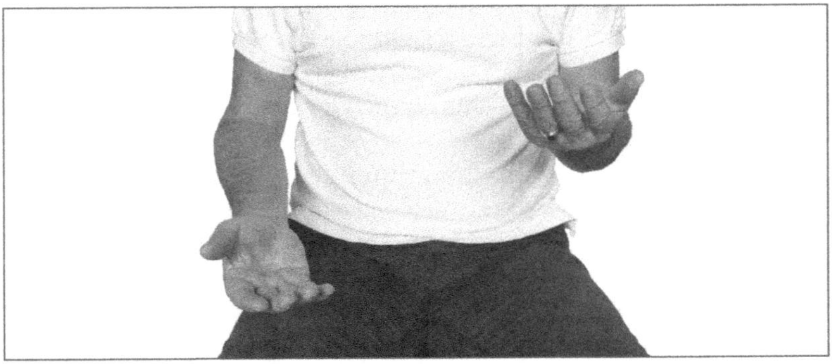

Wunderbar ... und, nun, diese Dinge machen Ihnen zu schaffen ... die Energie hinter ihnen oder was auch immer es ist ... bewusst ist uns nicht einmal genau klar, worum es sich handelt ... Können Sie dieses Gefühl, dieses Problem in die von Ihnen gewählte Hand senden? ... Können Sie ein wenig darüber sagen, was Sie fühlen, sehen, spüren oder riechen oder was sonst in Ihrer Hand vor sich geht? ... Oder möchten Sie einfach mit Ihrer privaten Arbeit fortfahren? ... Und sinkt Ihre Hand, während Sie das Fließen in sich herein spüren, allmählich auf den Oberschenkel ... und landet dort schließlich, nachdem Sie alles getan haben, was Sie im Moment tun können?

Phase 3: Durchbruch und Illumination – Intuition, Einsicht

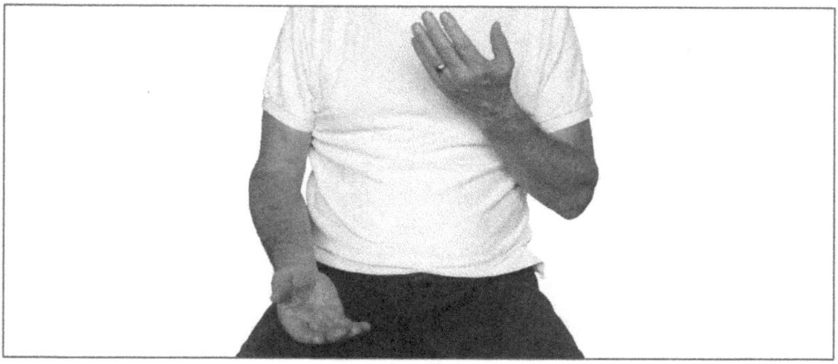

Ausgezeichnet! ... Können Sie nun ... Ihre Aufmerksamkeit in die andere Hand verlagern, die so geduldig gewartet hat? ... Und wird die Empfindung, die all die wunderbaren Dinge in Ihrem Inneren repräsentiert, die Sie stark machen und in die Lage versetzen, mit dieser Sache fertigzuwerden, das Problem zu lösen und all das zu tun, was diese Stärke sonst noch in Ihnen auszurichten vermag und was wir im Moment nicht einmal realisieren ... wird all dies in die wartende Hand fließen? ... Können Sie ein wenig dazu sagen, was Sie fühlen, sehen, spüren oder riechen oder was immer sonst in der Hand geschieht? ... Während sich Ihre Hand nun mit dieser wunderbaren, mächtigen heilenden Kraft und Fähigkeit füllt ... wird sie sich zu dem Bereich Ihres Körpers bewegen, von dem noch kurz vorher negative Gefühle ausgingen? ... Wissen Sie, wo sich dieser Bereich befindet? ... Wird sich Ihre Hand dorthinbewegen, die Tür schließen und so verhindern, dass etwas von der Negativität in diesen Bereich zurückkehrt?

Phase 4: Verifizierung – Reintegration, Denken

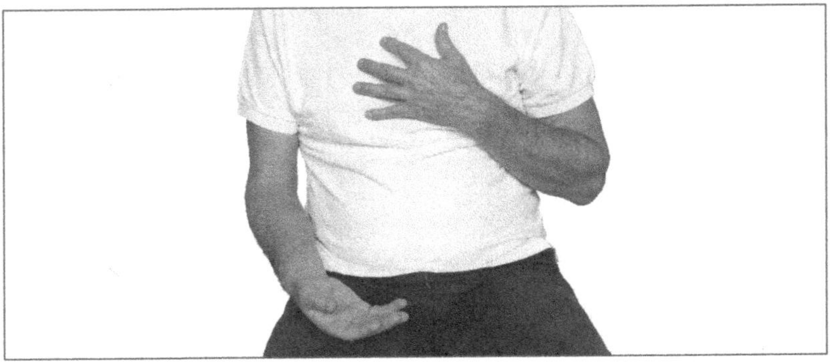

Wie wunderbar ... diese starke, heilende Hand ... schützt Ihre innere Welt ... Was würden Sie gern mit der Negativität tun, mit den Problemen, die Sie in der Hand auf Ihrem Oberschenkel halten? ... Werden Sie sie irgendwie loswerden ... auf eine Art, die Sie zufriedenstellt? ... Wunderbar ... Lassen Sie los ... Werfen Sie sie weg ... [oder was immer der Klient sonst zu tun beginnt] ... Und wenden Sie Ihre Aufmerksamkeit nun wieder Ihrer starken Hand zu, die Sie schützt und stärkt ... Und wenn Sie möchten, können Sie darüber berichten, wie Sie sich jetzt fühlen ... oder würden Sie sich lieber weiter auf die heilende Kraft konzentrieren?

(Nutzen Sie zu einem geeigneten Zeitpunkt die Standardrückkehr zur Aufmerksamkeit: Wenn ... ein Teil von Ihnen weiß, dass Sie ... können ... usw.)

Wir werden den Prozess nun gründlicher erforschen.

Phase 1: Information – Externalisierung des Negativen und Entdeckung des Positiven

Es ist wichtig, einen Unterschied zwischen den Händen auszumachen. Wie dies geschieht, unterliegt keiner Beschränkung – ob man mithilfe der Standardvorbereitung eine schwere, warme oder ältere Hand kreiert oder welche Methode sich auch immer sonst zur betreffenden Zeit in der Interaktion zwischen Ihnen und dem Klienten anbietet ... Sie können dann frei entscheiden, welche Hand das »Problem« und welche die »Lösung« aufzunehmen wünscht. Achten Sie auf den Dialog, der je nach Bedürfnissen des Klienten entstehen kann.

> Können Sie auf Ihre Hände schauen, sie wirklich anschauen, als hätten Sie das noch nie getan? Vielleicht ist eine Hand wärmer [schwerer, älter oder worauf auch immer der Klient reagiert] ... Und wird diese Hand uns irgendwie zeigen, dass sie die wärmere [oder schwerere usw.] Hand ist? ...

Manchmal führt die Hand des Klienten eine deutliche Bewegung aus, es kann aber auch nur eine sehr subtile Andeutung sein. Fördern Sie die Möglichkeit, dass die Hand etwas signalisiert ...

> Nur ein Zucken ... nur Ihr kleiner Finger ... Ob das wohl ein Signal ist ... für das, was Sie fühlen?

Sobald der Klient sich sicher ist, welche Hand was repräsentiert, können Sie mit der ersten Phase, der Unterscheidung des »Problems« vom »Nichtproblem« im Inneren des Klienten, fortfahren.

> Wenn Sie das Problem in eine Hand schicken würden, welche Hand wäre es dann? ... Die warme [kühle, schwere, leichte oder was auch immer die betreffende Hand charakterisier] Hand ... oder vielleicht ... Wird diese Hand Ihnen ein Zeichen geben, dass sie bereit ist, dieses Problem zu empfangen?

Nachdem der Klient begonnen hat, die »Natur« seines Problems in seine Hand zu übermitteln, geht der Prozess zu Phase 2 über.

Phase 2: Inkubation – Darstellung der Ambiguität des Problems

In Phase 2 fordern wir den Klienten auf, die Energie von innen hervor- und in der Hand zum Ausdruck kommen zu lassen. Klienten sind gewöhnlich von den Formen, Farben, Strukturen und anderen Vorstellungselementen, die ihnen in dieser Phase in den Sinn kommen, fasziniert.

> Wunderbar ... und nun, diese Dinge machen Ihnen zu schaffen ... die Energie hinter ihnen oder was auch immer es ist ... bewusst ist uns nicht einmal genau klar, worum es sich handelt ... Können Sie dieses Gefühl, dieses Problem in die von Ihnen gewählte Hand senden?

Beobachten Sie einfühlsam die spontanen Reaktionen des Klienten, die deutlich erkennbaren ebenso wie die mikroskopischen, in den Händen wie überall sonst im Körper. Äußern Sie unterstützende und ermutigende Kommentare, wenn Ihnen dies als angemessen erscheint. Es ist sinnvoll, dem Klienten Gelegenheit zu geben, über das Erlebte zu sprechen; ermöglichen Sie es ihm aber auch, stillschweigend und für sich allein mit der inneren Arbeit fortzufahren, wenn er das möchte.

> Können Sie ein wenig darüber sagen, was Sie fühlen, sehen, spüren oder riechen oder was sonst in Ihrer Hand vor sich geht? ... Oder möchten Sie einfach mit Ihrer privaten Arbeit fortfahren?

Lassen Sie dem Klienten ein wenig Zeit, auf die Vorschläge zu reagieren.

> Während Sie das Fließen in Ihrer Hand spüren, frage ich mich: Sinkt Ihre Hand allmählich auf den Oberschenkel? ... Und landet sie dort schließlich, wenn Sie alles getan haben, was Sie im Moment tun können?

Die Hand kann sich langsam oder sehr schnell abwärtsbewegen – beide Reaktionsweisen kommen häufig vor. Eine schnelle Abwärtsbewegung deutet darauf hin, dass sich ein größerer Teil des »Problems« auf die erste Bitte hin gezeigt hat. Eine langsame Abwärtsbewegung hingegen deutet darauf hin, dass es dem Klienten gefällt, klarer zu empfinden, was er in der Hand hält, selbst wenn keine verbalen Einzelheiten, sondern nur Empfindungen im Spiel sind. Was auch immer auftaucht, ist für den Klienten zutreffend, und die meisten berichten über das Gefühl, dass ihr Inneres »weiß«, was es mit diesen Empfindungen auf sich hat. Landet die Hand auf dem Oberschenkel, zeigt der Klient damit, dass er bereit ist, sich der nächsten Phase zuzuwenden.

Phase 3: Durchbruch und Illumination – Die Macht der Heilung und Stärke halten

Würdigen Sie stets den Abschluss jedes Teils des Prozesses, auch wenn sich der Klient schnell etwas Neuem zuwendet: *Wunderbar ... Sie haben etwas abschließen können und sind dadurch dorthingekommen, wohin Sie kommen müssen ... bitte fahren Sie auf Ihre Weise fort ...* Entscheidend für den Mirroring-Hands-Prozess ist, dass man immer klientenresponsiv bleibt – dass man nur wenig oder keinen Widerstand aufkommen lässt und dass man sich als Therapeut oft große Mühe geben muss, Schritt zu halten.

> Ausgezeichnet! ... Können Sie nun Ihre Aufmerksamkeit auf die andere Hand verlagern, die so geduldig gewartet hat? ... Und wird die Empfindung, die all die wunderbaren Dinge in Ihrem Inneren repräsentiert, die Sie stark machen und in die Lage versetzen, mit dieser Sache fertigzuwerden, das Problem zu lösen und all das zu tun, was diese Stärke sonst noch in Ihnen auszurichten vermag und was wir im Moment nicht einmal realisieren ... wird all dies in die wartende Hand hineinfließen?

Legen Sie so viele Pausen ein, wie Sie für angemessen und für den Klienten nützlich halten. Die Auslassungspunkte im Text sind nur als Empfehlungen zu verstehen.

> Können Sie ein wenig dazu sagen, was Sie fühlen, sehen, spüren oder riechen oder was immer sonst in der Hand geschieht? ... Oder möchten Sie lieber schweigend Ihrem inneren Prozess folgen?

Die Verstärkung des sensorischen, imaginativen und weitgehend symbolischen Gewahrseins der eigenen stärkeren Heilungsfähigkeiten intensiviert den Prozess. Dabei geht es nicht so sehr um die Entwicklung einer rationalen Beschreibung als vielmehr um ein breit gefasstes Gewahrsein dessen, dass es »etwas« im Klienten gibt, das sein logisches Denken nicht zu wissen oder zu verstehen braucht, damit es existieren und wirken kann.

> Während sich Ihre Hand nun mit dieser wunderbaren, mächtigen heilenden Kraft und Fähigkeit füllt ... wird sie sich zu dem Bereich Ihres Körpers bewegen, von dem noch kurz vorher negative Gefühle ausgingen? .. Wissen Sie, wo sich dieser Bereich befindet? ... Wird sich die Hand dorthinbewegen, die Tür schließen und so verhindern, dass etwas von der Negativität in diesen Bereich zurückkehrt?

Der Klient braucht vielleicht Hilfe, um sich darüber klar zu werden, woher die »negative« Energie stammt. Wenden Sie Ihre Aufmerksamkeit dieser Untersuchung zu. Manchmal entfernen sich die Hände aus ihrer aktuellen Haltung. Unterstützen Sie dann, sobald sie dazu bereit sind, ihre Rückkehr in die für die Therapie wichtigen Positionen. Ist die »heilende Hand« an ihrem Bestimmungsort angekommen, lassen Sie dem Klienten Zeit, auf die neue Handposition sowie darauf, wie sie ihn betrifft, zu reagieren. Das Verhältnis zwischen »Problem« und »Nichtproblem« hat sich nun geändert. Wir wollen dies in der Phase 4 bestätigen und verifizieren.

Phase 4: Verifikation – Integration, Realitätsprüfung

> Wie wunderbar ... diese starke heilende Hand ... schützt Ihre innere Welt ... Was würden Sie gern mit der Negativität tun, mit den Problemen, die Sie in der Hand auf Ihrem Oberschenkel halten? ... Werden Sie sie irgendwie ... loswerden ... auf eine Art, die Sie zufriedenstellt? ... Wunderbar ... Lassen Sie sie los ... werfen Sie sie weg ... [oder was immer der Klient sonst zu tun beginnt] ...

Klienten führen daraufhin die verschiedensten faszinierenden Handlungen aus, angefangen vom Wegwerfen dessen, was sich in ihrer Hand befindet, über das Abreiben der Hand an Möbeln bis zum Wegblasen des Inhalts der Hand. Zögern Sie nicht, ihnen ein Taschentuch anzubieten, oder lassen Sie zu, dass sie ihre Hand an einem Gegenstand im Raum reinigen. Dies ist für den Klienten ein wichtiger Moment symbolischer, ritueller Befreiung von dem, was er aus seinem Inneren hat entfernen können. Ermutigen Sie ihn unterdessen, mithilfe seiner starken heilenden Hand »die Tür geschlossen zu halten«, während er sich vom Negativen befreit.

> ... Und wenden Sie Ihre Aufmerksamkeit nun wieder Ihrer starken Hand zu, die Sie schützt und stärkt ... und wenn Sie möchten, können Sie darüber berichten, wie Sie sich jetzt fühlen ... oder würden Sie sich lieber weiter auf die heilende Kraft konzentrieren?

Falls der Klient sich nicht spontan selbst dazu entschlossen hat, über das Erlebte zu berichten, können Sie zu einem geeigneten Zeitpunkt das Standardverfahren zur Wiederherstellung der Aufmerksamkeit anwenden.

Wenn ...

Ein Teil von Ihnen weiß, dass er mit dieser kreativen Arbeit im Laufe des Tages ganz auf sich gestellt fortfahren kann ...

Und wenn Ihr Bewusstsein weiß, dass es kooperieren kann, indem es Ihnen zu erkennen hilft, wann es an der Zeit ist, sich einzustimmen ...

Wird Ihnen das ein Gefühl, ein Signal geben, dass Sie sich dehnen, die Augen öffnen und völlig wach werden können, um darüber nachzudenken, was geschehen ist, und, wenn Sie möchten, mitzuteilen, was Sie mit dem Entdeckten in Ihrem Alltag anfangen können?

Wenn Sie das Standardverfahren nicht benutzt haben, kann es sinnvoll sein, den Klienten daran zu erinnern, dass er diesen Prozess auf sich gestellt noch einmal wiederholen kann. Am besten nutzt man die Zeitspanne der ultradianen Heilungsreaktion von etwa 20 Minuten, um noch ein wenig mehr vom Negativen zu entfernen und die positive, heilende Kraft, die immer da war, zu verstärken.

Aus Hills Fallsammlung: Unsichere Bindung

Eine Frau Mitte 30 war wegen ihrer extremen Schüchternheit und ihres Mangels an Selbstvertrauen im Umgang mit anderen Menschen zu mir gekommen. Im Laufe der Gespräche in vier Therapiesitzungen offenbarte sie Schwierigkeiten, die sie in ihrer Kindheit nicht nur mit ihrer Mutter gehabt hatte und die in dem kleinen Dorf, in dem sie gewohnt hatte, außer zur Entstehung einer unsicheren Bindung auch zu Problemen im sozialen Umgang mit Gleichaltrigen geführt hatten. Sie hatte das Gefühl, gewisse Fortschritte gemacht zu haben, insofern sie ihre eigene Situation besser zu verstehen glaubte; sie fragte mich aber, ob ich ihr hinsichtlich ihrer »entsetzlichen« Gefühle in sozialen Situationen helfen könnte. Wir sprachen ein wenig über das *Warum* und *Wie* dessen, was vor sich ging, und das leuchtete ihr auch alles ein, änderte aber nichts an ihren Gefühlen. Deshalb schlug ich ihr einen Versuch mit der Mirroring-Hands-Technik vor.

Phase 1

Nachdem die Klientin sich mit dem Vorhaben einverstanden erklärt hatte, begann ich mit einer Standardvorbereitung. Sie hatte das Gefühl, ihre rechte Hand sei »schwerer« und bereit, das Problem – das »entsetzliche« Gefühl – zu empfangen.

Phase 2

> Können Sie dieses entsetzliche Gefühl aus Ihrem Inneren hervorkommen und in Ihre schwere rechte Hand hinüberwechseln lassen?

Sie starrte konzentriert auf ihre rechte Hand, aber mir fiel auf, dass ihre Augenlider zu blinzeln anfingen.

> Oder würden Sie sich wohler fühlen, wenn Sie Ihre Augen schließen und sich Ihren Vorstellungen und Gefühlen widmen würden?

Nachdem sich ihre Augen geschlossen hatten, atmete sie tief aus, und mir fiel auf, dass sich ihre Finger ein wenig krümmten.

> Ah, ja ... wunderbar ... etwas geschieht ... Ist da etwas in Ihrer Hand? ...

Sie antwortete:

> Ja ... Ich fühle ... etwas wie ein Gewicht ... kalt ....

Ich wiederholte:

> Kalt ... ja ... schwer ... hmm ... und während dieses Gefühl weiter aus Ihnen in Ihre rechte, schwere Hand fließt ... wird sich diese Hand auf den Oberschenkel senken ... so langsam oder schnell, wie Sie möchten ... und so viel wie möglich von diesem entsetzlichen Zeug aus Ihnen hinausbefördern ... soweit Sie das können ...

Dann erzählt die Klientin mir ungefragt:

> Es ist wie Metall ... hart und kalt ...

Ich unterstütze sie:

> Hart, kalt ... ja ...

Wieder spricht sie, ohne durch eine Frage dazu angeregt worden zu sein:

> Was ist das? Warum habe ich das?

Sie stellt zwar eine konkrete Frage, aber es ist nicht meine Aufgabe, ihr meine Ansicht mitzuteilen. Stattdessen fördere ich weiter ihr Erleben:

> Ich frage mich, ob Sie im Moment nicht zu wissen brauchen ... sondern einfach nur fühlen können ... etwas in Ihnen weiß, was es ist ...

kalt, metallisch, schwer ... es tritt aus Ihrem Inneren ... nach außen ... Ihre Hand senkt sich nun allmählich ...

Im Laufe der nächsten vier oder fünf Minuten senkt sich die Hand langsam zum Knie. Ich reagiere:

Wunderbar ... Sie haben jetzt fürs Erste genug getan ... Das war sehr mutig von Ihnen ... sehr tapfer ...

Phase 3

Gibt es in Ihnen noch etwas anderes, das nicht kalt und metallisch ist? ... Ungefähr das Beste von Ihnen? ... Kann dieses Gefühl in Ihre linke Hand, die leichtere Hand, kommen? ...

Ihr Kopf wendet sich ihrer linken Hand zu, während ihre Augen geschlossen bleiben. Ihr Gesichtsausdruck verliert ein wenig von seiner Anspannung, und ihr Mund entspannt sich einige Augenblicke lang, bevor die Angespanntheit zurückkehrt.

Sie sagt:

Ich weiß nicht ... in mir gibt es nichts Gutes ...

Es ist nicht erstaunlich, dass es ihr schwerfällt, ein positives Gefühl bei sich zu entdecken und an ihren Wert zu glauben. Ich ermutige sie vorsichtig:

Vielleicht brauchen Sie es ja auch nicht zu wissen ... Können Sie das einfach eine Weile geschehen lassen ... fast wie von selbst ... und sehen, was passiert, auch wenn Sie nicht wissen oder auch nur glauben? ... etwas anderes ... in Ihrem Inneren ...

Wir sitzen einige Minuten lang schweigend da. Ihr kleiner Finger scheint ganz leicht zu zucken. Ich reagiere:

Etwas ... ja ... sehr schön ...

(Es kann sehr schwer sein, still zu sitzen und nicht zu helfen; aber der Versuch, es zu tun, erschwert nur den Prozess des Klienten. Vertrauen Sie auf Ihre natürliche Fähigkeit, geduldig zu sein, und auf Ihre Fähigkeit zu klientenresponsivem Verhalten.) Nach einigen weiteren Minuten erklärt die Klientin:

Etwas ... ja ... wunderbar ...

Ich antworte:

> Erstaunlich ... ja ... ich verstehe ...

Sie fährt fort:

> ... stärker, aber warm, weich ... wie ein Gelball ...

Ich unterstütze sie:

> Wirklich erstaunlich ... nicht nichts ... nun warm ... ein Gelball ... wunderbar ... und kann sich, während Sie das Wachsen dieser Gelballs spüren, diese Hand zu dem Ort bewegen, von dem das kalte, metallische Gefühl kam, und könnten Sie diese Tür schließen? Können wir die Tür mit dem Gelball verschließen, damit nichts mehr hinein- bzw. herausgelangt?

Ihre Hand bewegt sich langsam in Richtung ihres Körpers und landet schließlich an der Kehle. Dies hängt mit ihren vielen Erzählungen darüber zusammen, dass man ihr als Kind immer wieder gesagt hat, sie solle still sein, sowie mit ihrer Schüchternheit, derentwegen sie häufig sprachlos war. Als ihre Hand die Kehle erreicht, beginnt sie, schwer zu atmen, und ihr kommen die Tränen. Ich bleibe ruhig. Nach einigen Minuten öffnet sie die Hand und hält sie schützend über die Kehle.

Phase 4

> Wie wäre es, wenn wir nichts von diesem kalten Metall wieder hereinlassen? ... Was wollen Sie mit dem Metall in Ihrer rechten Hand tun? ... Was immer es sein mag ...

Sie öffnete ihre Hand, ließ das Objekt aus Metall auf den Boden fallen und trat mit dem Fuß danach, um es von sich zu entfernen.

Wir sprachen noch 15 bis 20 Minuten über ihre Kindheit. Wir hatten zwar schon vorher darüber gesprochen, aber diesmal war es anders. Es ging darum, woher der warme »Gelball« gekommen sein könnte. Sie entdeckte einige unbeschwerte Momente und sogar Situationen, in denen sie Freude gehabt hatte. Und sie erinnerte sich wieder an einige Menschen, die ihr in ihrer Kindheit geholfen hatten. Offenbar hatte ihre innere Stimme sie in Erinnerung behalten.

Während der nächsten sechs Sitzungen verbesserte sich der Zustand der Klientin weiter. Sie akzeptierte, dass ihre Schüchternheit ein Teil ihres Naturells war. Das entsetzliche Gefühl blieb bestehen, wurde aber mit der Zeit schwächer.

Aus Hills Fallsammlung: Inneres mentales Geplapper

Der eben geschilderte Fall beanspruchte fast 85 Minuten. Im nun folgenden reichten circa 15 Minuten, um die Bedürfnisse der Klientin zu erfüllen. Es handelte sich um eine Frau Mitte 80, die regelmäßig wegen einer Heilmassage zu einer anderen Mitarbeiterin der Klinik kam. Sie hatte meine Dienste dreimal in Anspruch genommen, und wir führten gelegentlich im Wartezimmer kurze Gespräche. Ihr Hauptproblem war, mit dem Älterwerden fertigzuwerden. Ihre gesundheitlichen Probleme nahmen mit der Zeit zu, und sie hatte erst kürzlich eine schwere Herzoperation überstanden. Als ich sie im Wartezimmer sah, wirkte sie weder glücklich noch beschwerdefrei. Sie sagte, sie schlafe nicht gut und leide meist unter Übelkeit. Unablässig sprudelten Gedanken aus ihr heraus, was die Zukunft wohl bringen werde und ob sie überhaupt noch eine nennenswerte Zukunft hätte. Dieses mentale Geplapper zu beenden war ihr unmöglich. Weil ich annahm, dass sie sich unmittelbar nach ihrer Massage in einer ultradianen Heilungsreaktion befinden werde, fragte ich sie, ob sie anschließend kurz in meinen Behandlungsraum kommen wolle. Sie willigte dankbar ein.

Phase 1

Wir hatten schon einmal mit Mirroring Hands gearbeitet, und es hatte sich herausgestellt, dass sie besonders gut dafür geeignet war. Deshalb entschloss ich mich, ohne jede Vorbereitung mit dem Prozess zu beginnen. Möglicherweise war dies auch eine intuitive Reaktion auf ihre Art, die Hände zu erheben, während ich sprach. Als ich die erste Frage gestellt hatte, befanden sich ihre Hände auf Hüfthöhe, und sie starrte sie konzentriert an.

> Wäre es Ihnen möglich, dieses Geschnatter aus Ihrem Kopf zu schicken? ... Und wissen Sie vielleicht auch schon, welche Hand das Geschnatter aufnehmen und halten kann?

Ihre Augen wendeten sich schnell ihrer linken Hand zu.

> Ausgezeichnet! ... Sie wissen schon, dass die linke Hand bereit ist, das ständige Geschnatter aufzunehmen und zu halten ... Spüren Sie etwas davon, was in Ihrer Hand geschieht? ... Möchten Sie etwas darüber sagen, oder möchten Sie lieber ungestört Ihren Gedanken folgen?

Phase 2

Sie schloss die Augen, erhob den Kopf, als würde sie durch ihre Augenlider in die Ferne schauen, und sagte:

> Es ist wie Ameisen oder Käfer, die über meine Hand krabbeln, aber ich habe das Gefühl, dass etwas von außen, aus der Distanz, zu mir kommt …

Ich antworte:

> Okay, etwas von innen, wie Käfer, und etwas aus der Ferne … ja … ich frage mich, ob das …

Sie starrte weiter blind in die Ferne, während ihre Hand sich allmählich abwärtsbewegte. Ich unterstützte ihren Prozess weiter:

> Wunderbar … Ihre Hand bewegt sich nach unten … Wird sie bis zu Ihrem Oberschenkel hinabgleiten? … Und wird immer noch etwas … kommen …

Das unverzügliche Eintreten ihrer selbst induzierten »Trance« ist nicht überraschend, weil sie ein so gutes Trancemedium ist; aber für einen Therapeuten ist es schwierig, klientenresponsiv zu agieren und es dem Klienten zu ermöglichen, bei seinem Prozess zu bleiben, ohne ihm zu helfen und ohne einzugreifen, um eine Erklärung abzugeben. Ich habe zwar gewisse Vermutungen, was da aus der Ferne kommen könnte, aber es ist nicht meine Aufgabe, es für die Klientin herauszufinden; ich soll sie nur darin unterstützen, es selbst herauszufinden. Also unterstützte ich sie weiter.

> Ja, lassen Sie das Geschnatter weiter in Ihre linke Hand fließen … und beobachten Sie jenes Etwas, das …

Sie fuhr noch ein bis zwei Minuten fort und sagte dann sehr ruhig:

> Ich spüre es … jetzt in meiner Hand … das ist auch das Geschnatter … es kommt aus beiden Richtungen …

Die Finger ihrer linken Hand schienen sich stärker zu öffnen, und die Hand schien zu zittern oder aus irgendeinem Grund Schwierigkeiten zu haben, offen zu bleiben. Ihr Gesicht wirkte angespannt, und ihre Füße bewegten sich ein wenig auf dem Boden. Plötzlich fiel ihre Hand auf das Knie, glitt ein wenig später von dort herab, hing dann schlaff herunter und blieb auf der Vorderkante des Stuhls liegen. Ich unterstützte und ermutigte die Klientin weiter. Offenbar war sie sehr stark mit ihrem Erleben beschäftigt.

> Wunderbar ... Diese Hand ist voll ... sie hat genug getan ... sie ist von innen und außen gefüllt ... sie hält das Geschnatter nicht mehr nur ... sie baumelt ... Können Sie das Geschnatter, dieses äußere Etwas, dort lassen, wo es ist, und Ihre Aufmerksamkeit auf Ihre rechte Hand konzentrieren, die immer noch vor Ihrem Körper erhoben ist?

Ihr Kopf bewegte sich bei immer noch geschlossenen Augen in Richtung der rechten Hand. Sie sagte ein wenig überrascht:

> Wieso ist die Hand immer noch erhoben? Normalerweise kann ich meinen Arm nicht so lange ausgestreckt halten. Er ist aber nicht einmal müde geworden ...

Ich antwortete:

> Ist das nicht erstaunlich? Sie tun etwas, das eigentlich gar nicht möglich ist! Ich frage mich, ob Sie etwas anderes, das möglich ist, tun können ... Können Sie etwas in Ihrem Inneren zulassen, das so stark, sicher, ruhig und entspannt ist, dass es wie eine Energie in Ihre rechte Hand fließt? ... Sind Sie bereit, das jetzt zu tun? ... Und wird Ihre Hand etwas tun, das uns beiden zeigt, dass etwas Wunderbares geschieht?

Fast sofort danach begann ihre Hand, sich in kleinen Kreisen zu bewegen. Ich fuhr fort, den Prozess zu fördern.

> Und ich frage mich: Kann diese rechte Hand wissen, woher die Käfer kamen, und ob sie sich zu dem Bereich in Ihrem Körper begeben und die Tür verschlossen haben ... um zu verhindern, dass die Käfer wiederkommen?

Phase 3

Ihre rechte Hand ist in einer fließenden Bewegung über ihr Herz geschwungen. Sie hat den schlaffen linken Arm geschüttelt und die linke Hand erhoben, sodass sie nun quer über ihrer rechten Hand liegt. Sie hat zuerst den Kopf geschüttelt, dann genickt, dann wieder den Kopf geschüttelt, ihn schließlich ins Zentrum gebracht, die Augen geöffnet und zu mir herübergeschaut. Ihre Hände blieben in der ursprünglichen Position. Sie war zunächst still und erzählte mir später, was sie dachte.

> Mein Herz ist sehr wichtig. Es geht ihm jetzt viel besser, aber es ist immer noch ein altes Herz. Das Ding, das von außen kommt, ist der Tod. Ich weiß, dass er kommt, aber er hat mich noch nicht erwischt; er hat sich nur in das Geschnatter eingemischt. Ich lasse den Tod in

> meinem Kopf schnattern ... Das ist ein bisschen merkwürdig ... und es ist eine ziemliche Verschwendung meiner kostbaren Zeit.

Wir erforschten das Konzept des Todes und seine Realität für sie. Sie erklärte, es falle ihr schwer, sich nicht durch ihr hohes Alter bedroht zu fühlen, aber sie berichtete auch, dass sie es sehr genieße, zu leben und noch immer sehr aktiv zu sein. Ihre entscheidende Erkenntnis aus dieser Sitzung lautete:

> Indem ich diesem Geschnatter zuhöre, lasse ich den Tod früh an mich heran ... Mach, dass du aus meinem Kopf kommst! ... Deine Zeit kommt früh genug!

Phase 4

Ich empfahl der Klientin, diesen Prozess bei jedem Einsetzen des Geschnatters allein zu wiederholen. Was auch immer sich in ihrer linken Hand befinden mag, sie kann darauf zurückgreifen, kann es über ihr Herz halten und dadurch den Tod zum Warten zwingen. Inzwischen kann sie das Leben einlassen. Später berichtete sie, die negativen Gedanken tauchten immer noch von Zeit zu Zeit auf, aber das unkontrollierbare Geschnatter habe aufgehört, und sie schlafe auch viel besser. Wie sich herausstellte, war die Übelkeit eine Nebenwirkung eines Herzmedikaments. Nachdem ihr Arzt es durch ein anderes ersetzt hatte, ging es ihr auch in dieser Hinsicht viel besser.

Rückblick

Für den Klienten wie den Therapeuten kann es sehr nützlich sein, Probleme durchzuarbeiten und sie sprachlich auszudrücken, sie zu beschreiben und sie zu verstehen. Ebenso nützlich kann es sein zuzulassen, dass der Prozess der inneren Selbstorganisation die Problemlösung und die Geist-Körper-Heilung aktiviert, ohne dass es jemals notwendig wird, die Einzelheiten eines Problems zu beschreiben. In diesem Zusammenhang wird auch das Konzept der rechts- und linkshemisphärischen Funktion angesprochen, das Autoren wie Allan Schore[26] und Ian McGilchrist (McGilchrist 2009) andernorts sehr gut beschrieben und erörtert haben. Es möge hier ausreichen festzustellen, dass unser Bewusstsein nicht auf das beschränkt ist, was wir sprachlich formulieren können. Wir haben eine innere Welt, die

26 Schore hat viel publiziert. Seine folgenden beiden Bücher sind von zentraler Bedeutung: Schore (1994), Schore (2003).

ständig eine Vielzahl von Systemen nutzt, welche die Grundlage jener emergenten Eigenschaft bilden, die wir *Bewusstsein* nennen (Wang 2006, S. 89–119). Was uns ausmacht, umfasst in jedem Fall mehr, als das Auge zu erkennen vermag. Wir können mithilfe von Mirroring Hands die Verbindungen zwischen der inneren und äußeren Welt herstellen, aber es ist nicht immer notwendig, dazu die Hände zu benutzen. Im nächsten Kapitel zeigen wir, dass es auch noch andere Möglichkeiten der Nutzung von Mirroring Hands als Therapieansatz gibt.

11 Symptomskalierung für die Erleuchtung

Das Symptom ist die Botschaft

ELR Einem Klienten zu helfen, wo er nicht weiterkommt ... und ihn dazu anzuleiten, seine eigenen inneren Ressourcen zu nutzen ... ist eine weitere Aufgabe des Therapeuten ...

RH ... also sensibel zu sein und zu beobachten ...

ELR ... Auch wenn jemand sagt: »Damit will ich nichts zu tun haben!« In solchen Fällen sollte man den Betreffenden ein wenig Zeit für das »Nichts zu tun haben« lassen, ... damit sie dieses Gefühl genießen und auskosten können ...

RH ... eben klientenresponsiv sein ...

ELR Genau! Sie werden sowieso bald zur Genüge etwas tun wollen ...

(Aus den Gesprächen von Rossi und Hill im Juni 2016)

Die meisten Klienten kommen zur Therapie, weil sie mit etwas konfrontiert sind, das ihr Leben schwierig macht, sei es eine Emotion, ein Verhalten, eine psychosomatische Erscheinung oder etwas anderes, das sie als schwächend oder belastend empfinden. Therapeuten nennen solche subjektiven Empfindungen *Symptome*. Wie wir gesehen haben, kann man mithilfe des Mirroring-Hands-Ansatzes die Symptome eines Klienten von dem unterscheiden, was »kein Symptom ist« – wir können mit seiner Hilfe versuchen, die Botschaft hinter oder unter dem Symptom zu entdecken (Rossi 1996) Das in diesem Kapitel vorgestellte Mirroring-Hands-Protokoll kann man benutzen, wenn ein Klient seine Symptome während einer Therapiesitzung spürt. Er wird dann aufgefordert, die Intensität des Symptoms einzuschätzen und das »Etwas mehr« zu identifizieren, das durch das Symptom repräsentiert werden könnte.[27] So erhält er die Möglichkeit, die Kontrolle wieder selbst zu übernehmen und sich mit dem *kritischen Phasenübergang* zu befassen, den das Symptom ankündigen könnte. Wir versuchen, Veränderungen hinsichtlich der Intensität

27 Siehe hierzu den in Kapitel 9 beschriebenen Ansatz »Neugier und der Elefant im Raum«.

des Erlebens des Symptoms hervorzurufen, um die ihm zugrunde liegende Botschaft zu enthüllen.

Symptome sind nur selten das wahre Problem; in der Regel sind sie emergente Eigenschaften innerer Prozesse, die unsere Aufmerksamkeit fesseln, um uns zu Aktivitäten anzuregen, die zu einer Auflösung der Situation führen. Sie vereinfachen oft stark und manchmal mehrdeutig oder sogar verwirrend, weil sie häufig kaum eine oder keine Ähnlichkeiten mit dem aufweisen, was schließlich realisiert wird. Der eigentliche Zweck eines Symptoms ist, uns zu einer Reaktion anzuregen – so wie wir etwa plötzlich merken, dass wir auf dem Weg zum Kühlschrank sind, wenn wir das »Symptom« »Ich habe Hunger« verspüren.[28] Symptome versuchen, uns irgendwohin zu geleiten oder uns auf etwas hinzuweisen; sie dienen immer dazu, Aufmerksamkeit zu wecken – unsere eigene oder die eines anderen Menschen.

Bei der Symptomskalierung schätzt der Klient selbst die Schwere seines Symptoms ein, in der Regel auf einer Skala von 1 bis 10 (wobei 1 für »gering«, 5 für »durchschnittlich« und 10 für »sehr stark« steht). Die Symptomskalierung ist für den Klienten wie den Therapeuten eine ausgezeichnete Möglichkeit, Veränderungen im Zustand des Klienten sowohl während einer Therapiesitzung als auch von Sitzung zu Sitzung einzuschätzen. Der Therapeut kann mithilfe einer Symptomskalierung des aktuellen Zustandes dem Klienten helfen, sich die Sicherheit einer objektiven Perspektive zu erschließen. Der Hauptnutzen der Symptomskalierung besteht darin, dass die Kontrolle über das Geschehen auf den Klienten zurückübertragen wird. Außerdem wird es dem Klienten auf diese Weise möglich, das Symptom zu erleben und gleichzeitig eine objektive Sicht seines subjektiven Erlebens aufrechtzuerhalten.

Zunächst bitten wir den Klienten einfach, die Intensität seiner Symptome an einem ausgestreckten Arm, der als »Messskala« fungiert, anzudeuten. Wir werden diesen Prozess anhand von Fallbeispielen und mittels zweier weiterer Mirroring-Hands-Varianten veranschaulichen – von denen eine dem Symptom folgt, so wie es sich im Körper manifestiert, ohne dass die Hände gebraucht werden, und

---

28 Siehe: http://goodnesssuperfoods.com.au/2012/08/why-hunger-is-a-good-thing-dr-jo-explains/ [22.12.2020] und https://bengreenfieldfitness.com/2012/03/is-being-hungry-bad/ [22.12.2020].

im anderen Fall mithilfe der Standardvorbereitung des Klienten eine anziehende oder abstoßende »Energie« zwischen seinen Händen erzeugt wird. Bei dieser Form von Mirroring Hands geht es weniger um die Differenzierung oder Polarität zwischen den Händen als um die Qualitäten und Quantitäten des Symptoms selbst. Wir beschreiben zunächst eine allgemeine Struktur samt entsprechendem Dialog und stellen erst danach die spezifischen Fallstudien vor.

Die vier Phasen der Symptomskalierung

Phase 1: Skalieren der Gewahrseinsstufe

Wenn sich der Klient über ein Gefühl, eine Empfindung, Belastung, Beunruhigung oder ein bestimmtes Symptom beklagt, das er *im gegenwärtigen Augenblick* erlebt, verstehen wir das als Geist-Körper-Signal, dem wir Aufmerksamkeit schenken müssen – als Aufforderung zum sofortigen Beginn mit innerer Arbeit, die die Problemlösungs- oder Heilungsaktivität zur Folge hat. Wir leiten diese innere Arbeit ein, indem wir den Klienten nach der momentanen *Symptomintensität* fragen, gemessen auf einer *subjektiven Gewahrseinsskala*, die Werte von 1 bis 10 anzeigt, wobei, wie gesagt, der Wert 1 für »kaum ein oder kein Problem« steht, 5 für den Durchschnitt und 10 die stärkste Ausprägung des Problems.

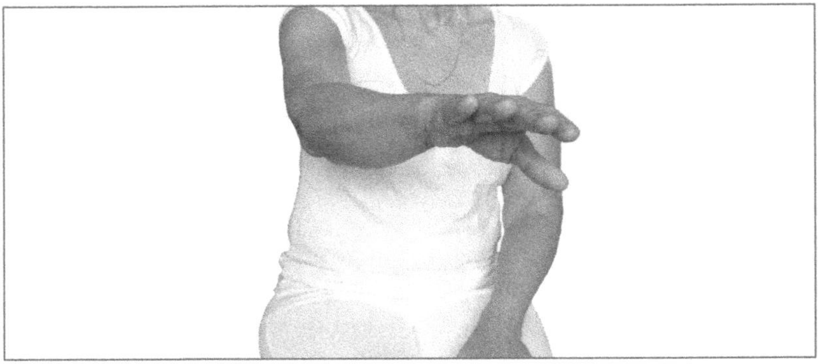

Können Sie Ihren Arm ausstrecken, als wäre er ein Hebel, der uns Aufschluss darüber gibt, wie stark diese Empfindungen sind? … Und würden Sie mir die Stärke, gemessen auf einer Skala von 1 bis 10, mitteilen, auf der die 10 für die stärkste Ausprägung des Problems steht?

Der Therapeut akzeptiert die subjektive Einschätzung des Klienten hinsichtlich der Symptomstärke in jedem Fall und fährt wie folgt mit Phase 2 fort.

Phase 2: Initiieren der inneren Arbeit

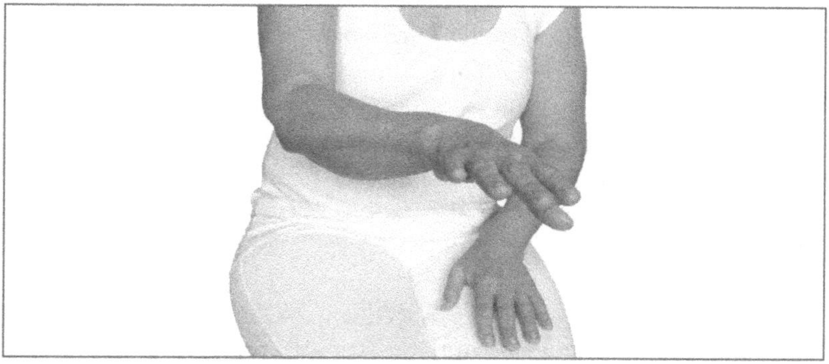

Gut! Und während Sie weiter Ihre Symptome spüren ... Wie erleben Sie sich selbst? ... Achten Sie darauf, ob Ihre Empfindungen stärker oder schwächer werden ... oder ob Sie erregter oder entspannter werden ... oder wie auch immer sich Ihre Situation verändert ... Während Sie weiter Ihren Arm beobachten, können Sie so sensibel reagieren, dass sich Ihr Arm hebt, wenn die Gefühle stärker werden, und er sich senkt, wenn Sie sich besser fühlen?

So ist es gut. Haben Sie den Mut zuzulassen, dass dies noch eine Weile so weitergeht, bis ... Sie eine kleine Überraschung erleben?

Es spielt keine Rolle, in welchem Zustand sich der Klient zu Beginn befindet. Uns interessiert nur, was sich *verändert*. Jede Veränderung kann auf potenziell therapeutisch wirkende Dynamiken hindeuten! Nach etwa drei oder vier Minuten, in denen sich der Klient seinem inneren Erleben widmet, wird er erneut aufgefordert, die Stärke seines Symptomgewahrseins einzuschätzen. Natürlich behält der Therapeut unterdessen das Wohlbefinden des Klienten im Blick, und er achtet speziell darauf, dass dieser nicht übermäßig subjektiv und nach innen orientiert ist, weil dies die Gefahr einer Retraumatisierung birgt. Die Überprüfung der Symptomskalierung aktualisiert den Beobachterzustand des Klienten.

> Ja ... wunderbar ... Mit welcher Zahl würden Sie Ihr Erleben in diesem Moment charakterisieren?

Auch hier akzeptiert der Therapeut grundsätzlich, was der Klient ihm anbietet. Nur drei Reaktionen sind möglich.

Option 1: Eine höhere Zahl bei der subjektiven Skalierung

Manche Klienten werden zunächst innerlich erregter, was manchmal mit einem zeitweise stärkeren Symptomgewahrsein, mit stärkerer Emotionalität, Katharsis usw. verbunden ist. Demnach bewegt sich das Gewahrseinsniveau zunächst aufwärts zu etwas hin, das wir als »Hochphase« des ultradianen Rhythmus bezeichnen. Natürlich akzeptiert der Therapeut dies und fördert es.

> Ah, das ist interessant ... darauf achten, wie Sie sich einen Moment lang [eines Symptoms] bewusster werden können, während Sie dazu in Kontakt treten, sodass der Therapieprozess beginnen kann ... Es erfordert Mut, die Veränderungen weiter zu erleben und darüber zu staunen, wie sie fast von selbst stattfinden ...

Bewegt sich der Klient mit stärker werdendem Arousal weiter in Richtung der Hochphase des ultradianen Rhythmus, sollten Sie durch Skalierungsfragen sicherstellen, dass er eine objektive Distanz aufrechterhält; gleichzeitig sollten Sie aber auch den Mut des Klienten hervorheben, während er sich dem Phasenübergang nähert. Solange das Arousal steigt, ist der kritische Punkt noch nicht erreicht. Denken Sie daran, dass das Symptom nicht das zentrale Thema, sondern nur der Bote ist. Das Arousal des Klienten resultiert aus einer Kombination seiner Bewegung in Richtung eines Durchbruchs mit seinem inneren Widerstand bezüglich der Botschaft, die sich bemerkbar zu machen versucht. Die therapeutische Chance entsteht, wenn der Klient sich zu beklagen oder über andere *Symptome oder negative Gedanken* zu reden beginnt, die sich in seinem Erleben bemerkbar machen. Dies ist das spontane Erlebnis der *Symptomverschiebung*, das den Beginn der Öffnung für die Botschaft des Symptoms kennzeichnet. Die neu auftauchenden Beschwerden können auch weitere »Trittstein«-Symptome sein, was beinhaltet, dass die zentrale Botschaft weiterhin aussteht. Wir nennen dies »lustige Symptomjagd«.

Option 2: Eine niedrigere Zahl bei der subjektiven Skalierung

Es kann auch zu einem sofortigen oder allmählichen Rückgang des Symptomgewahrseins kommen – gewöhnlich, wenn sich der Klient einem natürlichen Entspannungszustand nähert. Das bedeutet, dass sich sein Gewahrsein in Richtung der »Niedrigphase« des ultradianen Rhythmus bewegt. Der Therapeut akzeptiert dies und fördert es.

> Gut, dass Sie sich zugestehen, Ihr Glück [Ihre wunderbare Segnung usw.] zu schätzen, indem Sie diese natürliche, therapeutisch wirkende Bewegung erleben ... die zu stärkerer Entspannung und zu größerem Behagen führt ... Wie erstaunlich, dass sich Ihr Symptom [oder Problem] selbstständig zu heilen scheint ... wenn Sie es zulassen ... Und wenn Sie diese Heilung geschehen lassen ... werden Sie mir dann gelegentlich berichten, welche Zahl auf der Skala Sie erleben? ... Wie wunderbar zu wissen, dass Sie weiter diese Art von Kooperation mit Ihrer natürlichen Heilungsreaktion erleben können ...

Es ist in der Tat ein glücklicher Umstand, wenn ein Klient eine spontane Remission erlebt oder in den natürlichen Heilungszustand versetzt wird. Natürlich wissen wir nicht, ob dieses positive Erlebnis von Dauer sein wird. Handelt es sich um ein tiefes Heilungserlebnis, um eine Beruhigung, die in einen angenehmeren Zustand versetzt, oder um eine Sublimation oder Leugnung der Botschaft hinter dem Symptom? Die Fortsetzung der Arbeit wird dies klarer machen . Doch wir können jede positive Möglichkeit unterstützen, die der Klient im Laufe des Prozesses entdeckt.

> Würdigen Sie weiterhin, was Sie darüber herausfinden, wie diese Heilung völlig von selbst vonstattengehen kann ... Und werden Sie weiterhin lernen können, diese natürliche ultradiane Heilungsreaktion mehrmals im Tagesverlauf zu erleben, wenn es notwendig sein sollte?

Option 3: Keine Veränderung der subjektiven Skalierung

Verändert sich die subjektive Skalierung nach einigen Minuten nicht (etwa nachdem fünf Minuten ohne jede subjektiv oder objektiv beobachtbare Verhaltensänderung vergangen sind), akzeptiert der Therapeut, dass etwas nicht den angestrebten Verlauf nimmt. Aus irgendeinem Grund sind dann die inneren Dynamiken des Klienten nicht aktiviert worden. Natürlich kann in solch einem Fall trotzdem ein

Samen für die zukünftige Arbeit gesät worden sein, aber man muss dann zunächst auf einen anderen Ansatz zurückgreifen. Deutungen des Therapeuten oder Implikationen, denen zufolge der Klient Widerstand entwickelt oder versagt, sollten unbedingt vermieden werden! Der Klient braucht Unterstützung, um zu lernen, diese Art innerer Arbeit zu tun.

Hm ... Vielleicht sind Sie ja schon zufrieden, wenn Ihre Situation stabiler wird, weder schlechter noch besser ... Falls es in Ihnen sonst noch etwas gibt, ist es wohl noch nicht bereit, zum Ausdruck zu gelangen ... Wie wunderbar für Ihre innere Welt zu wissen, dass es okay ist, in diesem Status quo zu verweilen ... zumindest in diesem Moment ... Vielleicht möchten Sie sich aber auch ein wenig üben ... Möchten Sie vielleicht noch einen Augenblick lang weiter ... erleben, was ganz von selbst in Ihnen auftaucht, etwas, worüber Sie gern reden würden ... oder reicht Ihnen die bisherige Arbeit erst einmal? ... Oder taucht im Moment etwas anderes in Ihnen auf?

Phase 3: Ein Pfad zur Erkenntnis

Klienten wechseln manchmal allmählich in die Dynamik der Phase 3 des kreativen Prozesses, was mit einer kognitiven Erkenntnis oder einer natürlichen ultradianen Veränderung hinsichtlich des Gewahrseins, der Emotionen und/oder des Symptomerlebens verbunden sein kann. Aufgabe des Therapeuten ist es dann, eine Erkenntnis der tieferen oder verborgenen Botschaften zu fördern, die durch das »Jagen« auf dem Symptompfad offenbart wurden, und dem Klienten anschließend zu helfen, sich auf die auftauchenden Bedeutungen oder Erkenntnisse über sich selbst einzulassen.

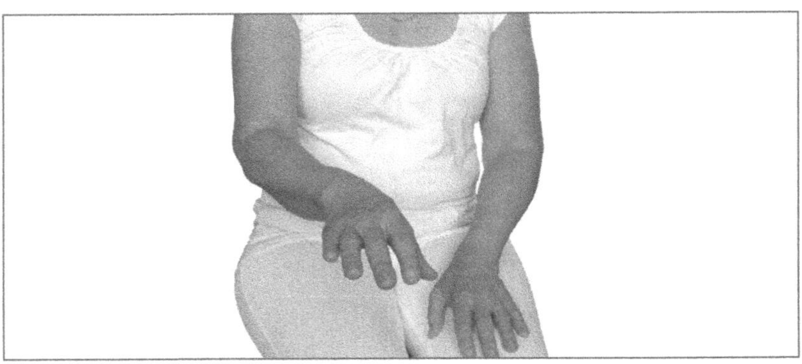

Hm ... Was Sie sagen, lässt ziemlich tief reichende Möglichkeiten erkennen ... Es ist wohlbekannt, dass eine Krankheit [oder was immer das Problem ist] manchmal eine neue Bedeutungs- und Wissensebene erschließt ... Lektionen, die Sie lernen können ... und die zu einem überraschenden Erkenntnispfad führen ... Haben Sie das zum ersten Mal über sich selbst erkannt? ... Ich frage mich: Was wird Ihnen außerdem noch über Ihre neue Sicht aufgehen ... und wie werden Sie dieses neue Gewahrsein weiter kultivieren? Indem Sie alles, was Sie brauchen, lernen? ... Und bei welcher Zahl auf der Skala befinden Sie sich jetzt?

Phase 4: Verifikation – Reintegration

Die meisten Klienten sind angenehm überrascht, wenn ein Erlebnis hinter ihnen liegt, das sie oft wie ein Tal des Schattens und des Zweifels empfinden, wenn sie feststellen, dass sie sich anschließend nach kürzerer (5 bis 10 Minuten) oder längerer (bis zu 90 Minuten) Zeit in einer besseren Verfassung befinden. Oft fragen sie sich dann laut, wie es ihrem Therapeuten wohl gelungen ist zu erreichen, dass sie sich besser fühlen. Er hat nichts anderes getan, als ihre natürliche ultradiane Dynamik der Problemlösung und Heilung zu fördern. Er kann sich ganz offen über seine Rolle bei diesem Prozess äußern und erläutern, dass der Klient das Gleiche durch ein wenig Übung auch ohne Hilfe erreichen kann.

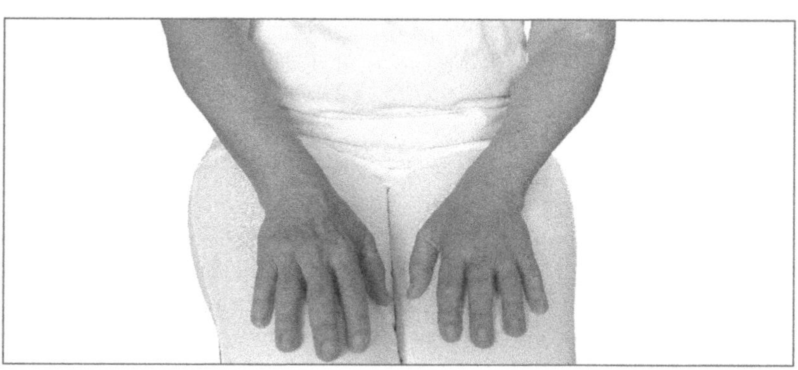

Ich gratuliere Ihnen dazu, dass Sie bei dem geblieben sind, womit Ihr Inneres wirklich einige Zeit verbringen musste ... Achten Sie darauf, wie ich Sie ermutige, die Aufrichtigkeit dieser Empfindungen zu erleben ... und wie Sie sich irgendwie verwandelt haben ... Werden Sie dies auch auf sich gestellt tun können? Wie kann Ihnen diese Möglichkeit von jetzt an helfen? Welche Veränderungen werden Sie vornehmen? Was werden Sie in dieser Woche anders machen als bisher?

Vielleicht wird der Klient fragen, wie er seine Symptome unter Kontrolle bringen kann, ganz gleich, ob es sich um Emotionen, Gedanken oder Körperempfindungen handelt. Therapeuten müssen sich von der natürlichen Problemlösungs- und Heilungsfähigkeit fernhalten, und manchmal kann auch das rationale Bemühen des Klienten um kognitive Kontrolle seines Erlebens als Störfaktor fungieren. Die starke Verbreitung der Achtsamkeitsübung in unserer Zeit ist eine Reaktion auf diese Sehnsucht danach, ein wenig Frieden zu finden; wir wollen aber mehr erreichen als einen Zustand des Friedens und des Akzeptierens. Es geht uns auch um das Lernen und die persönliche Weiterentwicklung im Randbereich des Wachsens und der Entwicklung.

Ja, ich weiß, dass Sie diesen Heilungsprozess kontrollieren wollen .. Aber Sie haben soeben ein wunderbares Erlebnis der Symptomlinderung gehabt und sind zu einem tieferen Verständnis der Dinge gelangt, die in Ihrem Leben jetzt und in Zukunft wichtig sind ... indem sie nichts weiter getan haben, als auf mitfühlende Weise zu sich selbst in Beziehung zu treten ... Sie können dieses private innere Heilungserlebnis fortsetzen, indem Sie zu erkennen lernen, wann sich die natürliche Phase der inneren Heilungstrance ankündigt, und Sie dann geschehen lassen ... hm, ja, geschehen lassen ...

Symptome: Eine emergente Eigenschaft

Symptome sind eine emergente Eigenschaft innerer Prozesse, die ohne jede bewusste Einflussnahme stattfinden. Symptomen Aufmerksamkeit zu schenken und auf sie zu reagieren ist wichtig, aber wir wissen heute, dass sie die Aufmerksamkeit auf jeden Punkt innerhalb des komplexen Systems lenken können, das viele Elemente umfasst, darunter implizite Erinnerungen und Gefühle, somatische Erinnerungen, negative Schemata, defensive »Programmierungen« infolge erlebter traumatischer und anderweitiger belastender Erlebnisse, die Verbindungsbrüche und Desintegration zur Folge hatten und Wiederherstellung erforderlich machen. Symptome sollen unsere Aufmerksamkeit darauf lenken, dass wir ein tieferes Problem haben, um das wir uns kümmern müssen – indem wir eine Entscheidung treffen, aktiv werden oder etwas verändern –, um es aufzulösen. Wichtig ist auch, die physischen Probleme wahrzunehmen, die Symptome aktiviert haben. Reizbarkeit, Stimmungsschwankungen (Duke University Medical Center 2004), Angst (Salim, Chugh a. Asghar 2012) und Depression (Harrison et al. 2009, S. 407–414) können Anzeichen für eine Störung im System sein, die sich auf die Stimmungslage auswirkt. Eine Symptomskalierung mithilfe von Mirroring Hands kann die Wahrnehmung eines Klienten auf die Möglichkeit einer physischen Ursache seiner Probleme lenken. Entscheidend ist, aufmerksam die Kommentare des Klienten zu verfolgen, wenn sich seine Symptomskalierung verändert.

Weil Symptome einem problembezogenen System entstammen, produzieren sie, wenn sie unbeachtet bleiben, negatives Feedback. Dieser Prozess liegt Retraumatisierungen und Rekonsolidierungen negativer Erinnerungen zugrunde (Tronson a. Taylor 2007). Negatives Feedback äußert sich auch in Form von affektiven Zuständen (Peil 2014, S. 80–108), psychosomatischen Beschwerden (Carey, Mansell a. Tai 2014), somatoformen Störungen (Looper a. Kirmaye 2002, S. 810–827), Entzündungsprozessen und Problemen des Immunsystems (Mueller 2003, S. 210–211) sowie Veränderungen der Darmflora (Luzupone et al. 2012, S. 220–230) und daraus resultierenden Auswirkungen auf mentale Prozesse und das mikrogliale »Immun«-System des Gehirns (Lull a. Block 2010, S. 354–365). Die Selbstorganisation eines dysfunktionalen Systems wird zunehmend dysfunktional. Es entfernt sich immer weiter von der natürlichen Problemlösungsfähigkeit und vom Zustand des Wohlbefindens. Die zunehmende Komplexität infolge ungelöster emotionaler Probleme und psychischer Störungen kann lange Zeit bestehen bleiben und zu einem Bedürfnis nach allen möglichen Behandlungen wegen vielfältiger Symptome und daraus resultierenden Störungen führen, statt dass die Suche nach dem zentralen Problem initiiert und es gelöst wird. Menschen begeben sich oft in Therapie, weil sie sich die Heilung ihrer Symptome wünschen; aber ein guter Therapeut weiß, dass ein Symptom häufig nicht das wahre Problem ist. Symptome gleichen einem Pfad, der zum eigentlichen Problem und zu den Problemlösungs- und Geist-Körper-Heilungsfähigkeiten führt – einem *Pfad zur Erkenntnis.*

Das Symptom ist sowohl eine Gelegenheit, aktiv zu werden, als auch der Ausgangspunkt für die Untersuchung und Erforschung der tiefer liegenden Trigger. Symptome, die auftauchen, regen zum Handeln an. Ihr Auftauchen weist oft darauf hin, dass das System bereit ist für einen Phasenübergang. Diesen Pfad können wir verlieren, wenn wir nur auf das Symptom eingehen, ganz gleich, ob das in Form von Sublimation, Leugnen, Dissoziation, Medikation oder einer direktiven Therapie geschieht. Wenden Sie sich grundsätzlich an einen Mediziner, wenn bei einem Klienten physische Symptome vorliegen, auch wenn es durchaus möglich ist, Symptome durch eine auf affektive Probleme zielende Therapie zu lindern.

Erlebt der Klient in einer Therapiesitzung ein Symptom, sollten Sie diese Gelegenheit nutzen, um im betreffenden Augenblick Heilungsprozesse zu initiieren. Die folgenden Fallbeispiele veranschaulichen drei Formen von Symptomskalierung im Rahmen der Mirroring-Hands-Arbeit.

Aus Rossis Fallsammlung: Heroinsucht

Phase 1: Information – Datensammeln, Einleitung

Ein notorischer Besucher des Letten[29] hat schließlich den Weg in eine kommunale Entzugsklinik gefunden und wird nach dem Entzug in Einzelsitzungen von einem Suchtberater betreut, der selbst einmal drogenabhängig war und sich folglich mit Entwöhnungsproblemen gut auskennt. Der Abhängige klagt über Entzugssymptome: Schmerzen, negative Emotionen und Flashbacks. Er fühlt sich zu krank, um zu reden.

Der Berater hält seinen Arm gerade ausgestreckt vor sich (so wie es die ersten Fotos zur Symptomskalierung auf Seite 226 zeigen.

> Wir werden daran jetzt arbeiten! Können Sie Ihren Arm so ausstrecken, als wäre er ein Hebel, der uns sagen kann, als wie stark Sie diese Gefühle erleben? ... Und können Sie mir ihre Stärke auf einer Skala von 1 bis 10 nennen, auf der die 10 der schlechteste Wert ist?

Der genesende Süchtige streckt seinen Arm vor dem Körper aus, fokussiert auf ihn und erklärt zögernd, es fühle sich wie 6 an.

---

29 Ein Park in Zürich, der eine Zeit lang den Fixern überlassen wurde, Anm. d. Übers.

Phase 2: Inkubation – Arousal

Der Berater senkt die eigene Hand langsam und senkt die Stimme:

> Können Sie, während Sie weiter Ihren Arm beobachten, so sensibel reagieren, dass Ihr Arm emporsteigt, wenn die negativen Gefühle stärker werden, und dass er sinkt, wenn Sie sich besser fühlen?

Dem Berater fällt auf, dass der Arm des Klienten ein wenig zittert, dass sein Gesicht sich rötet, sein Atem flacher wird und ein feiner Schweißfilm seine Stirn und Nase glänzen lässt. Und der Klient lässt durch Stirnrunzeln und Grimassenschneiden offensichtliches Unbehagen erkennen. Der Berater fährt fort.

> So ist es gut ... Sie haben den Mut zuzulassen, dass dies noch eine Weile von selbst seinen Lauf nimmt ...

Nach einer Minute bewegt sich der Arm immer noch sehr langsam nach oben, und der Klient keucht: »Wie lange denn noch, Mann?!«

Der Berater bleibt ziemlich kühl.

> Bis Sie eine kleine Überraschung erleben ... Und bei welcher Zahl auf der Skala sind Sie jetzt?

Phase 3: Illumination – Einsicht

Der Arm bewegt sich plötzlich ein großes Stück nach unten, und der Berater reagiert darauf sofort.

> Hmmm!?

Der Klient schaut ein wenig überrascht auf seine nun schlaff herabhängende Hand und sagt: »Heh, sie wird müde, wissen Sie. Ich habe genug Probleme, Mann. Das hier brauche ich wirklich nicht.« Der Berater beharrt auf dem eingeschlagenen Weg und fragt: *Welche Zahl ist es jetzt?* Der genesende Süchtige antwortet, begleitet von einem angespannten Seufzer: »Er ist jetzt bei 8 und wird immer stärker!« Ein wenig später bietet der Berater an:

> Ich frage mich gerade, wie übel die Situation denn noch werden muss, bevor ...?

Das Gesicht des Klienten rötet sich wieder, und er bringt stotternd hervor: »Es ist sinnlos, auch nur mit Ihnen zu reden! Sie sagen doch sowieso nichts!« Der Berater insistiert:

> Welche Zahl ist es jetzt? Er hört den Klienten murmeln, der Wert sei jetzt auf 5 gesunken.

Der Berater äußert mit gespieltem Ernst, er frage sich, ob die Situation wohl noch schlechter werden müsse, bevor sie sich bessere. Der Arm versucht zögerlich, sich ein wenig zu heben, vielleicht bis zur 6, und sinkt anschließend rasch auf Ebene 3 oder 4. Der Klient bewegt sich nun einen gewaltigen Schritt in Richtung Genesung, indem er seinen Arm absichtlich auf seinen Oberschenkel fallen lässt und sagt: »Jetzt reicht es mir mit diesem Scheiß! Ich habe Probleme, und ich muss darüber reden, ist das klar?« Aus herkömmlicher Sicht könnte man das ungeduldige Abbrechen der Armsignale als Widerstand deuten. Allerdings wäre es nur Widerstand, mit den Armsignalen fortzufahren. Die Ungeduld des Klienten, endlich über seine Probleme zu reden, weist in Wahrheit daraufhin, dass das Vorgehen des Therapeuten erfolgreich war, denn der Klient ist nun bereit, mit der Therapie fortzufahren, indem er über seine Probleme redet.

Phase 4: Verifikation – Reintegration

Der Klient ist offensichtlich entlastet und berichtet über seine Geschichte und seine aktuellen Sorgen. Dabei lässt er eine gewisse Einsicht erkennen, worauf der Therapeut, so gut es geht, nichtdirektiv bestätigend reagiert. So geht es weiter. Gegen Ende der Sitzung fragt der Therapeut wieder, welche Zahl auf der Skala das aktuelle Befinden des Klienten am besten spiegele. Der genesende Substanzabhängige reibt reumütig seinen Arm und grummelt, ihm sei nicht gut, und er sei es müde, sich schlecht zu fühlen und bei diesem Zahlenspiel mitzumachen, aber er sagt auch: »Ich fühle mich jetzt viel besser, und ich werde Sie informieren, wann ich wieder einen ›Schuss in den Arm‹ brauche.«

Welche Dynamiken liegen dieser therapeutischen Interaktion zugrunde? Erickson erforschte häufig das Erleben, obwohl er nie dieses Wort benutzte, um zu beschreiben, was er tat. Er nannte diesen Prozess ein »Jo-Jo-Spiel mit dem Bewusstseins« oder ein »Jo-Jo-Spiel mit Symptomen« (Erickson a. Rossi 1981, S. 51; dt. 2004, S. 109), womit eine abwechselnde Verschlechterung und Verbesserung des Zustandes eines Klienten gemeint war.

Merkwürdigerweise ist den Klienten nach Ericksons Auffassung nicht klar, dass sie, indem sie ihre Symptome oder Schmerzen einen Augenblick lang stärker und anschließend wieder schwächer werden lassen, allmählich die Kontrolle darüber gewinnen. Wir können spekulieren, dass dies in Wahrheit die beste Möglichkeit ist, die eigenen zustandsabhängigen Gedächtnis- und Lernsysteme zu nutzen – durch alternierendes Hervorrufen von Zuständen eines ultradianen Arousal und der Entspannung. Diese Wechsel sind mit der Ausschüttung von Hormonen und Botenstoffen auf allen Ebenen der Geist-Körper-Kommunikation verbunden, welche die Psychotherapie vermitteln (Rossi 1993).

Inzwischen ist wohlbekannt, dass alle Suchtdrogen ihre Wirkung durch Nachahmung der Molekularstrukturen und Funktionen unserer natürlichen Hormone und Botenmoleküle (Neurotransmitter und Neuromodulatoren) erzielen. In vielen Fällen handelt es sich dabei um die gleichen Botenmoleküle, die auch Stress und traumatische Erlebnisse zustandsabhängig enkodieren und Amnesien, dissoziierte Zustände und die allgemeine Symptomatologie der Substanzabhängigkeit hervorrufen (Rossi 1987, S. 42–60; Rossi 1993).

Aus Rossis Fallsammlung: Vaginalherpes

Phase 1: Information – Datensammeln, Einleitung

Eine Klientin in den 40ern, die aktuell in ihren persönlichen Beziehungen starken emotionalen Stress erlebt, bemerkt plötzlich ungewöhnliche und sehr unangenehme Hitzeempfindungen in ihrer Vagina. Eine medizinische Untersuchung ergibt, dass es sich um einen Ausbruch von Vaginalherpes handelt, der bei ihr das erste Mal auftritt. Sie erklärt, sie habe seit mehr als drei Jahren keine neuen Sexualpartner gehabt, und ihr aktueller Partner sei ihr allem Anschein nach treu. Dass in Anbetracht dessen plötzlich Herpes auftreten könne, sei ihr unerklärlich.

Ich versetze sie in einen Zustand innerer Suche, indem ich ihr die Symptomskalierung erkläre.

> Wenn Sie sich eine Skala von 1 bis 10 vorstellen, auf der die 10 für das schlimmste Erlebnis von Hitze dieser Art, das Sie jemals hatten, steht und die 5 für einen Durchschnittswert, als wie stark empfinden Sie dann die Hitze in Ihrer Vagina momentan?

Die Klientin antwortet, die Hitze liege bei 7, wobei sie mit einem Ausdruck des Widerwillens und mit überkreuzten Beinen dasitzt.

> Haben Sie den Mut, wirklich ehrlich zu spüren, wie Sie sich momentan fühlen, sodass Sie vollständig erleben können, wohin dieses Gefühl Sie als Nächstes führt.

Phase 2: Inkubation – Arousal

Sie reagiert, indem sie ihr Gefühl ausdrückt, dass der Herpes die Ursache ihrer Hitzeempfindungen sei und dass dieses Gefühl mit jedem Augenblick, in dem Sie darauf fokussiere, stärker werde. Daraufhin murmele ich langsam und sehr leise einen unvollständigen Satz: *Könnten Sie dabei bleiben, bis …* Ihre Augen schließen sich, und allem Anschein nach richtet sie den Fokus nach innen. Ihr Körper spannt sich an, und sie lehnt sich in den nächsten Minuten leicht vor, während sie zögerlich und mit vielen Pausen über die folgenden offenbar spontanen Symptomtransformationen und freien Assoziationen berichtet: »*Nun wandert die Hitze ein wenig zur linken Pobacke … Nun wandert sie durch meinen ganzen Körper … Sie ist überall … wie das Brennen bei einer Allergie … mein Kopf tut weh … fühlt sich an wie ein Psoriasisausbruch auf meiner Kopfhaut … Ich habe das Gefühl, ich sollte alles meiner Mutter bekennen, so wie ich es als Kind getan habe … meine rechte Schulter schmerzt … Warum zittert die rechte Seite meines Körpers? … Warum fange ich jetzt an zu weinen? … Warum bemühe ich mich immer noch um Bestätigung von meiner Mutter, obwohl sie mir diese Bestätigung nie gegeben, sondern mich immer nur bestraft hat? … Ich brenne, und die Hitze ist jetzt überall!*«

Phase 3: Illumination – Einsicht

Einige Minuten lang fährt sie fort: »Brennen! Brennen! Ich weiß … ich weiß, ich muss weggehen [von ihrem momentanen Partner]. Ich wusste immer, das es nur eine Zeit lang gut gehen würde, aber jetzt muss ich ihn wirklich verlassen … Auch er bestraft mich, obwohl ihm das nicht klar ist … Mein linkes Knie zuckt unwillkürlich … Können Sie das nicht stoppen? … Ich bin das alles leid … Ich werde gehen … Jetzt werde ich müde … Ich empfinde Wärme … Jetzt ist es nur noch warm … Ich muss ihn [den Partner] wirklich verlassen.« Ihr Körper sinkt in sich zusammen, und sie bleibt drei bis vier Minuten still, während ihr Gesicht allmählich einen ruhigen, sanften und allem Anschein nach entspannten Ausdruck annimmt.

Phase 4: Verifikation – Reintegration

Ich schaue auf die Uhr und stelle ein wenig besorgt fest, dass bis zum Ende der Sitzung nur noch zehn Minuten bleiben. Ich räuspere mich und murmele: *Ja, und geht es mit alldem immer noch gut?* Einen Moment später verändert sie die Haltung ihrer Füße, dann nickt sie bejahend, versetzt sich in eine normale Sitzhaltung, blinzelt ein wenig und öffnet schließlich die Augen. Dann frage ich: *Mit welcher Zahl würden Sie Ihr momentanes Behagen charakterisieren?* Ein wenig überrascht gibt sie an, die Zahl liege bei 1 oder 2 oder vielleicht sogar bei 0. In ihrer Vagina verspüre sie kein Hitzegefühl mehr, sondern eher Wärme oder einen leichten Druck, eine Art Gewahrsein. Ich frage sie, ob sie nun wisse, was sie tun müsse, und sie nickt bejahend. Sie äußert sich darüber, inwiefern sie es als erleichternd empfinde, zu wissen, dass sie selbst eine Entscheidung treffen könne. Sie werde ihren Freund verlassen und später anderen darüber berichten. Herpes und Brennen sind offenbar verschwunden.

Aus Hills Fallsammlung: Angstattacke

Phase 1: Information – Datensammeln, Einleitung

Eine gelegentlich auftauchende Klientin, die in der Nähe arbeitete, rief an und bat um einen sofortigen Sitzungstermin – sie befand sich am Beginn einer Angstattacke. Ich forderte sie auf, sofort in meine Praxis zu kommen. Wenige Minuten später traf sie bei mir ein. Sie hatte starke Angst und befand sich tatsächlich auf dem besten Weg in eine Panikattacke. Ich versuchte sofort, ihre Angst zu externalisieren (da wir vorher schon einige Male mit Mirroring Hands gearbeitet hatten, brauchte ich ihr nicht zu erklären, worum es ging): *Können Sie Ihre Hände vor den Körper halten und wirklich auf sie fokussieren, so wie Sie es schon früher getan haben? ... Mit einander zugewandten Handflächen? ... Spüren Sie die Energie zwischen Ihren Händen?* Sie nickte. *Und wenn Sie nun diese Energie als Energie Ihrer Angst spüren ...* Ihr Blick war starr auf die Hände gerichtet. Ich fuhr fort, ihren Prozess zu fördern: *Werden diese Hände uns zeigen, wie stark Ihre Angst im Moment ist, gemessen auf einer Skala von 1 bis 10, auf der die 1 für sehr leichte und die 10 für die stärkstmögliche Angst steht?* Ihre Hände entfernten sich voneinander. Ich forderte sie auf, mir die Zahl zu nennen, damit ich die Energie zwischen ihren Händen einschätzen konnte. Sie antwortete zittrig: *»Das ist 7,5 ...«*

Phase 2: Inkubation – Arousal

Ich erkannte ihre Einschätzung an: *Okay ... Gibt es etwas, das Sie mit dieser Energie, dieser Angst zwischen Ihren Händen, tun wollen?* Sie betrachtete ihre Hände sehr aufmerksam, fast mit weit aufgerissenen Augen. Sie entfernten sich langsam wieder voneinander. Dann sagte sie: *»Nein ... Ich möchte, dass sie langsamer werden ... einander näherkommen ... tut das nicht ...«* Sie wollte nicht, dass sich die Hände voneinander entfernten. Sie bewegten sich aber nur sehr langsam, und das wollte sie; also fokussierte ich ihre Aufmerksamkeit auf diese Qualität: *Ja, ich sehe, dass Sie die Bewegung Ihrer Hände verlangsamen … Wunderbar, dass Sie das können … Was meinen Sie, bei welcher Zahl Sie jetzt sind?* Sie atmete tief und antwortete dann: »*Fast 8,5 …*« Ich wies abermals auf ihre Kontrolle über die Situation hin: *Also nicht 8,5, eher fast 8,5, aber verlangsamt … Ich frage mich: Wie stark werden Sie dies alles noch verlangsamen?* Nach etwa einer halben Minute hielten ihre Hände inne. Offenbar hatte sie die Kontrolle über das Stärkerwerden ihrer Angst erlangt. Ich sah darin den Ausdruck eines Phasenübergangs.

Phase 3: Durchbruch und Illumination – Einsicht

Sie saß noch mehrere Minuten lang, die Hände reglos vor sich haltend, und sprach dann plötzlich: »*Alles in meinem Leben ist wie eine 9 …*« Sie öffnete sich dem Ausmaß ihres Leidens. Ich konzentrierte mich weiter auf ihre Kontrollmöglichkeiten: *Ihr Leben … wie eine 9 … obwohl es hier, bei mir, nicht viel mehr als eine 8 ist … Und ich frage mich: Bei welcher Zahl müssen Sie jetzt sein, damit wir über die Neunerdinge in Ihrem Leben reden können?* Sie schaute zum ersten Mal von ihren Händen weg und schien über die Frage nachzudenken: »*Vielleicht bei 5 oder 4 …*« Während sie sprach, bewegten sich ihre Hände näher zueinander hin. Ich wartete weniger als eine Minute, bis ihre Hände innehielten, und fragte dann: *Und bei welcher Zahl befindet sich Ihre Angst jetzt?* Ich hatte ganz bewusst nach ihrer Angst und nicht nach anderen Dingen in ihrem Leben gefragt. »*Ungefähr bei 6 …*«

Ich unterstützte weiter ihren Erfolg: *Ah, das muss sich ein wenig besser anfühlen … Wir können nun schon fast über diese Dinge in Ihrem Leben sprechen … Wenn Sie sich besser darauf vorbereitet fühlen, mit mir zu sprechen, werden Ihre Hände einander dann ein wenig näherkommen?* Sie fühlte sich ganz offensichtlich entspannter: »*Ja, ich möchte darüber reden … Das war so unfair … Ich konnte nichts dagegen tun …*« Ihr traten Tränen in die Augen. Ich verstand dies als Entladung ihrer Aufgebrachtheit, die zumindest positiver war als ihre Angst: *Es ist wirklich mutig, dass Sie mit mir darüber reden wollen, und es ist wirklich wunderbar, dass es Ihnen gelungen ist, zu einer 5 oder 4 zu gelangen, und dass Sie es uns dadurch ermöglichen, dies anzugehen … Bei welcher Zahl sind wir denn jetzt?* Ihre Hände verloren allmählich ihre Steifheit, und sie bewegte ihre Finger ein wenig: »*Ich will Ihnen das wirklich erzählen … ja, 5, vielleicht auch 4 … Reden wir jetzt darüber …*« Ihr liefen Tränen über die Wangen, aber sie schluchzte nicht, und die Tränen schienen sie zu trösten.

Sie sprach über das Beziehungsproblem, das ihr vorher zu schaffen gemacht hatte, sowie über neue Probleme mit ihrem momentanen

Arbeitgeber. Obwohl dies eine produktive Entladung der Phase 3 war, fragte ich mich, welche Realisation es ihr ermöglicht hatte, ihre Angst unter Kontrolle zu bringen. Schließlich offenbarte sie ihren Durchbruch: »*Ich verwende meine Energie immer für die falschen Ziele. Und ich lasse sogar zu, dass andere Menschen meine Energie auf die falschen Ziele lenken. Das ist mir jetzt klar. Darüber haben wir hier immer wieder geredet …*« Ich versicherte ihr, dass wir auf das hinarbeiteten, was sie brauche, und es sieht ganz so aus, als wüsste sie nun, was sie wissen musste.

Phase 4: Verifikation – Reintegration

Sie sprach zum ersten Mal darüber, was sie tun werde, um Dinge zu verändern, statt nur zu versuchen, irgendwie mit ihnen fertigzuwerden. Dies war unsere fünfte und letzte Sitzung. Ich traf sie allerdings später auf der Straße wieder, und sie berichtete, es sei ihr nun möglich, ihre »Hände« immer dann zu benutzen, wenn ihre Energie am falschen Ort sei. Ich freute mich zu sehen, dass die Kontrolle über ihr Handeln nun dort war, wo sie sein sollte – in ihrem Inneren.

Rückblick

Es geht uns nicht darum zu lehren, wie man Symptome unter Kontrolle bringen kann. Wir versuchen herauszufinden, wohin die Symptome uns führen. Wenn man lernt, eine heilende Beziehung zu sich selbst zuzulassen, kooperiert man auf angenehme Weise mit den natürlichen Zyklen und Rhythmen und achtet sensibel auf die Botschaften, die von Zeit zu Zeit aus den ständig in der inneren impliziten Welt stattfindenden sich selbst organisierenden Prozessen hervorgehen. Ernest Rossi hat dies vor über 20 Jahren einen *Symptompfad zur Erleuchtung* genannt.

In bestimmten Momenten – genau dann, wenn der Klient und Sie sich erschöpft fühlen, in denen die Symptome stärker zu werden scheinen –, ruft das natürliche innere System nach einer Zeitspanne heilender Trance. Wir müssen diesen Prozess mit dem Klienten sehr sorgsam durcharbeiten. Einige sehr bekannte Selbstentwicklungsprogramme drängen ihre Absolventen absichtlich in Richtung eines kritischen Phasenübergangs. Dies mag in manchen Fällen sehr befreiend wirken, aber wenn keine Regulierung oder individuelle Betreuung erfolgt, während wir es Symptomen ermöglichen, stärker zu werden, geht es einigen anschließend schlechter als vor Beginn der Arbeit. Die Symptomskalierung im Zusammenhang mit der Mirroring-Hands-Arbeit zielt darauf, die Sicherheit der Reise auf dem Symptompfad zur Erleuchtung zu gewährleisten.

Sehr wichtig ist es, dass Therapeut und Klient lernen, sich vor Symptomen nicht zu fürchten. Bemühen Sie sich um Rapport zu seinem Symptom, denn es ist ein wertvoller Botschafter, der nichts anderes im Sinn hat, als Ihnen etwas Wichtiges bewusstzumachen. Unser menschliches System versucht, wann immer möglich, Dinge zu verbessern, Probleme zu lösen und eine Heilung einzuleiten, die zu Integration und Wohlbefinden führt. Spüren Sie die Intensität, und fragen Sie, wohin der therapeutische Prozess durch sie gelangt. Nur indem wir Symptome ignorieren oder unterdrücken, verursachen wir mehr Leiden. Je stärker die Intensität, umso näher sind wir dem Punkt des Phasenübergangs, an dem es möglich wird, sich im Randbereich des Wachsens und der Entwicklung nach außen zu bewegen.

12 Improvisation, Drama und Mirroring Hands

Der Flow der klientenresponsiven Therapie

RH Ich erinnere mich noch, wie ich lernte, mit minimalen Hinweisen zu reagieren; um klientenresponsiv zu sein, müssen wir auf minimale Hinweise reagieren ... auf unwillkürliche Handlungen, Geräusche, Stimmungen, auf Mimik, Müdigkeit, Fokus, Abgelenktheit ...

ELR Ja, da ist eine ganze Menge los ...

RH Das Verrückte ist, dass ich lernte, klientenresponsiv zu sein, als ich beruflich als Schauspieler arbeitete. Das ist wirklich ein gutes Training für Psychotherapeuten ...

ELR Ich wurde von Lee Strasberg ausgebildet ...

RH Mein Gott, Ernie, das ist ja unglaublich!

ELR Ich habe gelernt, in der Öffentlichkeit privat zu sein. Das können Schauspieler.

RH Ja, tatsächlich ...

ELR ... und Klienten, die oft keine Vorstellung davon haben, wie sie über das reden sollen, was sie wirklich bedrückt, und die sehr erleichtert sind, wenn wir sie still für sich arbeiten lassen. Das beruhigt sie sehr. Dann schaffen sie es, etwas hervorzuholen, und wir reagieren, indem wir ihnen klarmachen, wie wunderbar wir es finden, dass ihnen dies gelungen ist.

RH Wir alle sollten im Leben ein wenig schauspielern.

ELR Ja, um ganz und gar responsiv zu sein ...

RH ... und ständig überrascht, nicht nur über das, was die andere Person tut, sondern auch darüber, wie sie unsere nächste Handlung inspiriert.

ELR Wir sollten ein paar Schauspielworkshops für Therapeuten organisieren ... Schreib etwas darüber ...

(Aus den Gesprächen von Rossi und Hill im Juni 2016)

Improvisation wird definiert als spontanes Erschaffen ohne Vorbereitung – auf der Grundlage dessen, was vorhanden ist. Im Grunde geschieht Improvisation im Augenblick – in Reaktion auf das, was eben im Augenblick geschieht. Obwohl man eine spontane Reaktion definitionsgemäß weder vorbereiten noch im Voraus festlegen kann, basiert sie auf allem, womit das Leben die Akteure bis in die unmittelbare Gegenwart auf den gegenwärtigen Augenblick vorbereitet. Erscheint im Geist des Therapeuten eine therapeutische Aktivität, unterliegt sie dem Einfluss von allem, was er gelernt und erlebt hat, sogar seinen Vorstellungen von der Zukunft und seinen Zukunftserwartungen.

Improvisation wird sehr erfolgreich *als* Therapie genutzt, insbesondere in Form von Dramatherapie. Die Mirroring-Hands-Arbeit nutzt Improvisation *in* der Therapie. Sie ist für den Prozess grundlegend. Therapeutische Techniken und Ansätze werden in der Regel wie aus einem Lehrbuch vermittelt. Es ist aber fast ein Widerspruch in sich, klientenresponsiv zu sein *und* einem Lehrbuch zu folgen. Ungeachtet dessen ist es sehr wichtig und manchmal notwendig, formalisierte Therapie zu benutzen, mit Fragebögen zu arbeiten und verschiedene Tests durchzuführen. Alle diese Dinge haben ihren Platz und können sehr nützlich sein, sie erschließen Klienten aber nicht die Möglichkeiten, auf *persönliche, private* und *selbstständige* Weise sich selbst zu erforschen.

Selbsterforschung

Mirroring Hands soll in erster Linie die Selbsterforschung fördern und Therapeuten zu nichtdirektivem und klientenresponsiven Handeln motivieren. Deshalb spielt die Improvisation dabei stets eine Rolle. Obwohl Mirroring Hands eine Struktur hat, sprachliche Prinzipien nutzt und über ausgeprägte Formen verfügt, ist vieles von dem, was bei dieser Arbeit zwischen dem Klienten und dem Therapeuten geschieht, eine Improvisation. Die Vorbereitungsphase (Phase 1) beginnt oft (wenn auch nicht immer) im Sinne eines bestimmten Schemas, aber wenn der Klient zeigt, dass er nicht bereit ist, sich in der Vorbereitungsphase auf den Prozess einzulassen, muss der Therapeut oft mit anderen Therapien, darunter auch stark formalisierten, improvisieren. Dies geschieht im Sinne einer klientenresponsiven Arbeitsweise, die dem Klienten helfen soll, in einen empfänglicheren und produktiveren, therapeutisch wirksamen Bewusstseinszustand überzuwechseln. Wir möchten in diesem Zusammenhang noch einmal daran erinnern, dass ein Therapeut nach unserer Auffassung über einen umfassenden »klassischen« Wissensfundus verfügen sollte, so wie ein improvisierender Musiker viele Jahre lang Tonleitern geübt und notierte Musik gespielt haben sollte, um sich auf das Improvisieren vorzubereiten.

Mirroring Hands bewegt sich in Phase 2 eher in überraschende Richtungen, weil der Klient in dieser Phase mit seinem speziellen Problem konfrontiert wird. In Phase 3 begibt er sich in unbekanntes Gebiet, weil er auf die Entdeckung seines Durchbruchs reagiert, indem er eine Fülle kreativer Möglichkeiten entwickelt. In Phase 4 arbeiten Therapeut und Klient im kreativen Randbereich des Wachstums und der Entwicklung, wobei das neu erschlossene »Gebiet« in die zukünftige neue Lebensweise des Klienten einbezogen wird. Die im Folgenden geschilderten Fallbeispiele zeigen, wie sich Einzelsitzungen im Sinne von Mirroring Hands sehr leicht in eine ganze bestimmte Richtung lenken lassen. Manchmal treten die Veränderungen so spontan auf, dass sie auch den Klienten völlig überraschen. Der Therapeut muss seine fünf Sinne beieinanderhalten, um verfolgen zu können, was dem Klienten während der gemeinsamen außergewöhnlichen therapeutischen Reise widerfährt.

Aus Rossis Fallsammlung: Erfindung des Klienten

Anlässlich einer Demonstration während einer Konferenz bat ich eine Freiwillige aus dem Publikum um ihre Mitwirkung. Die Frau in den 60ern nahm auf dem Stuhl neben mir Platz, und ich erhob schweigend eine Hand. Die Frau spiegelte meine Aktion, doch statt auf ihre eigene Hand zu schauen, starrte sie konzentriert auf meine. Weil mich das überraschte, erhob ich die andere Hand nicht und ermöglichte ihr so, ihre Fixierung auf meine bereits erhobene Hand aufrechtzuerhalten. Zum Glück war ich so geistesgegenwärtig, nicht zu versuchen, sie durch die Aufforderung, auf ihre eigene Hand zu schauen, zu »korrigieren«. Ich wartete geduldig ab, was sie als Nächstes tun würde. Bevor ich etwas hätte sagen können, bemerkte ich ein leichtes Zittern an einigen ihrer Finger. Das Zittern war so schnell, dass es sich nur um jene unwillkürliche Art von Bewegung handeln konnte, die von innen kommt, also nicht vom Bewusstsein gesteuert wird. Der Fokus der Frau wechselte von meiner Hand auf ihre eigene, und ihre Finger bewegten sich deutlich erkennbar. Nach einigen Minuten sagte ich: *Und wie Sie wissen, können Sie mir so viel oder wenig davon mitteilen, wie Sie möchten ... nur das, was ich wissen muss, um Ihnen weiterhelfen zu können ...*

Daraufhin sprach sie sehr ruhig darüber, was zwischen ihren Fingern vor sich ging. Sie hatte das Gefühl, die Finger bewegten sich wie von selbst, und sie empfand dies, als würden die Finger Menschen aus ihrem Leben repräsentieren. Ihr Zeigefinger stand für sie selbst, der Daumen für ihren Mann und der kleine Finger für eines ihrer Kinder. Dann brachte sie auch die andere Hand ins Spiel und erklärte, der kleiner Finger stehe für ein anderes Kind von ihr. Weitere Finger repräsentierten Onkel, Tanten, Großmütter, Brüder usw. Ihr emotionaler Ausdruck und ihre Vokalisierung veränderten sich, während die Finger miteinander »redeten«. Sie wechselte zwischen dem Reden und schweigendem Spiel der Finger beider Hände.

Mir schien klar, dass diese Frau, die sich als Freiwillige gemeldet hatte, mein Eingreifen nicht benötigte; deshalb schaute ich mir an, wie das Publikum auf die Demonstration reagierte. Überrascht stellte ich fest, dass erstaunlich viele Anwesende mit eigenem Fingerspiel beschäftigt waren. Weil es sich um eine Demonstration während einer Konferenz handelte und nur begrenzte Zeit dafür zur Verfügung stand, musste ich einen geeigneten Augenblick finden, um den Prozess zu beenden. Uns blieben noch ein paar Minuten für ein Gespräch darüber, wie die Arbeit der Frau geholfen hatte und wie sie ihre Alltagsaktivitäten und ihr Zusammensein mit ihrer Familie verändern könnte. Schließlich erinnerte ich sie daran, dass sie während der ultradianen Heilungsperioden weiterlernen und ihre Heilung fortsetzen könne. Ich hatte vorher noch nie ein vergleichbares Erlebnis mit der Mirroring-Hands-Arbeit gehabt und habe nach dieser Situation auch nur sehr selten etwas Ähnliches erlebt.

Aus Hills Fallsammlung: Erfindung im Augenblick

Als meine Tochter, eine Journalistin, in Beirut arbeitete, rief sie mich einmal spätabends an. Für sie war es zu diesem Zeitpunkt etwa 20.00 Uhr. Sie hatte kurz vorher entdeckt, dass »etwas mit meinem Gehirn« nicht in Ordnung war, wobei es sich um einen Tumor hätte handeln können. Wir hatten eine sehr gute medizinische Betreuung in der Nähe ihres Wohnortes gefunden, aber die Situation war trotzdem sehr schwierig für sie.

Es folgt eine bearbeitete Version der Höhepunkte dieses Telefongesprächs mit den relevanten Aspekten. Meine eigenen Äußerungen sind jeweils mit »R« gekennzeichnet, die meiner Tochter mit »D«.

D Dad, ich komme gerade vom Arzt, und ich bin ein bisschen durch den Wind.

R Bist du zu Hause?

D Nein, ich sitze in einem Treppenhaus auf dem Weg nach Hause. Ich will nicht nach Hause gehen und (meinen Mann) noch mehr aufregen, als er sowieso schon ist. Ich bin kurz davor auszurasten. Was kann ich tun?

Dann sprachen wir darüber, was im Krankenhaus geschehen war. Die Informationen des Arztes waren detailliert und sehr nützlich gewesen, hatten sich aber nicht gerade günstig auf ihre emotionale Verfassung ausgewirkt. In dieser Situation musste ich mich eher wie ein Therapeut als wie ein Vater verhalten. Ich erklärte ihr also genau, was die medizinischen Informationen bedeuten könnten und was sie infolgedessen möglicherweise körperlich und emotional empfinden werde. Dies half ihr offenbar. Zunächst versuchte ich einzuschätzen, wie stark ihre Angst war.

R Was siehst du in deiner Umgebung?

D Ich weiß nicht. Nicht viel. Die Beleuchtung ist hier nicht so gut.

R Kannst du jetzt aufstehen und nach Hause gehen?

D Ich weiß nicht, was ich tun will, Dad. Kannst du mir irgendwie helfen?

In Beirut in einem spärlich beleuchteten Treppenhaus zu sein ist nicht besonders tröstlich, und meine Tochter konnte in dieser Situation nicht klar denken. Ihre Stimme klang zittrig und angespannt. Ich kam zu der Überzeugung, dass sie sich in einem Angstzustand befand, der sowohl ihr Denken als auch ihre Bewegungsfähigkeit beeinträchtigte. Außerdem deutete all dies darauf hin, dass sie einer Panik sehr nah war. Ich wollte ihre Aufmerksamkeit von ihrer Furcht und ihrem Trauma ablenken. Was konnte ich in dieser Situation am Telefon tun? Ich leitete spontan einen Mirroring-Hands-Prozess ein.

R Liebling, siehst du deine Hände?

Während ich dies sagte, wurde mir klar, dass sie in einer Hand ihr Handy hielt und diese deshalb nicht für etwas anderes benutzen konnte.

R Mir ist klar, dass du nur eine Hand sehen kannst. Das ist kein Problem. Was siehst du sonst noch vor dir?

D Hm ... Ich weiß nicht ...

R Siehst du deine Knie?

D Ja, Dad.

R Wie sehen sie aus? ... Wie bist du angezogen? ... Siehst du die Farbe deiner Kleidung? ...

Sie beschrieb die Jeans, die sie trug. Ich forderte sie auf, nach etwas Interessantem hinsichtlich der Farbe, des Stoffs und der Art, wie sie ihre Knie hielt, zu suchen. Dann fragte ich:

R Ist ein Knie stark? Ist eines vielleicht stärker als das andere?

D Ja ... Ich glaube, mein rechtes Knie ist stärker ... weißt du, wegen meines Rückens ...

R Okay ... und jetzt ... während du diese Angst in dir spürst, die alle möglichen Unsicherheiten und Sorgen verursacht ... Könntest du diesen Kampf einem der beiden Knie übergeben? ... Vielleicht dem starken rechten Knie ... vielleicht aber auch dem anderen Knie ...

D Ich halte es für eine gute Idee, das starke Knie zu nehmen. Ja, das kann ich machen ...

Weil ich nicht sehen konnte, was daraufhin geschah, wartete ich nicht lange. Es erschien mir wichtig, die Verbindung zu meiner Tochter aufrechtzuerhalten.

R Ja, das ist wunderbar ... Und spürst du, dass sich etwas zum Positiven verändert?

D Ja, Dad, es ist ein wenig besser ...

R Was ist mit dem anderen Knie? ... Kannst du deine Aufmerksamkeit auf das linke Knie konzentrieren? ... Was empfindet dieses Knie, während dein rechtes Knie über die Stärke verfügt, sich deiner Angst anzunehmen?

Sie fing an, über die Dinge zu sprechen, die für sie schwierig waren und die ihr ein Gefühl der Schwäche vermittelten, ein Gefühl der Unfähigkeit, mit der Zukunft fertigzuwerden, vor der sie sich fürchtete. Ohne die durch ihre Angst hervorgerufene Konfusion war sie besser in der Lage, ihre Gedanken zu ordnen. Wir überlegten dann, wie sie die Informationen, die der Arzt ihr gegeben hatte, ihrem Mann übermitteln könnte. Nach etwa 25 bis 30 Minuten am Telefon hatte sie sich so weit erholt, dass sie aufstehen und nach Hause gehen konnte.

Dies war meine erste Erfahrung mit der Verwandlung von Mirroring Hands in »Mirroring Knees«, und dieses Beispiel veranschaulicht sehr gut, wie man andere Körperteile in diese Arbeit einbeziehen kann, wenn die Situation eines Klienten dies nahelegt. Durch die Nutzung einer grundlegenden Zugangsfrage konnten wir beide entdecken, was eventuell möglich und sowohl für ihre explizite als auch die implizite Welt akzeptabel war. Am wichtigsten war jedoch, dass es mir gelang, zu ihrer Problemlösungs- und Geist-Körper-Heilungsfähigkeit in Kontakt zu treten – denn nach dem Ende unseres Telefonats würde sie ohnehin wieder völlig auf sich gestellt sein. Beim Abschied waren wir beide zuversichtlich, dass sie die Kontrolle über ihre Situation wiedererlangt hatte.

(Ein ausgezeichnetes Ärzteteam des Krankenhauses in Beirut operierte sie kurz danach erfolgreich. Dem Chirurgen gelang es, ein oberflächlich lokalisiertes Oligoastrozytom zu entfernen. Sie hat sich inzwischen gut erholt, und in den Jahren seit der Operation ist es nicht zu einem Rezidiv gekommen.)

Mirroring Hands mit anderen Techniken verbinden

Wir haben gezeigt, dass die Nutzung von Mirroring Hands keinen Beschränkungen unterliegt. Mirroring Hands kann zu jeder Zeit benutzt werden. Dies kann eine Barriere überwinden oder einen Widerstand durchbrechen und ist auch in Situationen von Nutzen, in denen Klient und Therapeut nicht herausfinden können, was sie wissen müssen. Man kann mithilfe von Mirroring Hands eine Tür öffnen oder etwas Verborgenes zutage fördern und anschließend zu einer vorher in der Sitzung genutzten anderen Arbeitsmethode zurückkehren. Im allerersten Beispiel in der Einleitung dieses Buches befand sich der Therapeut im Standardprozess des Rapportaufbaus. Die emphatischen Handgesten der Klientin brachten den Therapeuten in diesem Fall dazu, spontan zur Mirroring-Hands-Arbeit überzuwechseln. Dies erwies sich als sehr nützlich.

Unabhängig davon, welcher therapeutische Ansatz eine Einschränkung offengelegt hat, lässt sich Widerstand verändern, indem man Klienten auffordert, die dominierende Position in einer Hand zu platzieren. Anschließend kann man die Aufmerksamkeit auf den Inhalt der anderen Hand (darauf, was »nicht diese dominierende Position« ist) verlagern. Wie in Kapitel 8 beschrieben wurde, werden durch die Differenzierung der Polaritäten einer Situation die Potenziale und Möglichkeiten aller Elemente frei.

Aus Hills Fallsammlung: Mirroring Hands und der Ansatz von Carl Rogers in Kombination

Eine Klientin kam wegen eines unspezifischen Unbehagens ihrem ganzen Leben gegenüber zur Therapie. Sie hatte zu einem frühen Zeitpunkt in ihrem Leben einen Schlaganfall erlitten und wurde seither von einigen neurologischen Problemen geplagt. Obwohl sie mittlerweile in den 30ern war, fiel es ihr schwer, still zu sitzen. Dies war offensichtlich, aber ich fragte mich, ob es teilweise ihrem sehr schnellen und fantasievollen Geist zuzuschreiben war. Die Sitzung begann in einem typisch rogerianischen Zuhör- und Unterstützungsrahmen. Weil sie sehr weitschweifig berichtete, war es manchmal schwer, ihr zu folgen. Im weiteren Verlauf des Gesprächs bemerkte ich ein somatisches Verhalten: Ihr Fuß bewegte sich ständig, aber diese Bewegungen hörten hin und wieder ein bis zwei Sätze lang auf und begannen danach wieder. Nach kurzer Zeit legte sie eine Pause ein und fragte mich, was ich über das, was sie berichtet hatte, dächte. Während ich ihr spiegelte, was sie gesagt hatte, blieb ihr Fuß ruhig. Ihre Augen weiteten sich, sie saß vorgebeugt und fragte mich ungläubig, wie es mir gelungen sei, nur die Dinge anzusprechen, die ihr wirklich wichtig seien.

Ich fragte sie, ob sie ihren Fuß bewegen und dabei darauf achten könne, welche Gedanken und Gefühle dies bei ihr hervorrufe. Daraufhin ließ sie die Fußbewegungen wieder zu und berichtete gleichzeitig über die Gedanken, die ihr in den Sinn kamen. Sie sprang schnell von einem Thema zum nächsten. Wir setzten dies etwa zehn Minuten fort; dann wurden ihre Bewegungen langsamer. Als ich sie fragte, was los sei, antwortete sie: »Ich langweile mich wegen mir selbst!«

Ich fragte mich, was sie wohl dächte, wenn ihr Fuß zur Ruhe käme. Deshalb bat ich sie abermals, auf neu auftauchende Gedanken und Gefühle zu achten. Nun wurde sie zum ersten Mal seit Betreten des Raumes ruhig und nachdenklich. Ich versicherte ihr, wenn sie nicht wolle, brauche sie kein Wort mit mir zu sprechen. Sie teilte mir ein paar Dinge mit, folgte dann aber in den nächsten 15 Minuten schweigend ihren eigenen Gedanken.

Dieser improvisierte »Mirroring-Foot«-Prozess ermöglichte es der Klientin, ihre *wichtige Stimme* zu finden und sie von ihrem inneren *»Geplapper«* zu unterscheiden. Die Bewegung in ihrem Fuß war das Symptom bzw. die Botschaft aus ihrer impliziten Welt. Sie verfügte nun über einen Indikator dafür, ob und wann ihr Geist relevante Gedanken hervorbrachte. Dies war ein wichtiger Aspekt ihrer Bemühungen, die Kontrolle über ihre geistigen Prozesse wiederzuerlangen. Sie bezeichnete die Arbeit in der beschriebenen Sitzung als sehr befriedigend.

Aus Hills Fallsammlung: Mirroring Hands und kognitiv-behaviorale Therapie

Eine Frau Ende 20 war von ihrem Arbeitgeber zu einer kognitiv-behavioralen Therapie (KBT) verpflichtet worden. Sie hatte Streitigkeiten mit Arbeitskollegen gehabt. Offensichtlich war sie geistig nicht besonders rege, und ihre Personalakte dokumentierte einen unterdurchschnittlichen IQ. Wir arbeiteten einen der Standard-KBT-Tests durch, in dem es unter anderem um das aktuelle Denken eines Klienten und eine potenziell alternative Sichtweise geht.[30] Die Frau reagierte verärgert, weil es ihr schwerfiel, eine alternative Sicht zu finden. Sie hatte keine besonderen Schwierigkeiten, die Trigger für ihre Sicht zu benennen, ihre Emotionen zu identifizieren und zu erklären, weshalb sie ihre Denkweise für gerechtfertigt hielt. Aber darauf angesprochen, welche Widersprüche mit diesem Gedanken verbunden seien und welche Alternativen ihr plausibel erschienen, entwickelte sie starken Widerstand. Je länger sie über Rechtfertigungen für ihre Denkweise nachdachte, umso überzeugter war sie, dass ihre Sicht korrekt sei. Das Ausfüllen des Fragebogens empfand sie als sehr belastend. Sie sorgte sich, was ihre Arbeitskollegen über ihre Antworten denken könnten.

Ich vermutete, dass ein Teil ihres Widerstandes ein mit der Gewinner-Verlierer-Welt zusammenhängendes Problem sein könnte. Sie schien sich sehr davor zu fürchten, dass sie mit ihrer Sicht falsch liegen könnte. Irgendwie stand jede alternative Sichtweise in Konkurrenz zu ihren ursprünglichen Gedanken. Plötzlich erschien es mir als ganz natürlich, auf Mirroring Hands zurückzugreifen, um an ihrer Angst, zu verlieren und beschämt zu werden, zu arbeiten. Nach einem kurzen Gespräch bestätigte sie, dass in ihrem Geist noch eine andere

30 Siehe beispielsweise: https://psychologytools.com/cbt.html [22.12.2020].

Sichtweise existiere und dass diese Sicht interessant und nützlich sein *könnte*. Ich begann mit einer sehr kurzen Vorbereitung, um ihre Aufmerksamkeit nicht wieder zu verlieren.

> Wir wissen, dass Sie herausfinden möchten, ob es in Ihrem Geist noch einen anderen Gedanken gibt ... Wenn Sie dem jetzt nachgehen wollen, würden Sie dann bitte Ihre Hände vor Ihrem Oberkörper emporhalten, sodass die Ellbogen einen rechten Winkel bilden ...?

Sie konnte den Prozess an diesem Punkt unterbrechen, aber wenn sie die Hände erhob, schloss sie dadurch einen Vertrag mit sich selbst, der sie verpflichtete, diese Möglichkeit zu erforschen. Und tatsächlich erhob sie ihre Hände.

> Wunderbar! Nun geschieht schon etwas Außergewöhnliches ... Vielleicht gibt es in Ihrem Geist viele wichtige Gedanken, die Ihnen noch nie aufgefallen sind ... Wenn wir sorgsam auf diese Hände schauen ... Welche Hand repräsentiert dann wohl einen außergewöhnlichen Gedanken? ... Aber zunächst einmal: Welche Hand vermag den Gedanken, den Sie schon aufgeschrieben haben, zu halten? ... Den Gedanken, über den wir gesprochen haben ...

Die Klientin starrte konzentriert auf ihre Hände.

> Und wird die Hand, die den Gedanken hält, über den Sie alles wissen, uns irgendwie anzeigen, dass sie bereit ist ... eine Bewegung ... fast wie von selbst ...

Die Klientin (bezeichnet mit »KL«) bewegte ihre rechte Hand aufwärts und abwärts und sagte gleichzeitig:

KL Ich denke, es ist diese ...

RH Es sieht tatsächlich so aus! Wie ungewöhnlich, dass Ihre Hand zu wissen scheint, dass sie Ihren Gedanken halten kann! Wird sich der Gedanke in dieser Hand wohlfühlen? ... Müssen wir jetzt etwas tun, um dem Gedanken oder der rechten Hand zu helfen?

KL Nein ... Alles scheint okay zu sein ... ziemlich gut ...

RH Wunderbar! ... Dann können wir unsere Aufmerksamkeit nun von Ihrer rechten zur linken Hand verlagern ... Welchen außergewöhnlichen Gedanken könnte die linke Hand bergen? ... Etwas anderes in Ihnen, etwas, das mit dem Gedanken, den Sie in der rechten Hand halten, nicht identisch ist ... etwas, woran Sie noch nie gedacht haben? ...

KL Nein ... also ... vielleicht ... Ich habe nicht das Gefühl, dass ich mit meiner linken Hand irgendwelche Schwierigkeiten habe ... Sie fühlt sich ... nicht ... schuldig an.

RH Ja, nicht schuldig ... nicht in Schwierigkeiten ... ja ...

KL Diese Hand hat keine Gedanken ... und sie kommt nicht in Schwierigkeiten ... vielleicht denke ich zu viel ...

RH Sie denken zu viel ... das habe ich Sie noch nie sagen hören ... Ich frage mich, was es bedeutet ...

Die Klientin redete darüber, dass es sie verwirre, wenn sie denken müsse, und manchmal wünsche sie sich, ständig zu schlafen, damit ihre Gedanken ihr nicht so viele Probleme bescheren würden. Die Idee, sie könnte zu viel denken, markierte einen wichtigen Durchbruch. Nachdem wir noch eine Weile miteinander gesprochen hatten, wurde sie still. Ich gab ihr die Möglichkeit, ihr Gehirn und ihre Gedanken zur Ruhe zu bringen. Später wendeten wir uns wieder dem KBT-Test zu, den sie daraufhin zum Abschluss brachte. Durch Mirroring Hands entdeckte sie etwas, das einen Kampf mit dem KBT-Test zum Gegenstand hat – dass ihr alternativer Gedanke darin bestand, gar keinen Gedanken zu dem Thema zu haben.

Rückblick

Improvisation ist ein normaler Bestandteil von Mirroring Hands und ein natürlicher Bestandteil eines klientenresponsiven Ansatzes. Wenn Sie es sich einmal genauer anschauen, werden sie merken, dass das Alltagsleben eine permanente Improvisation ist. Ständig passiert etwas Überraschendes und ruft eine unerwartete Reaktion hervor. Improvisation ist aber nicht gleichbedeutend mit einem Blindflug. Die Vorbereitung auf eine Therapiesitzung kann die Bereitstellung verschiedener Materialien und die Entwicklung eines allgemeinen Sitzungsplans beinhalten; es ist aber nicht möglich, die *konkreten* Worte oder *detaillierte* Handlungen für eine *klientenresponsive* Therapiesitzung vorher festzulegen.

Eine Improvisation ist so reichhaltig wie das Material, das die Teilnehmer mitbringen (d. h., wie sie darauf vorbereitet sind). Tritt ein Teilnehmer in einen »Improvisationsraum« mit einem Piano ein, setzt sich davor und fängt an, Rachmaninow zu spielen, ist es der Situation angemessen zu sagen, dass dieser Mensch eine langjährige

Vorbereitung in Form von Klavierunterricht und Konzertpraxis mitbringt. Spielt er dann den »Flohwalzer«, kommt eine andere Ebene seiner Vorbereitung zum Ausdruck. Ähnlich treten in einer Therapie Klient und Therapeut in den »therapeutischen Raum« ein, nach jahrelanger Vorbereitung, mit vielen Erwartungen und einer Vielzahl von Disruptoren, Perturbatoren und Attraktoren (Faktoren, die sich selbst organisierende Systeme beeinflussen – siehe Kap. 2), und all dies zieht, drückt und stößt das therapeutische Geschehen in die verschiedensten Richtungen. Das therapeutische Erleben ist ein unvorhersehbarer Tanz der Kreativität, Neugier und Möglichkeiten, die der Klient in seinem jeweils derzeitigen Alltagsleben normalerweise nicht ohne jede Unterstützung erreichen kann.

Mirroring Hands folgt den Aktionen und Reaktionen des Klienten, sich selbst organisierend aus dem kollektiven Fundus des Wissens und der Erfahrung, den er und der Therapeut aufgebaut haben, in beidseitigem Bemühen, die natürlichen Problemlösungs- und Geist-Körper-Heilungsfähigkeiten in uns allen zu nutzen. Die Fallbeispiele in diesem Kapitel haben einige der vielen unterschiedlichen und überraschenden Richtungen aufgezeigt, in die sich der Mirroring-Hands-Prozess entwickeln kann. Symptome manifestieren sich als Indikatoren, Wegzeichen und Risse in Eingängen, die zur tieferen Wahrheit des Problems und zu seiner natürlichen Auflösung führen. Aber was kann ein Klient zwischen den Sitzungen tun, wenn der Therapeut nicht erreichbar ist? Kann er sich selbst assistieren? Das nächste Kapitel erforscht diese Frage und zeigt, wie sich die Mirroring-Hands-Arbeit einer einzelnen Person fördern lässt.

13 Der eigene Zugang zu Wachstum und Entwicklung

Mirroring Hands ohne Unterstützung durch einen Therapeuten nutzen

ERL ... Die Macht der Transformation ist im Klienten verortet, nicht im Therapeuten ...

RH ... Und das Spiegeln täuscht nicht, so wie es bei manchen anderen Dingen der Fall sein kann. Wenn ich Mirroring Hands bei der Arbeit mit Klienten oder bei der Arbeit an mir selbst benutze, bin ich jedes Mal von den Händen fasziniert.

ERL In allen Menschen gibt es ein Fließen, eine Weisheit und ein Wissen darüber, dass sie sich in Richtung Gesundheit bewegen können, und ich glaube, dass sich jeder Mensch zur Gesundheit hinbewegen will ...

RH Die Frage ist: »Wie kann ich das erreichen?«

(Aus den Gesprächen von Rossi und Hill im Juni 2016)

Ist es möglich, Mirroring Hands ohne Unterstützung durch einen Therapeuten zu nutzen? Die einfache Antwort lautet: Ja, aber das Erlebnis ist dann ein völlig anderes. Aufgrund seiner langjährigen Praxiserfahrung und wegen der vielen anderen Dinge, die ein Therapeut mithilfe von Mirroring Hands fördern kann, wird ein einzigartiges therapeutisch wirkendes Beziehungserlebnis ermöglicht. Sinn und Zweck von Mirroring Hands ist jedoch, bei einem Menschen eine Verbindung zur eigenen natürlichen Problemlösungs- und Geist-Körper-Heilungsfähigkeit herzustellen. Diese natürlichen Prozesse stehen uns allen auf die eine oder andere Art zur Verfügung. Wir werden in diesem Kapitel erforschen:

- wie Menschen Mirroring Hands außerhalb von Therapiesitzungen nutzen können
- wie Mirroring Hands Menschen in schwierigen Situationen mit Partnern, Familienangehörigen und Kindern helfen kann
- wie Menschen auf unterschiedliche Weisen von der ultradianen Heilungsreaktion profitieren können

- und: einen neuen Mirroring-Hands-Prozess, der die ultradiane Heilungsreaktion im Randbereich des Wachstums und der Entwicklung anspricht.

Selbstfürsorge und Vorsicht

Falls Sie Zweifel haben oder sich sorgen, ob Arbeit ohne Unterstützung eines Therapeuten für Sie persönlich sinnvoll ist, falls Sie sich unwohl oder unsicher fühlen oder wenn bestimmte Symptome nicht weichen wollen, sollten Sie sich unbedingt an einen Therapeuten wenden. Und falls Sie das Bewusstsein verlieren, Atembeschwerden haben oder andere starke körperliche Schwierigkeiten bemerken, sollten Sie in jedem Fall einen Arzt aufsuchen.

Botschaften von innen

Zunächst werden wir uns noch einmal einige wichtige Grundlagen vor Augen führen: Bei dem mit Mirroring Hands verbundenen Ansatz handelt es sich nicht um einen rein kognitiven Prozess, sondern um die Herstellung einer Verbindung, die Öffnung eines Kommunikationskanals zwischen der Kognition und unserer inneren, sich selbst organisierenden Welt. Die innere Welt gelangt in Form emergenter Eigenschaften und Qualitäten zum Ausdruck, die sich bemerkbar machen, auf die wir bewusst einwirken und über die wir reflektieren können. Werden diese Botschaften von innen auf positive und produktive Weise in unser Alltagsleben integriert, kommt es zu einer *förderlichen Veränderung*. Die Botschaften manifestieren sich vielfältig, unter anderem in Form von Gedanken, Verhaltensweisen, Emotionen und Empfindungen. In der Therapie werden solche Botschaften oft als Symptome bezeichnet, sie sind aber trotzdem Botschaften.

Es ist sinnvoll und gebräuchlich – nicht nur in der Therapie, sondern auch in Schulen und Unternehmen, in der häuslichen Umgebung und in Beziehungen –, sich im Rahmen des Bemühens, ein Problem zu lösen, mit dem Für und Wider des Beabsichtigten zu beschäftigen. Die Grundlage des Denkens in Gegensätzen (*Ursache* und *Wirkung, richtig* und *falsch, gut* und *schlecht, sicher* und *gefährlich* usw.) liegt zwar in der Natur, es handelt sich dabei aber um eine einfache und sogar übermäßig vereinfachende Sicht auf die Komplexität von Lebenssituationen. Bei der Mirroring-Hands-Arbeit schauen wir uns nicht nur an, was sich in der einen Hand befindet und was in der anderen. Der eigentliche Sinn und Zweck dieser Arbeit ist vielmehr, sich den Unterschied zwischen den beiden Händen bewusstzumachen, um den *Möglichkeiten* der beiden Aspekte zum Ausdruck zu verhelfen. Andernfalls gibt es nur das jeweils dominierende Element.

Es geht nicht nur darum, eine Situation rational zu durchdenken, auch wenn das ein wichtiger Bestandteil jedes Prozesses ist; man muss vielmehr die Geduld aufbringen, darauf zu warten, dass etwas von innen zutage tritt. Wie wir gesehen haben, treten implizite Botschaften manchmal *ganz von selbst* in Erscheinung. Man muss sich die Zeit nehmen, »mit dem Prozess zu sitzen«, sensibel zu beobachten und zu registrieren, was auftaucht. Anschließend geht es darum, eine Reaktionsweise zu entwickeln, die einer Auflösung und einem Zustand der Gesundheit und des Wohlbefindens zustrebt. Entscheidend ist, sich Zeit zu nehmen, innezuhalten und zu warten.

Wir haben bereits erläutert, dass in unserem Leben natürlicherweise alle paar Stunden eine Phase eintritt, die der ultradianen Heilungsreaktion gewidmet ist. In dieser Zeit können wir von einer zehn bis 20 Minuten dauernden Pause profitieren. Die ultradiane Heilungsreaktion entspricht Phase 4 des kreativen Zyklus. Darüber hinaus gibt es in unserem Leben auch noch andere natürliche Zeitspannen, die sich mit dem ultradianen Rhythmus überschneiden: eine Zeit zum Erforschen (Phase 1), eine Zeit für die Selbstuntersuchung (Phase 2) und eine Zeit für Einsicht und kreative Befreiung (Phase 3). Um dem Fluss unseres ultradianen Rhythmus zu folgen, brauchen wir nichts weiter zu tun, als die Botschaften und Signale, die wir empfangen, zu beachten und bewusst zu kooperieren. An dieser Stelle möchten wir Sie an das für den Abschluss der Mirroring-Hands-Arbeit empfohlene Skript erinnern:

> Wenn … Ihr Unbewusstes weiß, dass es diese innere Heilung fortsetzen kann … und wenn … Ihr Bewusstsein weiß, dass es kooperieren kann, indem es Ihnen hilft, diese Zeitspannen im Tagesverlauf zu erkennen … werden Sie dann feststellen, dass Sie aufwachen?

Selbstfürsorge

Ein wichtiger Aspekt der Förderung von Mirroring Hands besteht darin, dem Klienten zu helfen, den Prozess zunächst zu initiieren und später abzuschließen. Bei der Solo-Arbeit ist der Anfang nicht so schwierig, aber man muss einen natürlichen Abschlusspunkt festlegen. Wir werden uns damit befassen, wie man zwei der durch einen Therapeuten geförderten Formen, »Die Tür schließen« und »Beide Seiten des Spiegels halten«, so modifizieren kann, dass sich die Arbeit auf sichere und angenehme Weise abschließen lässt.

Die Tür schließen[31]

Diese Form eignet sich am besten für die Arbeit allein, weil ein natürlicher Abschlusspunkt erreicht wird, sobald die »positive« Hand den Körper berührt. Danach geht es nur noch darum, eine oder zwei Minuten lang die entstehenden positiven Gefühle zu stärken. Die Übung hat zum Ziel, sowohl zu verringern als auch zu entladen, was belastend oder störend wirkt, und außerdem Präsenz und Gewahrsein verborgener Stärken, kreativer Problemlösungsfähigkeiten und der Fähigkeit zur Selbsttröstung zu verbessern. In der Regel stellt sich irgendwann ein natürliches Gefühl ein, dass der Prozess abgeschlossen ist – dass alles, was getan werden musste, getan ist und dass man gefahrlos zu normalen Aktivitäten zurückkehren kann.

Phase 1

Um zu entscheiden, welche Hand das »Negative« und welche das »Positive« aufnehmen wird, braucht man nur kurz auf die Hände zu fokussieren und so festzustellen, welche von beiden sich in einer im betreffenden Augenblick als wichtig erscheinenden Hinsicht anders anfühlt. Anschließend können Sie entscheiden, welche Hand aufnehmen soll, was Ihnen im Moment zu schaffen macht. Sie brauchen Ihre Hände nicht vor dem Körper zu erheben, wenn Sie das nicht wollen. Da Sie diese Arbeit überall und jederzeit ausführen können, ist es wahrscheinlich nicht immer angebracht, die Hände zu erheben. Wir werden das anhand der Fallbeispiele veranschaulichen.

Phase 2

Lassen Sie die »Energie«, das Gefühl oder die innere Empfindung (die wir auch *Quantenqualia* nennen) in die Hand fließen, genauso wie es in einer Therapiesitzung mit einem Therapeuten geschehen würde. Um den Zeitrahmen im Blick zu behalten, sollten Sie im Geiste einen Punkt festlegen, an dem Sie mit Ihrer Aufmerksamkeit zur »positiven«

---

31 Siehe Kap. 10.

Hand wechseln. Das kann ein Gefühl sein, beispielsweise ein bestimmtes Gewicht, das Erreichen einer bestimmten Stärke der Energie in der Hand oder das Verstreichen einer bestimmten Zeitspanne.

Phase 3

Entscheidend ist der Moment, in dem Sie intuitiv feststellen, dass Sie so viel Negativität wie erforderlich ausgestoßen haben und dass Sie bereit sind, »die Tür zu schließen«, um das Ausgestoßene fortan fernzuhalten. Bevor Sie mit der Aufmerksamkeit zur anderen Hand überwechseln, sollten Sie sich klarmachen, dass die negative Eigenschaft in der Hand festgehalten wird und nicht in Ihren inneren Raum zurückfließen kann. Lassen Sie dann alles zu, was sich in Ihnen befindet und was geeignet ist, das negative Thema zu überwinden – lösen Sie es auf, beseitigen Sie es, erobern Sie es, seien Sie stärker als es –, und lassen Sie alles, was sonst noch wunderbar und außergewöhnlich an Ihnen ist, in Ihre »positive« Hand fließen. Diese Energie braucht nicht ausschließlich aus Ihrem Körper zu stammen, sondern kann auch eine »Energiesäule« zwischen Körper und Hand bilden. Sobald Sie diesen Fluss zwischen Körper und Hand spüren, können Sie die Hand in Richtung des Körperteils ziehen, von dem die negative Energie ausging. Wenn Ihre »positive« Hand diesen Bereich des Körpers berührt und bedeckt, »schließen Sie die Tür«. Sie fühlen sich dann möglicherweise, als hätte sich Ihre »positive« Hand *ganz von selbst* bewegt; Sie können die Hand aber auch bewusst bewegen. Beides ist – auch im Fall der Solo-Arbeit – wirksam.

Phase 4

Spüren Sie, wie Ihre wunderbare innere Positivität den inneren Raum ausfüllt, der einmal von den negativen Aspekten besetzt war, sodass ein neues inneres Bollwerk entstehen kann. Lassen Sie die Entfaltung dieses positiven Prozesses zu, während Ihre Aufmerksamkeit zur »negativen« Hand zurückkehrt. Was würden Sie jetzt gern mit dieser Energie tun? Sie abschütteln? Sich davon befreien? Sie im Müll entsorgen? Sie in einen großen Sack packen und wegwerfen? Tun Sie, was immer Sie wollen, um sich von der Negativität zu lösen. Danach kann Ihre Aufmerksamkeit zu dem positiven Wechselspiel unter Ihrer »positiven« Hand zurückkehren. Lassen Sie dies so lange zu, wie Sie es für notwendig halten. Wenn Sie das Gefühl haben, es sei an der Zeit, können Sie Ihre Hände zu normaler Aktivität zurückkehren lassen.

Denken Sie daran, dass Sie während des ganzen folgenden Tages und der folgenden Nacht weiter von diesem Heilungsprozess profitieren werden, selbst wenn das nur auf impliziter Ebene geschieht. Sie können die explizite physische Aktivität, das »Schließen der Tür«, so oft wiederholen, wie Sie es für natürlich und angenehm (stärkend) halten.

Aus Hills Fallsammlung: Schlafen

»Die Tür schließen« ist eine sehr effektive Art, gesunden Schlaf zu fördern, wenn Ihr Geist sehr unruhig ist, Sie sich nicht gut fühlen oder Sie aus Gründen, die Ihnen nicht klar sind, nicht schlafen können. Eine von Angst geplagte Klientin stellte fest, dass sie manchmal benennen konnte, was sie wachhielt, dass sie aber – mit ebenso guter Wirkung – auch auf den folgenden Gedanken fokussieren konnte: *»Alle diese Dinge, die meinen Schlaf beeinträchtigen, welche es auch sein mögen, begebt euch in meine rechte (oder linke) Hand.«* Ähnlich dachte sie, wenn sie sich in Phase 3 befand: *»Alles in mir, was mir helfen kann, zu schlafen und Frieden und Ruhe zu finden, möge sich bitte in meine linke (oder rechte) Hand begeben.«* Befand sie sich vor Beginn des Prozesses im Bett, lagen ihre Hände meist neben ihrem Körper. Nachdem sie das Problem in ihre »negative« Hand verlagert hatte, stellte sie fest, dass sich ihr Arm von ihrem Körper entfernte. Die »positive« Hand bewegte sich dann an den Ort, wo sie sein musste, um »die Tür zu schließen«. Beim ersten Mal musste sie den Prozess dreimal wiederholen. Beim nächsten Versuch wachte sie nach einigen Stunden wieder auf und fand die »positive« Hand auf ihrer Brust. Mittlerweile schläft sie schon beim ersten Versuch ein.

Aus Hills Fallsammlung: Beruflicher Stress

Wenn ich mich während der Arbeit gestresst fühle, folge ich meinem eigenen Rat: Ich mache eine Pause und gehe spazieren. Die Phasen der Verkehrsampeln in der Nähe wechseln erstaunlich langsam. Eines Tages fiel mir an einer Ampel auf, dass sich meine linke Hand im Wind kühler anfühlte. Ich fragte mich, ob ich, ohne meine Hände von der Körperseite wegzubewegen, Energie, Ideen, Sorgen, physische Empfindungen und Muskelschmerzen in meine linke Hand senden könnte. Dann schickte ich im Geiste die beunruhigenden Dinge, die mich plagen, und die guten Gefühle, die für mein Leben charakteristisch sind, in meine rechte Hand. Niemand am Fußgängerüberweg achtete darauf, dass sich meine rechte Hand auf Schulterhöhe erhob.

Als die Ampel auf Grün schaltete, fühlte ich mich deutlich ruhiger und entspannter. Diese drei Minuten sind für mich nun zu einer regelmäßigen Zeit ultradianer Heilung geworden, und ich genieße sie, wann immer ich an einer Ampel stehe und auf Grün warte.

Aus Hills Fallsammlung: Umgang mit Wut

Ein Klient machte sich Sorgen wegen seiner starken Wut, die größtenteils durch seine Frustration aufgrund des Verhaltens anderer entstand. Unsere Sitzungen verliefen sehr gut, und er stellte fest, dass sich Mirroring Hands positiv auf seine Fähigkeit auswirkte, das Erstarken von Wut zu zügeln. Ihm machte jedoch Sorgen, dass er immer noch gewisse Schwierigkeiten hatte. Ich übte mit ihm, Mirroring Hands ohne meine Unterstützung zu nutzen. Wie er feststellte, konnte er, statt die Wut eskalieren zu lassen, die Tür öffnen und die Wut in seine Hand fließen lassen. Anschließend »schloss er die Tür« und löste sich von der Wut. Danach konnte er sich auf die positiven Dinge konzentrieren, die ihm während der Therapie bewusst geworden waren.

Aus Hills Fallsammlung: Sucht

Ein Klient brauchte etwas, das ihm half, der Versuchung, an Poker-Maschinen zu spielen, zu widerstehen. Auf dem Weg zu seiner Arbeit kam er an fünf Hotels mit solchen Geräten vorbei. Wir entwickelten eine Strategie, die eine Änderung seines Wegs zur Arbeit umfasste, damit er nicht an den Hotels vorbeikam; wir benutzten aber auch eine Solo-Version der Mirroring-Hands-Technik, die ihm helfen sollte, seine Stärken zu finden. Die »negative« Hand war diejenige, die den verführerischen Hotels gewöhnlich am nächsten war; wohingegen seine »positive« Hand ihn vom Eingang eines Hotels wegzuziehen vermochte – er beschrieb es, als würde er tatsächlich von dort weggezogen.

Dies sind nur einige Arten, auf die Menschen ihre Stärken vergrößern und Beeinträchtigungen ihrer Lebensfreude verringern können. Die Mirroring-Hands-Praxis ohne Unterstützung durch einen Therapeuten ist eine Möglichkeit, einem Klienten zu helfen, mit einem Problem im Moment seines Erscheinens fertigzuwerden. Hingegen halten wir es nicht für ratsam, dass Menschen ihnen unbekanntes psychologisches Terrain oder unbekannte Bereiche ihrer inneren Welt mithilfe dieser Art von Solo-Arbeit erforschen. Dies sollte nur in Zusammenarbeit mit einem Therapeuten geschehen.

Beide Seiten des Spiegels halten[32]

Sinn und Zweck dieser Form von Mirroring Hands, einer anderen Solo-Variante, besteht darin, eine verfahrene Situation zu verändern oder den Geist Dingen zu öffnen, die durch etwas Dominierendes oder Überwältigendes verborgen werden. Auch hier geht es nicht um kognitive Deduktionen, sondern um das Entstehen einer Pause, in der bisher verborgene Aspekte der Situation auftauchen und so eine Veränderung ermöglichen können. In verfahrenen Situationen ist Stimulation erforderlich, wohingegen überwältigende, chaotische Situationen eine Art Beruhigung und die Wiederherstellung einer Balance erfordern. Oft ist es schwer, dies zu erreichen, wenn man nichts weiter sieht und spürt, als dass man sich in der Klemme befindet oder sich überwältigt fühlt.

Phase 1

Wenn Sie sich bereit fühlen, sich etwas zu erschließen, das Ihnen hilft, Ihre aktuelle Situation zu verändern, dann erheben Sie Ihre Hände vor dem Körper, und werden Sie innerlich ruhig. Richten Sie die Aufmerksamkeit auf die Hände und die natürlichen Prozesse in Ihrem Körper. Achten Sie dabei auf den Atem, den Herzschlag, darauf, was geschieht, wenn Sie tief atmen, und auf Geräusche und Gerüche in Ihrer Umgebung. Lassen Sie zu, dass Sie die Unterschiede zwischen Ihren beiden Händen wahrnehmen, auch den offensichtlichen Unterschied, der darin besteht, dass sich die eine Hand auf der rechten und die andere auf der linken Körperseite befindet. Wenn Sie wissen, welche Hand dominiert, dann projizieren Sie Ihr Gefühl festzusitzen oder Ihr Überwältigtsein auf diese Hand.

Phase 2

Wenn Sie deutlich spüren, dass es Ihnen gelungen ist, das Problem in einer Hand zu isolieren, können Sie Ihre Aufmerksamkeit der anderen Hand zuwenden. Was befindet sich in dieser Hand? Ist überhaupt etwas darin? Gibt es in Ihnen etwas, das sich wünscht, in diese Hand zu gelangen? Will etwas in dieser Hand Ihnen helfen? Stimulieren

32 Siehe Kap. 8.

Sie Ihre Neugier bezüglich der Möglichkeiten, die Sie bisher nicht würdigen konnten, bis Ihr Gefühl, festzusitzen oder überwältigt zu werden, sich in einer Hand niedergelassen hat.

Phase 3

Achten Sie auf alle Veränderungen. Wie atmen Sie? Wie fühlt sich der Schlag Ihres Herzens an? Fällt Ihnen an dem, was Sie hören und riechen, etwas Neues auf? Spüren Sie das Aufkommen irgendwelcher Emotionen? Hören Sie im Geist ein Wort, eine Phrase oder einen Satz? Welche Chancen auf eine Veränderung bieten Ihnen diese Dinge? Was wissen Sie in diesem Augenblick, das Ihnen vorher verborgen war? Gibt es in der Hand, die Ihr Gefühl, festzusitzen oder überwältigt zu werden, hält, irgendeine Reaktion?

Phase 4

Was können Sie nun mit diesen Empfindungen und den neuen Realisationen tun, um mit Ihrer Situation fertigzuwerden? Nehmen Sie sich ein wenig Zeit, um sich alle diese neuen Dinge vor Augen zu führen, und beginnen Sie, eine Strategie zu entwickeln oder den Plan für diese Veränderungen umzusetzen. Haben Sie immer noch das Gefühl, festzusitzen oder überwältigt zu werden?

Die »Offenlegung des Gegenteils« kann unterschiedlich effektiv sein. Unabhängig vom Resultat zeigt diese Solo-Übung in jedem Fall, dass sich die Schwierigkeit, um die es geht, isolieren lässt. Die positiven Auswirkungen dieses Prozesses werden wahrscheinlich den ganzen Tag über anhalten und sogar in Träumen nachwirken; deshalb sollten Sie unbedingt genau verfolgen, welche Gedanken und Gefühle in den nächsten Tagen auftauchen. Schreiben Sie sie am besten auf, oder diktieren Sie etwas auf Ihr Smartphone, damit Sie sich später noch einmal damit befassen können. Bedenken Sie, dass die implizite Welt ständig mit Problemlösungen befasst ist und die Geist-Körper-Heilung stimuliert, auch wenn Sie dies nicht bewusst verfolgen.

Aus Rossis Fallsammlung: Schmerz

Der Klient litt unter einem stechenden Schmerz in einer Schulter, der ihn nachts aufweckte. Da er möglichst wenig Schmerzmittel einnehmen wollte, mussten wir an seinem Schmerzerleben arbeiten, um den Schmerz für ihn erträglicher zu machen. Mirroring Hands hatte ihm in den Therapiesitzungen geholfen. Der Durchbruch trat ein, als ihm klar wurde, dass er die Form seines Schmerzes verändern konnte. Er fragte sich, ob er mit dem Prozess selbstständig arbeiten könnte, wenn der Schmerz zu stark würde; deshalb probten wir dies. Als er das nächste Mal mit Schmerzen aufwachte, gelang es ihm schnell, eine Hand für »stechenden Schmerz« zu wählen und das Stechen in dieser Hand zu isolieren. Anschließend verlagerte er seine Aufmerksamkeit auf die andere Hand, die er »Langer-Schmerz«-Hand nannte. Wenn er die Aufmerksamkeit auf diese Hand richtete, konnte er erreichen, dass sich der Schmerz ausdehnte und verteilte. Zwar spürte er den Schmerz dann immer noch, aber er war nicht mehr so intensiv, und der Klient konnte besser mit seinem Unbehagen fertigwerden.

Wir haben auch andere Arten, Schmerz zu transformieren, mit unterschiedlichem Erfolg ausprobiert, aber es gelang den Klienten immer, stechenden Schmerz in einen langen Schmerz zu verwandeln und so den Konsum von Schmerzmitteln zu verringern.

Aus Hills Fallsammlung: Schreibblockade

Ein Schriftsteller suchte Hilfe wegen vermeintlicher Prokrastination (»Aufschieberitis«). Als wir über das Problem sprachen, wurde ihm klar, dass es wohl eher darum ging, dass er in einem bestimmten Stadium seines Schreibprozesses nicht weiterkam. Je länger er sich damit abmühte herauszufinden, was er als Nächstes schreiben sollte, umso weniger Ideen kamen ihm. Wenn er diesen Punkt erreicht hatte, entfernte er sich von seinem Computer und tat andere Dinge; deshalb war sein erster Gedanke gewesen, es handle sich um Prokrastination. In den Therapiesitzungen gelangen ihm kleine Erfolge; sie wollte er aber auch an seinem Schreibtisch erleben können. Wir probten eine Form der Mirroring-Hands-Arbeit ohne Unterstützung. In der nächsten Therapiesitzung berichtete er, nach der Isolierung der geistigen Blockade in einer Hand habe es sich angefühlt, als sei eine hohe Mauer errichtet worden. Daraufhin habe er die Aufmerksamkeit auf die andere Hand gerichtet, und ihm sei aufgefallen, dass sich seine Atmung verändert habe und sein Herzschlag kräftiger geworden sei. Seine Augen waren geschlossen, und er konnte sich vorstellen, dass sich die Mauer vor ihm befand. Zu seiner Überraschung spürte er, dass er zumindest vor seinem inneren Auge größer wurde. Nach einer kurzen Phase dieser Art von »Wachstum« stellte er fest, dass er über die Mauer schauen und den nächsten Teil der Geschichte »sehen«

könne. Er war sich nicht sicher, ob es sich tatsächlich um eine Vision handelte oder ob sich nur der Gedanke in sein Bewusstsein erhoben hatte. Jedenfalls gelang es ihm daraufhin, seine Schreibblockade zu »überwinden«.

Sich um andere kümmern

Die Solo-Arbeit ist nützlich, wenn jemand in einer schwierigen Situation eine Veränderung zum Positiven erreichen will; allerdings sind Menschen in solch einer Situation manchmal zu betroffen, um auf sich gestellt einen Mirroring-Hands-Prozess durchführen zu können. Gelegentlich kann ihnen dann ein fürsorglicher anderer Mensch helfen. Meist bringen Betroffene einem Elternteil, Partner oder engen Freund das erforderliche Vertrauen entgegen oder haben zu der anderen Person den notwendigen Rapport. Solchen Leidenden kann es helfen, die »negativen« Elemente in einer Hand zu deponieren und das Problem auf diese Weise zu separieren und sogar zu isolieren. Daran kann sich die Erforschung der »positiven« Seite anschließen. Die Verlagerung des überfordernden Problems in die Hand vermittelt auch das Gefühl, einen gewissen Einfluss auf das Geschehen zu haben. Es handelt sich dann nicht mehr um etwas stark Belastendes oder innerlich Verstörendes, sondern um etwas, das die Betroffenen halten und vielleicht sogar umherbewegen können. Schon allein diese Veränderung wirkt oft sehr stärkend.

Der Helfer lädt die von ihm betreute Person zunächst ein, sich vorzustellen, dass sie das Problem, Thema bzw. den Gegenstand der negativen Erregung in eine Hand projiziert. Dann sorgt er dafür, dass dies eine Option ist, die es dem Betreffenden ermöglicht, das Problem »in den Griff bekommen« und es sogar »wegzubewegen«. Sobald der Klient bereit ist, seine Aufmerksamkeit auf die andere Hand zu richten, braucht der Helfer nur in normaler Sprache über die auftauchenden positiven Gedanken und Gefühle zu sprechen. Es geht darum, das »Negative« aus dem Weg zu räumen, damit das »Positive« erschlossen und so der betroffenen Person geholfen werden kann, sich stärker zu fühlen. Oft ist es angenehm, mit dem Prozess des »Schließens der Tür« zu enden oder die Arbeit mit einer tröstenden und befreienden Umarmung abzuschließen.

In Situationen wie den folgenden kann es nützlich sein, eine Solo-Arbeit von einem Helfer unterstützten zu lassen.

- Eltern und Kind:
  - Einem Kind durch eine geförderte Version des »Schließens der Tür« (für die Solo-Praxis bereits beschrieben) beim Einschlafen zu helfen.
  - Man kann Wut und Frustration lindern, indem man die Emotion in eine Hand lenkt und anschließend das, was die Emotion hervorgerufen hat, von der anderen Hand ausdrücken lässt.
  - Lindern und Mildern einer durch Furcht hervorgerufenen Verstimmung, etwa infolge einer Einschüchterung, kann man fördern, indem man das Einschüchtern (oder den Einschüchterer) in eine Hand projiziert und dem Kind die Möglichkeit gibt, sein Selbstwertgefühl und seine Selbstachtung in der anderen Hand zu verorten.
  - Nach einer Verstimmung zwischen Freunden die unmittelbare Katastrophe in einer Hand isolieren und in der anderen frühere gemeinsame positive Erlebnisse positionieren.
- Partner:
  - Bei Streitigkeiten, die in übertriebenen Verallgemeinerungen zum Ausdruck kommen – *immer, nie, kann nicht* –, können diese Extreme in die eine Hand projiziert und eine ausgewogenere und realitätskonformere Darstellung der Situation kann in der anderen Hand erforscht werden.
  - Eine plötzliche, starke Aufregung hervorrufende Enttäuschung kann man lindern, indem man den Gegenstand der Aufregung in der einen Hand platziert und Veränderungen und neue Möglichkeiten in der anderen.
- Emotionale Erste Hilfe:
  - Wirkt eine emotionale Reaktion auf die betroffene Person überwältigend, kann ein Helfer ihr Empathie anbieten und gleichzeitig die emotionale Aktivität vorsichtig in eine Hand lenken. Dies hilft, die überwältigende Empfindung in einer Emotion zu kanalisieren, die der Betroffene aushalten kann, und ermöglicht eventuell sogar, aus einer gewissen Distanz vom Körper zu beobachten.

Diese Beispiele sind nicht als Grundlage für ein umfassendes Trainingsprogramm zu verstehen. Die Entwicklung von Kompetenz in der Nutzung von Mirroring Hands als Solo-Praxis oder als von einem

Helfer unterstützte Praxis erfordert eventuell ein zusätzliches Training und entsprechende Erfahrung, die man durch Workshops, Demonstrationen und Arbeit mit einem Tutor erwerben kann. Die Beispiele sollten zeigen, an welcher Art häufig vorkommender Probleme man auf diese Weise arbeiten kann, und es sollten einige Nutzungsmöglichkeiten aufgezeigt werden. Vielleicht haben Sie das Gefühl, dass Ihre Lebenserfahrung und Ihre bereits erworbenen Fertigkeiten mit dem Mirroring-Hands-Ansatz harmonieren. Wir hoffen, dass Sie unsere Empfehlungen aufnehmen, so Ihre natürliche Mirroring-Hands-Praxis allein umsetzen und die Arbeit mit Unterstützung eines Helfers verbessern können.

Die Nutzung der ultradianen Heilungsreaktion

Ganz gleich, um welche Möglichkeit der Solo-Nutzung oder von einem Helfer unterstützten Nutzung es sich handelt, Sie können sicher sein, dass jeder Mensch von seiner eigenen natürlichen inneren Problemlösungs- und Geist-Körper-Heilungsfähigkeit Gebrauch machen kann. Wir alle können den natürlichen ultradianen Rhythmus nutzen und von den Zeiten der ultradianen Heilungsreaktion im Laufe des Tages und der Nacht profitieren.

Wie in Kapitel 5 beschrieben wurde, ist die ultradiane Heilungsreaktion eine wichtige Zeitspanne im Tagesverlauf. Die energetische Aktivität und das Arousal-Niveau steigen und fallen im 90 bis 120 Minuten dauernden Ruhe-Aktivitäts-Zyklus, dessen Wiederholungen den ultradianen Rhythmus ergeben. Die Energie steigt im ersten Teil dieses Zyklus an und erreicht einen Punkt, an dem Spitzenleistungen möglich werden. Natürlich lässt sich dieser Zustand nicht dauerhaft aufrechterhalten. Deshalb kommt es anschließend zu einer natürlichen Minderung von Energie und Aktivität. Darauf folgt eine Phase der Regeneration, Erfrischung und Reaktivierung, die auf den nächsten Zyklus vorbereitet. Wenn Menschen sich über diese natürlichen Pausen hinwegsetzen, beeinträchtigen sie dadurch nicht nur den Fluss der Energie. In der 15- bis 20-minütigen Phase der ultradianen Heilungsreaktion findet eine wichtige Konsolidierung und Integration vorheriger Zyklen statt (Rossi a. Nimmons 1991). Essenzielle Prozesse in dieser Zeit betreffen die Plastizität des Gehirns im Hinblick auf Lernen, Gedächtnis und Problemlösen, außerdem Reaktionen des Immunsystems, die der Selbstheilung dienen, und die Integration neu entwickelter Ideen und neuer Erkenntnisse in das Alltagsleben.

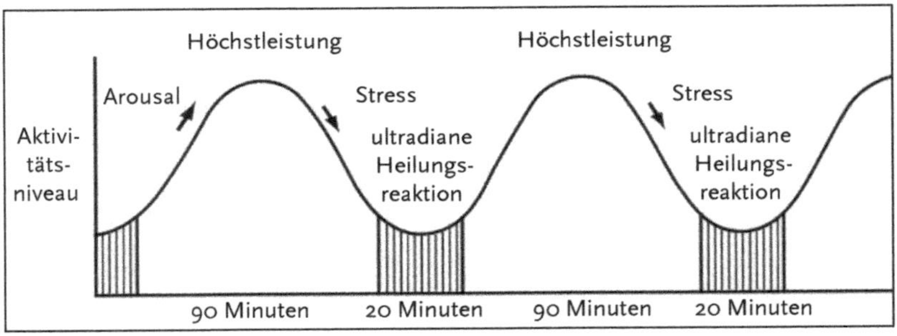

Abb. 13.1: Der ultradiane Rhythmus

Abbildung 13.1 (die schon in Kapitel 5 wiedergegeben wurde, wo es um die ultradiane Heilungsreaktion ging) ist eine idealisierte Darstellung des ultradianen Rhythmus. Das Leben ist zwar nicht ganz so exakt, aber im Wesentlichen handelt es sich um einen natürlichen Vorgang, der uns etwa alle zwei Stunden eine Pause von circa 10 bis 20 Minuten einlegen lässt. Die Gepflogenheit, dreimal täglich eine Essenspause zu machen und weitere zwei oder drei kleinere Pausen für Zwischenmahlzeiten zu nutzen – wobei diese Pausen ungefähr alle zwei Stunden stattfinden –, ist sicher kein Zufall. Die moderne Gesellschaft ignoriert diesen natürlichen Rhythmus immer mehr und stachelt die Menschen dazu an, ständig zu Spitzenleistungen bereit zu sein (Schulte 2014). Es geht aber nicht darum, sich immer mehr Mühe zu geben, sondern wichtiger ist, sich auf die ultradiane Heilungsreaktion einzulassen. Nur so können wir unsere Leistungsspitzen optimal nutzen.

Glücklicherweise gibt es viele Möglichkeiten, die ultradiane Heilungsreaktion zu genießen. Eine der simpelsten besteht darin, mit anderen Menschen zusammen zu essen oder eine Pause zu machen. Jeder Mensch hat bezüglich seiner natürlichen ultradianen »Pause« andere Präferenzen. Die beste Pause besteht darin, entweder innezuhalten oder aktiver zu werden, um eine längere Zeit körperlicher Inaktivität zu kompensieren, etwas zu tun, das Spaß macht, sich einem Spiel zu widmen oder sich stiller Reflexion hinzugeben.

Es folgt eine Zusammenstellung verbreiteter Gepflogenheiten, die man nutzen kann, um die positive Wirkung der ultradianen Heilungsreaktion genießen zu können. Wir haben diese Aktivitäten nach Kategorien geordnet, die allerdings nicht als verbindlich missverstanden werden sollten. Bitte nutzen Sie die Empfehlungen so, dass sie Ihren speziellen Bedürfnissen bestmöglich gerecht werden. Den Abschluss dieses Kapitels bildet ein besonderer kontemplativer Mirroring-Hands-Prozess – »Im Randbereich des Wachstums und der Entwicklung«.

- *Unterbrechen der Aktivität:* Schlafen, Tagträumen, in der Sonne liegen, Zeiten der Stille mit einem Freund oder Partner verbringen; entspannende Musik hören.
- *Verändern der Aktivität:* Widmen Sie sich dem Gegenteil einer Aktivität, der Sie sich kürzlich gewidmet haben. Falls Sie gesessen haben, gehen Sie, oder spielen ein Spiel; falls Sie vorher aktiv waren, setzen Sie sich still hin, oder entspannen sich mithilfe sanfter rhythmischer Aktivität wie Tai-Chi, Yoga oder Schwimmen; falls Sie allein arbeiten, nehmen Sie an einer sozialen oder familiären Aktivität teil.
- *Neugierig und spielerisch:* Beginnen Sie ein spontanes Spiel, oder nehmen an einem solchen Spiel teil; gehen Sie in der Natur spazieren; spielen Sie mit Ihren Kindern; singen Sie (vorzugsweise mit anderen); spielen Sie ein Musikinstrument; erzählen Sie Geschichten, oder hören Sie sich Geschichten an.
- *Kontemplation:* Es gibt viele kontemplative Übungen, und einige von ihnen erscheinen uns selbstverständlich – Achtsamkeit, Meditation, Malen, Tanz, das Zubereiten einer Mahlzeit, Musikhören, Sticken, Genießen eines Sonnenauf- oder -untergangs, Kontemplation durch den Ausdruck von Dankbarkeit und Wertschätzung des eigenen Lebens.

Im Randbereich des Wachstums und der Entwicklung

Die im Folgenden beschriebene Mirroring-Hands-Variante ist ein kontemplativer Prozess, den man als Einzelner oder mit Unterstützung eines Therapeuten ausführen kann. Viele Qualitäten, die der inzwischen so populären Achtsamkeitsübung zugeschrieben werden, sind Bestandteil dieser Mirroring-Hands-Praxis. Außerdem stimuliert sie die natürliche Problemlösungs- und Geist-Körper-Heilungsfähigkeit, und wie unsere eigenen Untersuchungen gezeigt haben, fördert sie außerdem die Genexpression, die Proteinsynthese und die Gehirnplastizität, wobei es sich um implizite Prozesse im Randbereich unseres Wachstums und unserer Entwicklung handelt (Rossi et al. 2008b, S. 39–44). Die Übung zielt darauf, das Selbst, so wie es in diesem Augenblick ist, anzuerkennen und wertzuschätzen, *und* unser Staunen darüber und unsere Neugier darauf zu wecken, welche Möglichkeiten unser Leben für uns bereithält. Das Wunder des Lebens macht nicht aus, wo wir uns jetzt befinden und was wir im Moment sind; dies sind unsere Freude, unsere Realität und unsere außerordentlichen Errungenschaften. Das Wunder des Lebens liegt in den *Möglichkeiten*, die uns erwarten. Dorthin werden wir gerufen, auf dass wir entdecken, was wir werden könnten, sofern wir uns für Wachstum und Weiterentwicklung entscheiden.

Es folgt eine Art Anleitungstext für unsere besondere Mirroring-Hands-Achtsamkeitsübung im Randbereich des Wachstums und der Entwicklung. Man kann sie sowohl für die Arbeit allein als auch für die Arbeit mit einem Helfer oder Betreuer nutzen, um das momentane Selbst und das Selbst in Zukunft zu erforschen. Wenn Sie den Text des Skripts aufnehmen, können Sie die Aufnahme abspielen und sich so durch die Meditation geleiten lassen, wann immer der richtige Zeitpunkt für kreative Arbeit gekommen und Ihr Bewusstsein in der Lage ist, zu kooperieren und Ihnen die Zeit, sich einzustimmen, zuzugestehen. Sie können aber auch Ihren Therapeuten bitten, Sie bei diesem Prozess zu begleiten.

Bedenken Sie, dass Sie den Prozess jederzeit verändern und sogar beenden können. Wir empfehlen Ihnen, ein Notizbuch, ein Tonaufzeichnungsgerät oder ein Smartphone bereitzuhalten, damit Sie einige auftauchende Gedanken, Gefühle oder Körperempfindungen dokumentieren können. Sie können dies am Ende des Prozesses tun; aber wenn Sie das Bedürfnis verspüren, vorher etwas aufzuzeichnen, können Sie anschließend gleich wieder zum Prozess zurückkehren. Lassen Sie das Aufnahmegerät während der ganzen Sitzung eingeschaltet, dann können Sie sich später anhören, was Ihnen eingefallen ist.[33]

33 Das folgende Skript wird in dieser Übersetzung in Du-Form wiedergegeben; Kleinschreibung, da niemand persönlich angesprochen wird. Anm. d. Übers.

Phase 1: Vorbereitung

Du sitzt still, die Hände auf den Oberschenkeln, und richtest die Aufmerksamkeit auf deinen Körper. Du sitzt auf einem Stuhl, die Füße fest auf dem Boden. Du atmest, und dein Herz schlägt, und du weißt, dass deine Hände geduldig auf den Oberschenkeln ruhen. Du kannst die Augen schließen oder offen lassen, je nachdem, was du als natürlich und angenehm empfindest. Wenn du bereit bist, in der Gegenwart deine Präsenz und den, der du in diesem Augenblick bist, zu spüren, wirst du dann erleben, dass sich eine Hand vor deinem Körper erheben will? Lass dir so viel Zeit, wie du brauchst, damit sich diese Hand erhebt, während du die Realität deiner eigenen Präsenz in ihr spürst. Nichts ist richtig oder falsch, nichts gut oder böse, es gibt keinen Mangel und keine Schuld, kein Urteil und keine Kritik. Nur die Wahrheit dessen, wer du in diesem Augenblick bist ... Welche Gedanken oder Gefühle tauchen auf? Was hast du gelernt, das es dir ermöglicht, dort zu sein, wo du jetzt bist? Wie bist du gewachsen? Was hast du geändert, um auf diese Weise hier sein zu können? ... Fragst du dich, was du verändern würdest? Wann bist du bereit, erneut zu wachsen?

Phase 2: Inkubation

Während du die Möglichkeiten des Wandels und des Wachstums zu spüren beginnst: In welchem Augenblick wirst du merken, dass sich deine andere Hand als Repräsentant deiner Zukunft erheben will? Repräsentant dessen, was du sein magst? Was du sein könntest? Was du nun zu werden in der Lage bist? Wo du zu wachsen bereit bist? ... Da du nun die Hand emporhältst, die repräsentiert, wer du werden kannst ... sie hat sich neben der Hand erhoben, die für die Person steht, die du im Moment bist ... vor dir ausgestreckt ... Wie werden sich diese beiden Hände einander mitteilen ... Wie umsorgen sie einander jetzt? ... Wie stärken sie einander jetzt? ... Wie ermutigen sie einander jetzt? ... Wie rufen sie einander zum Abenteuer?

Phase 3: Durchbruch und Illumination

Und welche Gedanken tauchen auf, während das Wechselspiel zwischen dir in der Gegenwart und dir, so wie du in Zukunft sein wirst, seinen Lauf nimmt? ... Welche Visionen erscheinen? Welche Gefühle tauchen auf? Gestatte dir, als Startrampe zu fungieren ... für das, was schon bald sein wird ... für das, was möglich sein könnte ... dafür, dass du etwas über dich selbst weißt, das du noch nicht wusstest ... für etwas, das ... überraschender? ... ansprechender? ... herausfordernder? ... genau das ist, was gebraucht wird?

Phase 4: Verifikation

Was meinst du: Wie wirst du in Anbetracht dessen, was du jetzt über die nächste Episode deines Abenteuers weißt ... die noch kommen wird ... zu wachsen beginnen? ... Wie könntest du die Veränderung sein ... und tapfer jenes Du erforschen, das du noch nicht kennst? Wirst du deine Inspirationen und Erkenntnisse und die Dinge, die du jetzt als das Allerbeste von dir ansiehst, bald aufschreiben oder aufnehmen können, sodass du sie dir noch einmal anschauen kannst, wenn du das Gefühl hast, dass der richtige Zeitpunkt dafür gekommen ist, und wenn dein Bewusstsein weiß, dass du dir diese Zeit nehmen kannst?

Der Prozess gelangt auf natürliche Weise zum Abschluss, wenn Sie diese wichtigen Gedanken und Gefühle aufschreiben oder aufnehmen – wenn Sie das Aufgeschriebene oder Aufgenommene gleich anschließend noch einmal anschauen möchten ... oder wenn Sie das Gefühl haben, dass Sie für den Augenblick alles getan haben, was Sie tun können, und Sie es vorziehen, sich erst später wieder damit zu beschäftigen ... »Im Randbereich des Wachstums und der Entwicklung« fühlt sich wahrscheinlich adäquat an, wenn sich das Gefühl einer unmittelbar bevorstehenden Veränderung bemerkbar macht d. h., wenn es sich um eine Zeit des Phasenübergangs handelt). Die Übung kann auch nützlich sein, wenn eine Krise eingetreten ist und der Vorgang zur Wiederbelebung Ihrer Stärken und Ihres Sinngefühls beitragen kann. Eine Klientin berichtete in der nächsten Sitzung, sie sei unmittelbar nach der Übung zunächst ein wenig enttäuscht gewesen, weil anschließend nichts Wichtiges oder Spektakuläres geschehen sei. Doch dann berichtete sie begeistert, am folgenden Tag habe sie eine außerordentliche Einsicht gehabt, einen Aha-Moment, der ihr eine wichtige Entscheidung ermöglicht habe, vor der sie einige Jahre lang zurückgeschreckt sei.

Rückblick

Dieses Kapitel umfasst viele Aspekte dessen, wie Mirroring Hands einem Menschen außerhalb einer regulären Therapiesitzung helfen kann. Wir haben sehr klar darauf hingewiesen, dass wir niemandem empfehlen, sich in unbekanntes und potenziell gefährliches emotionales Terrain zu begeben, ohne jemand anderen an seiner Seite zu haben, der sich um ihn kümmert. Mirroring Hands kann man auf vielerlei Weisen nutzen, nicht nur im Rahmen einer Therapie bei einem kompetenten Therapeuten, sondern auch als Übung bei der Arbeit allein zu Hause oder eben mit einem Unterstützer.

Der »Unterschied« zwischen den beiden Händen wurde als etwas beschrieben, das größtenteils vor dem inneren Auge stattfindet oder das sogar dann wirksam ist, wenn es nur in der Vorstellung existiert. Mirroring Hands ist ein persönliches, subjektives Erlebnis, und das wirklich Wichtige sind die Realisationen und transformierenden Veränderungen, die dadurch zustande kommen. Dies lässt immer noch die Frage offen, ob es *wirklich* einen biologischen, energetischen Unterschied zwischen den beiden Händen gibt – zweifellos eine interessante Frage, die es wert ist, untersucht zu werden. Im nächsten Kapitel werden wir die Resultate einiger Experimente erläutern, die wir mithilfe eines Geräts durchführten, das elektrische Spannungsunterschiede und ihre Veränderung im Zeitverlauf misst. Wir haben die abgebildeten Diagramme mit dem phänomenologischen Erleben der teilnehmenden Personen korreliert, wozu auch Experimente zählen, welche die Autoren dieses Buches selbst durchgeführt haben.

14 Untersuchungen und Experimente

Von Ravitz zu Rossi

ELR Jede Psychotherapie ist gemäß Erickson ein Feldversuch … Ich hätte gern ein tragbares Aufzeichnungsgerät für biologische Daten … ein drahtloses Gerät, das Menschen anziehen … mit dem sie ihr normales Leben führen, und nach einer Woche hat man Resultate. Die Muster des 90- bis 120-minütigen ultradianen Zyklus müssten sofort erkennbar sein …

RH Ich nehme an, dass wir das noch nicht können, aber ich hatte das Gefühl, dass dieses Pico-Gerät mir einen »Energiepfad« aufgezeigt hat, der spiegelte, was in meinem Geist vor sich ging. Ich bin fest davon überzeugt, dass diese Grafik mein mentales Erleben zeigt, nicht nur dass meine Hände schwitzen, sondern eine elektrodermale Reaktion …

ELR Genau! Bei einem EEG spricht man nicht von einer Kopfhautreaktion – schließlich basiert das, was dabei passiert, auf der Aktivität von Neuronen –, und beim EKG spricht man nicht von einer Brustreaktion – wir alle wissen, dass die Reaktion, die in diesem Fall aufgezeichnet wird, vom Herzen ausgeht … Es geht also um einiges. Bleiben wir mit der Kognition auf der »Hautebene«? Oder finden wir eine Verbindung zwischen der Kognition und dem, was tatsächlich auf der *Quantenebene* im Gehirn geschieht?

RH Alles, was wir beobachten, ist eine Reflexion der Makro-Welt oder ein Ausdruck *tieferer Quantenaktivität* …

ELR Ja … Ich denke, wir können davon ausgehen, dass das, was unsere Pico-Forschung erfasst, eine mit dem menschlichen Auge beobachtbare physische Manifestation dessen ist, was auf der wesentlich *tieferen Quantenebene* vor sich geht.

(Aus den Gesprächen von Rossi und Hill im Juni 2016)

Die Experimente, über die wir in diesem Kapitel berichten, sind eine aktualisierte Version von Experimenten, deren Ursprung in der Pionierarbeit von Milton Erickson und Leonard Ravitz vor etwa drei Generationen zu suchen ist (Erickson 2014). Wie schon in Kapitel 1 erwähnt wurde, war Ravitz ein Pionier der Messung elektrodynamischer Phänomene bei Menschen. In den 1950er-Jahren untersuchte er mit

Erickson bioenergetische Veränderungen an Versuchspersonen unter Hypnose. Mit Erickson unterwies er Rossi Mitte der 1970er-Jahre in der Nutzung seiner Messapparatur, und ein großer Teil dieser Aktivitäten ist in seinem 2002 erschienenen Buch *Electrodynamic man* dokumentiert. Soweit wir wissen, ist der Aufsatz von Ravitz mit dem Titel *Electrometric correlates of the hypnotic state* der erste und einzige wissenschaftliche Artikel über Hypnose, der jemals in der Zeitschrift *Science* publiziert wurde (Ravitz 1950, S. 341–342).

Damals benutzte Ravitz ein Burr-Lane-Nims-Mikrovoltmeter, mit dessen Hilfe »klar nachgewiesen werden konnte, dass bei Wirbeltieren, Wirbellosen und Pflanzen ein relativ stabiler Voltgradient von beträchtlicher Magnitude zwischen zwei beliebigen Punkten existiert – der sich nur infolge von Wandlungen der biologischen Voraussetzungen des betreffenden Organismus verändert –, welcher sich in Form wohldefinierter Muster manifestiert, die für die betreffende Spezies und in einem gewissen Sinne für das spezielle Exemplar charakteristisch sind« (Ravitz 1951, S. 413–436). Bei diesen Messungen wird ein Sensor an der Stirn befestigt und ein zweiter an der Innenfläche einer Hand (bei den hier beschriebenen Experimenten wurde nur jeweils eine Körperseite untersucht), wodurch es möglich wurde, die Energiefluktuation hinsichtlich des mentalen Erlebens der Versuchsperson kontinuierlich zu verfolgen. Abbildung 14.1 zeigt, dass die Kurve der elektromotorischen Kraft (EMK [engl.: EMF]) unter Hypnose regelmäßiger wird und dann hinsichtlich ihrer Magnitude allmählich steigt oder fällt. Nach dem Ende der Trance ist der Messwert gewöhnlich höher als im normalen Wachzustand. Später kehrt die Kurve zu dem für den Wachzustand typischen Wert zurück.

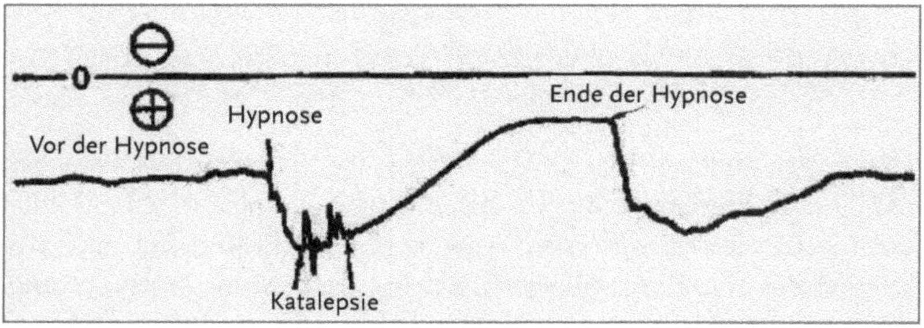

Abb. 14.1: Schematische Aufzeichnung der Gleichstromkurve (DC) unter Hypnose, so wie ursprünglich in L. J. Ravitz (1950), Electrometric correlates of the hypnotic state (Science, 1 12, 341–342), dokumentiert.

Wenn zum Induzieren eines hypnotischen Zustandes eine Katalepsie benutzt wird, kann es manchmal zu starken EMK-Veränderungen kommen. Jede Störung des hypnotischen Zustandes war aufgrund von Veränderungen der Voltspannung und des Kurvenverlaufs sofort zu erkennen. Auf diese Weise lassen sich Veränderungen der Tiefe des hypnotischen Zustandes objektiv messen. Mitte der 1970er-Jahre und damit circa 25 Jahre nach der Veröffentlichung des Aufsatzes von Ravitz in der Zeitschrift *Science* benutzten Erickson, Ravitz und Rossi einen neueren Strip-Chart-Recorder (Heath-Schlumberger, Modell SR-255B[34]), der eine detailliertere Aufzeichnung ermöglichte.

Die folgende Abbildung zeigt die Messkurve einer normalen, hochintelligenten 24-jährigen Frau während ihrer ersten hypnotischen Induktion (Abb. 14.2).

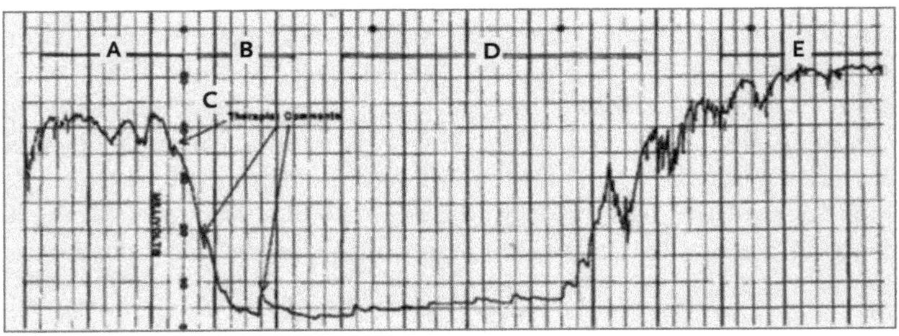

Abb. 14.2: Elektronische Aufzeichnung von Gleichstrom-Körperpotenzialen während der Katalepsie in Millivolt auf der Vertikalachse, Zeitskala mit 1,3 cm/min auf der Horizontalachse: (A) normaler Wachzustand; (B) Abfall im Gleichstrompotenzial während der Entspannung; (C) kurze Reaktion auf eine Bemerkung des Therapeuten; (D) charakteristisch niedrige Aktivität während der Katalepsie; (E) typisches Muster in der Aufwachphase auf höherem Niveau als in (A)

Die ungleichmäßige rasche Aktivität zu Beginn der Aufzeichnungen (A) ist charakteristisch für normales Wachbewusstsein. Jeder Aktivitätsimpuls scheint mit einem Anstieg einherzugehen, der nach Abklingen des Impulses wieder abfällt. Im Zustand der Entspannung, während einer Meditation und unter Hypnose flacht die Aufzeichnung ab und sinkt in der Regel sehr stark, sobald die Versuchsperson jede

34 Patentinformationen unter https://www.google.com/patents/US4715717 [22.12.2020].

aktive Bemühung, ihren Geist oder Körper zu beeinflussen, unterlässt. In Phase (B) sind einige langsame Anstiege zu Beginn der hypnotischen Induktion zu erkennen, was zeigt, dass die Probandin sich bemüht, den Äußerungen des Therapeuten zu folgen. Die Anstiege fallen (C) mit zunehmender Trancetiefe ab, und die Aufzeichnung erreicht in dieser Phase ein charakteristisches niedriges Plateau mit nur langsamen Wellen von geringer Amplitude. Zu Beginn von (D), wenn die Trance sehr tief ist, fällt sogar die Aktivität mit geringer Amplitude noch weiter ab, was die Aufzeichnung in Form einer ziemlich glatten Linie dokumentiert. Bleibt die Probandin mental ruhig und ihr Körper reglos (kataleptisch), sind in der grafischen Aufzeichnung keine Spitzen oder Täler zu erkennen. Sobald sie im weiteren Verlauf von (D) wieder mentale Aktivität entwickelt, wird der vierphasige kreative Zyklus mit seinen Gipfeln und Tälern vielfach erkennbar, allerdings mit individuellen Varianten. Die Aufwachphasen bei (E) zeigen in der Regel ein höheres Niveau als der anfängliche Wachzustand (A). Dieses hält einige Minuten an, woraufhin die Aufzeichnung wieder das Ausgangsniveau erreicht.

Es ist problematisch zu sagen, dass sich diese Messungen spezifisch auf »hypnotische Trance« beziehen, weil ähnliche Resultate auch in Zuständen der Entspannung, der Meditation oder des Schlafs erreicht werden. Alle diese Zustände verringern die mentale Aktivität (was in Form niedriger Millivolt-Werte zum Ausdruck kommt), und vermutlich induzieren sie eine stärkere Entspannung oder Innenfokussierung der Aufmerksamkeit. Es ist nicht überraschend, dass der Körper bei verschiedenen mental beruhigenden Erlebnissen mit ähnlichen energetischen Mustern reagiert. Dies deutet darauf hin, dass es sich bei der energetischen Veränderung, die das Liniendiagramm darstellt, um einen natürlichen psychobiologischen Prozess handelt, der *in* der Probandin stattfindet. Der Wert des Diagramms für die therapeutische Arbeit besteht darin, dass die Probandin zusätzliche Aspekte der Bedeutung ihres Erlebens entschlüsseln kann, wenn sie die Linie mit ihrer persönlichen Erzählung dessen, was sie erlebt hat, korreliert. Natürlich müssen weitere Untersuchungen Validität und Reliabilität der objektiven Korrelationen zwischen Amplitude und Frequenz des subjektiven Erlebens klären. Sicher wäre es auch interessant herauszufinden, ob und wie sich das EMK-Liniendiagramm für Biofeedback nutzen lässt: Wie könnte es sich auf Bewusstsein und Kognition hinsichtlich der Therapie auswirken, wenn sich die Versuchsperson die grafische Darstellung ihrer energetischen Aktivität anschaut?

Die von Erickson und Ravitz benutzten Messgeräte sind längst nicht mehr im Handel. Das aktuelle Äquivalent ist ein hochauflösender PicoLog ADC-20/24 USB-Datenlogger mit einem Input-Range von ± 39 bis ± 2,500 mV.[35] Dieses Gerät bietet, verglichen mit den früher benutzten Geräten, eine deutliche Verbesserung und ermöglicht es zudem, beide Hände gleichzeitig mit Messdioden zu verbinden und so Unterschiede hinsichtlich der Aktivität der linken und der rechten Hand aufzuzeichnen. Der folgende Abschnitt dokumentiert einige Experimente, in denen die Beziehung zwischen dem Liniendiagramm und dem Erleben der Versuchspersonen aufgezeigt wird.

Symmetrie und Kontrast

Fall 1[36]

Eine 42-jährige Frau, erfolgreiche Unternehmensleiterin, suchte Hilfe bei der Lösung eines sehr belastenden beruflichen Problems. Das Liniendiagramm in Abbildung 14.3 beinhaltet eine gleichzeitige symmetrische Aufzeichnung ihrer linken und rechten Körperseite. Interessanterweise waren die Aufzeichnungen der beiden Seiten fast identisch. Die dunklere Linie (die in farbigen Darstellungen in der Regel blau ist) steht für die rechte Seite, die hellere Linie (gewöhnlich rot) für die Aufzeichnung der linken Seite. Als die Klientin diese Darstellung sah, wurde sie sehr lebhaft und erklärte: »Oh! Ich weiß, worum es da geht! Hier in der Mitte ist eine besonders hohe Spitze, weil mir eine neue Idee kam, die mir helfen könnte, ein Problem zu lösen, das mich sehr beschäftigt hat. Das war ein richtiges Aha-Erlebnis! Dann habe ich noch mehrmals daran gedacht, das markieren die kleineren Spitzen, und als ich mir schließlich sicher war, dass ich mir merken würde, worum es ging, öffnete ich die Augen.«

35 Produktinformationen unter https://www.picotech.com/data-logger/adc-20-adc-24/precision-data-acquisition [22.12.2020].
36 Rossi a. Rossi 2016b, S. 47–68.

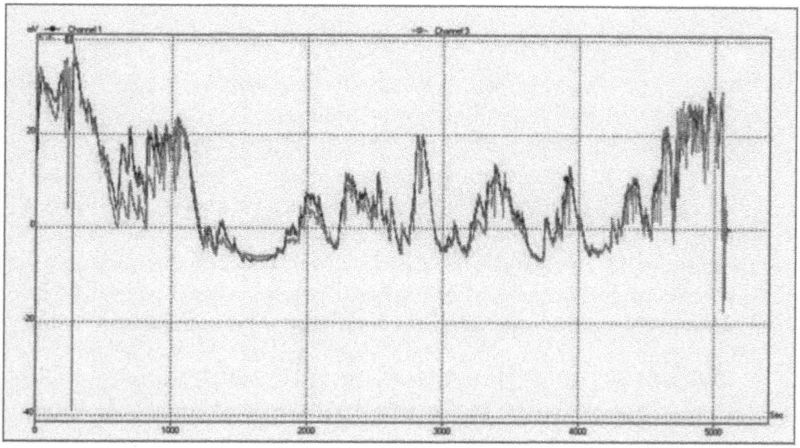

Abb. 14.3: Symmetrische bioelektrische Messung des Bewusstseins (Rossi 2002b; Rossi 2007). Man beachte die herausragende Amplitude in der Mitte der Aufzeichnung, die offenbar ein belebend wirkendes Aha-Erlebnis (Phase 3 des kreativen Zyklus) dokumentiert, gefolgt von drei weiteren Spitzen mentaler Aktivität in Situationen, in denen die Klientin die gewonnene Einsicht rekapitulierte und verifizierte (Phase 4 des kreativen Zyklus); danach öffnete sie die Augen und kehrte in den Zustand voll bewusster Aufmerksamkeit zurück (Rossi 2012).

Diese Beobachtungen veranschaulichen, wie solch eine Aufzeichnung die bioelektrischen Korrelate des Erlebens des vierphasigen kreativen Zyklus in der Neuropsychotherapie veranschaulichen könnte. Phase 1 ist der Anfangszustand normalen Wachbewusstseins nach circa 10 Minuten. Das anfängliche neuropsychotherapeutische Absinken um mehr als 20 mV in Phase 2 ist ein typisches Anzeichen für inneres Fokussieren von Aufmerksamkeit und Erwartung, das etwa 15 Minuten beansprucht. In diesem speziellen Diagramm kulminierte ein Anstieg mit einer Sequenz von zwei oder drei ansteigenden Spitzen über etwa 10 Minuten schließlich in einer Aha-Spitze in Phase 3. Dem folgten drei sinkende Spitzen in einem Zeitraum von 15 Minuten, während die Klientin offenbar ihre Erinnerung verstärkte, was zu der für Phase 4 charakteristischen Spitze führte, die etwas höher (bei circa 25 mV) als ihr Anfangszustand lag.

Fall 2

Die Klientin, eine berufstätige Frau, hatte 20 Jahre zuvor einen Schlaganfall erlitten. Ihr Liniendiagramm (Abb. 14.4) ist spiegelförmig aufgezeichnet (im Gegensatz zur symmetrischen Form in Abb. 14.3). Auch diese Klientin hatte ein Aha-Erlebnis. Eine solche mentale Einsicht, die wir auch als *Augenblick des Phasenübergangs* bezeichnen können, schlägt sich in der mithilfe eines Pico-Geräts aufgezeichneten bioelektrischen Aktivität nieder. Man beachte, dass die ersten 1500 Sekunden (circa 25 Minuten) der Aufzeichnung mit der für eine hypnotische Induktion typischen abfallenden Linie beginnen. Diese Bewegung wird durch einen plötzlichen Anstieg bioelektrischer Aktivität nach circa 1650 Sekunden unterbrochen, und es kommt zu einer starken Ausweitung des [quanten-]elektrodynamischen Feldes, als sie »es« (was immer »es« gewesen sein mag) offenbar »kapierte«. Dieser sehr markanten Expansion (Erweiterung) folgte eine symmetrische Verengung ihres [quanten-]elektrodynamischen Feldes zwischen 0 mV und –5 mV für weitere circa 1500 Sekunden. In solchen schnellen Veränderungen der elektromagnetischen Polarität sah Ravitz Anzeichen für signifikante Veränderungen hinsichtlich des Bewusstseins, der Kognition, der Emotionen und der Verhaltensdynamik – bei psychisch gesunden Menschen wie auch bei Psychiatriepatienten (Ravitz 1962, S. 1144–1201).

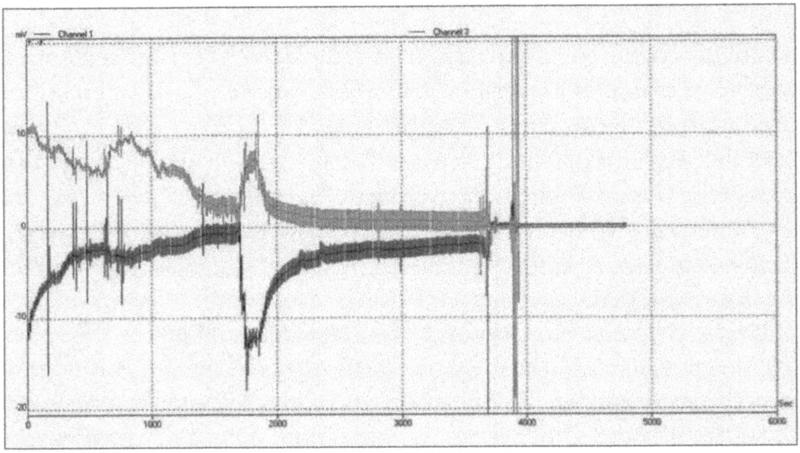

Abb. 14.4: Elektrodynamische Aufzeichnung bei einer berufstätigen Frau, die 20 Jahre zuvor einen Schlaganfall erlitten hatte

Die Rossi-Hill-Experimente

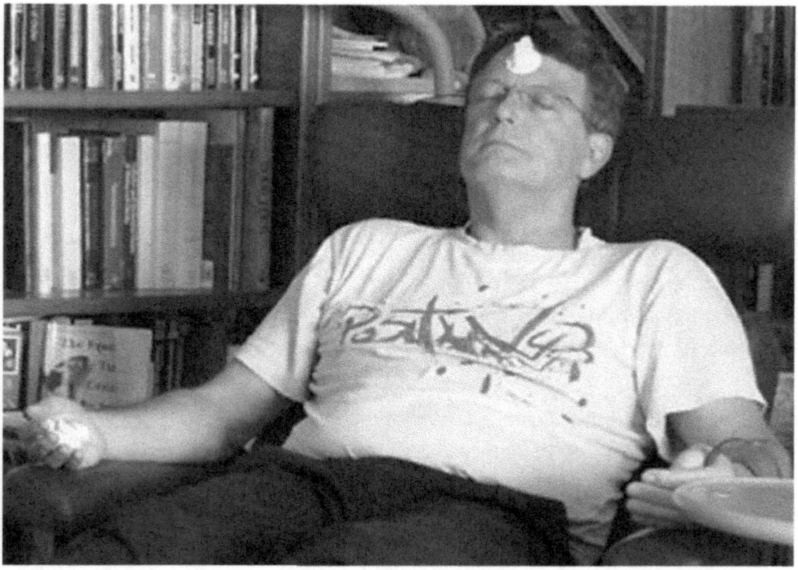

Abb. 14.5: Hill mit Pico-Sensoren

Während der Gespräche von Rossi und Hill im Jahre 2016 führten wir mehrere Experimente mit dem Pico-Gerät durch. RH fungierte als Versuchsperson, und ELR förderte RHs Erleben mithilfe eines klientenresponsiven Vorgehens. Das Pico-Gerät wurde betriebsbereit gemacht – ein zentraler Sensor befand sich an der Stirn, und an der linken und rechten Handfläche wurde je ein weiterer Sensor befestigt. Weil das Pico-Gerät Bewegungen registriert, war es wichtig, während der Untersuchung ruhig zu bleiben, was sich aber nicht als besonders schwierig erwies. Wir halten die Einbeziehung dieser Experimente in die vorliegende Darstellung deshalb für nützlich, weil wir in diesem Fall direkten Zugang zu den Gedanken des Probanden haben und wir uns außerdem zunutze machen können, dass sich der Untersuchungsleiter und die Versuchsperson über die Vorgänge auf Augenhöhe verständigen können, wodurch die stereotypen Hierarchiewirkungen, wie sie in einer Therapeut-Klient-Beziehung entstehen, ausgeklammert werden.

Experiment 1

Es folgt eine überarbeitete Fassung der Notizen von RH während einer einstündigen Sitzung. Nach den Notizen wird eine redigierte Version des Dialogs zwischen ELR und RH, der unmittelbar nach dem Experiment stattfand, wiedergegeben. Das Pico-Diagramm ist in Abbildung 14.6 zu sehen. Abbildung 14.7 ist ein gezoomter Ausschnitt aus dem vorherigen Diagramm, das ein bestimmtes Ereignis während der Sitzung hervorheben soll.

Hills Bericht

Das Pico-System wurde installiert und funktionsbereit gemacht. Ich saß ruhig und bequem auf dem Sessel und hatte kein Gefühl von Dringlichkeit oder Ungeduld. ELR formulierte einfache Suggestionen:

> Was ich in dieser Sitzung tun will: Ich möchte deine beste Möglichkeit, dich in Selbsthypnose, in einen Zustand der Entspannung, in Meditation zu versetzen, nutzen, also das, was wir in unseren Gesprächen als positiven und förderlichen Zustand therapeutischen Bewusstseins und entsprechender Kognition bezeichnet haben. – Tue einfach, was dir als geeignet dafür erscheint zu erreichen, was du bei diesem Erlebnis erreichen möchtest.

Diese Aufforderung wirkte sich sehr positiv auf mich aus, und ich fühlte mich wenige Minuten danach sehr entspannt. Meine Aufmerksamkeit konzentrierte sich auf die Empfindung meines Ausatmens. Während dieses Vorgangs machte ELR einige verbale Bemerkungen, aber ich fühlte mich in seiner Gegenwart wohl und hatte immer das Gefühl, tun zu können, was ich wollte. Ganz besonders achtete ich darauf, die Dinge »ganz von selbst« geschehen zu lassen und zu akzeptieren, was in meinem Bewusstsein auftauchte.

Nach circa 1000 Sekunden entfernte ich unabsichtlich den Sensor und verursachte dadurch in der Grafik einen starken Ausschlag. Kurz darauf wurde der Sensor wieder angebracht. Mir fiel auf, dass mein kleiner Finger zuckte. Darauf hatte ich offenbar keinen Einfluss. Ich erinnere mich noch, dass ich meinem Unterarm suggerierte, er habe Einfluss auf die Bewegung des kleinen Fingers, und vielleicht könne er etwas gegen das Zucken unternehmen. Kurz darauf hörte das Zucken tatsächlich auf, aber ich hatte nicht das Gefühl, dass dies meinem bewussten Beeinflussungsversuch geschuldet war. Die Pico-Messung spiegelt diesen Vorfall wohl als Anstieg der Aktivität der helleren Linie nach circa 1400 Sekunden.

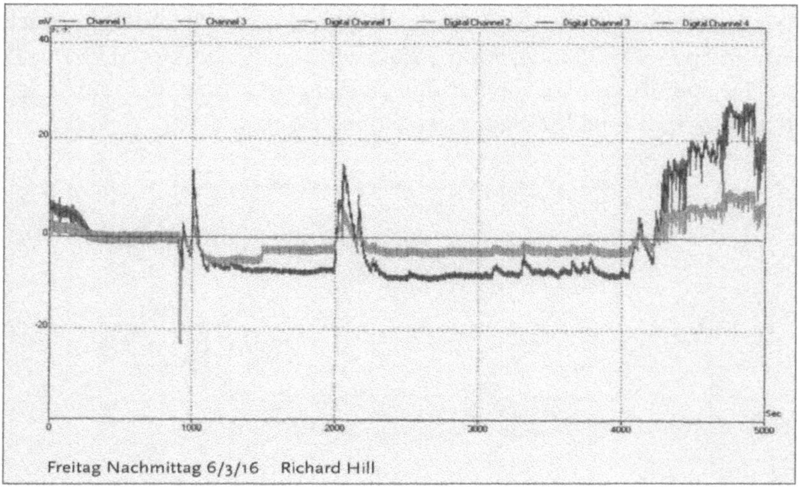

Abb. 14.6: Das erste Experiment mit Richard Hill als Versuchsperson und Ernest Rossi als Förderer.

Ein plötzliches, unerwartetes Ereignis trat bei circa 2000 Sekunden (Abb. 14.7) ein und wirkte sehr schockierend und verstörend. Ich erinnere mich, dass ich mir vorstellte, ich befände mich in einer angenehmen Situation, an einem Ort wie einem Café oder einer Cafeteria. Ich saß an einem runden Tisch. Auch andere Menschen waren in diesem Raum. Plötzlich wurde das Licht heller, und in einem einzigen Augenblick wurde alles wie von einem Atomschlag zerstört und zerfiel zu Staub. Ich erinnere mich an eine körperliche Reaktion, am deutlichsten an einem scharfen Luftholen erkennbar, das ein klapperndes Geräusch erzeugte, weil meine Zunge und mein Gaumensegel infolge des plötzlichen Einziehens der Luft ein rasselndes Geräusch hervorbrachten. Ich spürte, dass ich erstarrte und die Stirn runzelte. Aber es erschien mir nicht notwendig, die Augen zu öffnen oder meine Körperhaltung zu verändern. Ich merkte, dass ich noch lebte, also aus irgendeinem Grund nicht vernichtet worden war; ich befand mich aber nun in einer kargen, trüben, lichterfüllten Szene. Auf der Suche nach der Ursache der Explosion schaute ich um mich und stellte bald fest, dass es sinnlos war, diese Untersuchung fortzusetzen. Ich kehrte in einen entspannten Zustand zurück und visualisierte dann erstaunlich schnell weitere Szenen. Das Pico-Diagramm zeigt den raschen Anstieg der Amplitude im Augenblick der Katastrophe, aber auch den schnellen Energieabfall sehr bald danach bei circa 2200 Sekunden, als ich zur entspannten Visualisation zurückkehrte. Die dunklere Linie sank noch tiefer ab, was meine Gefühle zu spiegeln schien, denen zufolge ich tiefer in meine Vorstellungen eingesunken war.

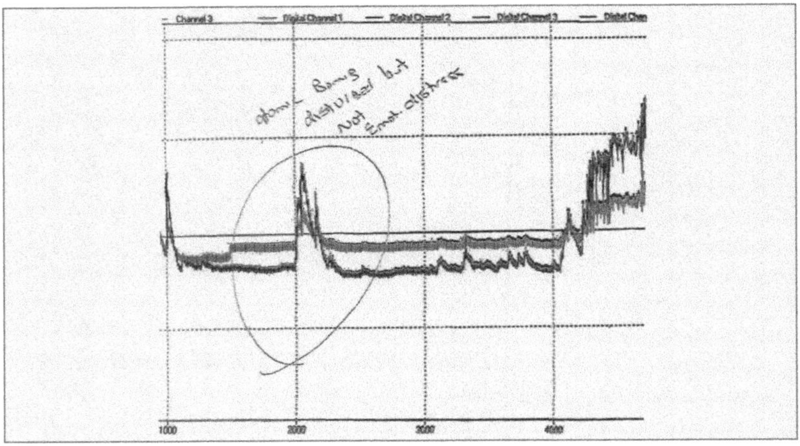

Abb. 14.7: Hervorhebung des katastrophischen Ereignisses im ersten Experiment

Anschließend erlebte ich eine Folge visueller Vorstellungen ohne jeden Dialog. Sie tauchten wie kurze Vignetten auf und verschwanden wieder. Nicht alle Szenen waren relevant, und mir war offenbar klar, welchen ich Beachtung schenken sollte. Einige Szenen verursachten bei mir das Gefühl, »draußen allein« zu sein, was mich teilweise traurig machte, während ich gleichzeitig akzeptieren konnte, dass dies für jemanden, der sich in seinem Randbereich des Wachstums und der Entwicklung befindet, schlicht und einfach eine Wahrheit war. Zwei sehr bedeutsame Szenen aus der Zukunft spielten sich in meinem Geist ab [sie werden hier nicht geschildert], gefolgt von einer Serie von Szenen, die in mir ein positives und hoffnungsvolles Gefühl angesichts der bevorstehenden Arbeit am hier vorliegenden Buch hervorriefen. Ich achtete nicht darauf, wie viel Zeit vergangen war, aber ich bemerkte plötzlich eine unwillkürliche Bewegung in meinem Fuß, die sich in der bei circa 4100 Sekunden dokumentierten Aktivität spiegelt. Dies weitete sich zu Zuckungen im Bein aus. Mir wurde klar, dass sich das Erlebnis seinem Abschluss näherte und ich mich implizit aufforderte, zur normalen Aufmerksamkeit zurückzukehren.

Ich öffnete die Augen und schaute zu ELR hinüber. Er hob ein wenig seine Augenbraue, um mich mit einem freundlichen »Willkommen zurück« zu begrüßen. ELR lud mich ein, über mein Erlebnis zu sprechen, wenn ich wollte. Ich wollte es, weil mir daran lag, über das »Katastrophen«-Erlebnis zu berichten.

Es folgt ein überarbeitetes Transkript des Gesprächs, das wir unmittelbar nach meiner Rückkehr in den Zustand des Wachbewusstseins (nach circa 4600 Sekunden) führten. Die Pico-Aufzeichnung lief während unseres Gesprächs noch eine Weile weiter.

RH Das war sehr eindrucksvoll! Es fühlte sich an, als hätte ich eine Katastrophe erlebt ... Ich war beunruhigt, aber merkwürdigerweise nicht erschüttert.

ELR Fahre einfach mit deinen Erinnerungen fort. Auf dem Diagramm ist zu erkennen, dass du in deinen normalen Zustand zurückkehrst, aber man sieht auch, dass es ein ziemlich einschneidendes Erlebnis war.

RH Du musst aber auch sehen, dass ich ziemlich zufrieden aus der Situation herausgekommen bin ... Ich habe eine ganze Folge visueller Vorstellungen genossen, die von 3100 bis ungefähr 3900 an den Spitzen der dunkleren Linie zu erkennen sind. Dieser Vorfall hat wie eine Atombombe eingeschlagen. Ich habe mir schließlich gesagt: »Ich habe überlebt. Es hat mich nicht umgebracht. Ich bin immer noch hier.« So war mein Leben tatsächlich immer. Eine ganze Weile geht es mir gut, und dann plötzlich tritt eine Katastrophe ein. Das ist mir einige Male passiert. ...

ELR Wow!

RH Das erinnert mich ... Ich bin nie völlig vernichtet worden ...

ELR Zum Glück ...

RH Ja ... es ist gut jetzt ... gut.

ELR Haben wir eine Art psychisches Mini-Trauma erwischt?

RH Ja, aber nicht von innen. Es kam von außen.

ELR Von draußen? ... Aus der Umgebung?

RH Ich habe das nicht auf mich persönlich bezogen.

ELR Gut!

RH Das hilft ... es hilft ... ja.

Hills therapeutische Sicht

Das wichtigste Thema, das mich beschäftigt, ist wohl die Arbeit am vorliegenden Buch, weil sie sowohl anregend wirkt als auch mit Gefahren und Schwierigkeiten verbunden ist. Ich habe das Gefühl, ich habe mir zu sagen versucht: Ganz gleich, womit die Welt mich konfrontiert, ich werde überleben – so wie es schon viele Male war. Alle finanziellen Katastrophen, die ich erlebt habe, und alle emotionalen Verluste habe ich überlebt. Die beiden wichtigsten visuellen Vorstellungen, die mir während der Sitzung in den Sinn kamen (zum Schutz der Privatsphäre werden sie hier nicht erwähnt), machten eine Entscheidung meinerseits oder zumindest eine Richtungswahl erforderlich. Möglicherweise warte ich auf eine Katastrophe, bevor ich mich für einen Richtungswechsel entscheide. In dieser Sitzung saß ich mit Kathryn und Ernest Rossi in einem Raum, und wir beschäftigten uns nicht nur mit dem Buch, sondern auch damit, wie eine neue Richtung in meinem Leben aussehen könnte. Ich habe das Gefühl, dass mein Inneres mich darüber *informiert*, dass nicht das, womit die Welt mich konfrontiert, für mich im Mittelpunkt stehen sollte, sondern dass ich schnell und auf eine für mich angenehme Weise zu dem zurückkehren sollte, was mein Geist selbst erschaffen kann.

Experiment 2

Die zweite Einzelsitzung fand am nächsten Morgen statt. Das Pico-Diagramm von ihr gibt Abbildung 14.8 wieder. Die Einleitung verlief ähnlich wie in der ersten Sitzung: ELR lud RH ein, sein bestes therapeutisches Bewusstsein und die entsprechende Kognition zu finden, um zu erforschen, was immer er entdecken würde. Diese Sitzung verlief jedoch völlig anders als die vorige. Nach etwa der Hälfte der Zeit entschied sich RH, seine Augen zu öffnen und mit ELR ein Gespräch zu beginnen, wobei er sich in einem entspannten, fast somnambulen Zustand befand. RH und ELR beobachteten den weiteren Verlauf des Pico-Diagramms auf dem Monitor und sprachen darüber, in welcher Beziehung es zu RHs Erleben stand.

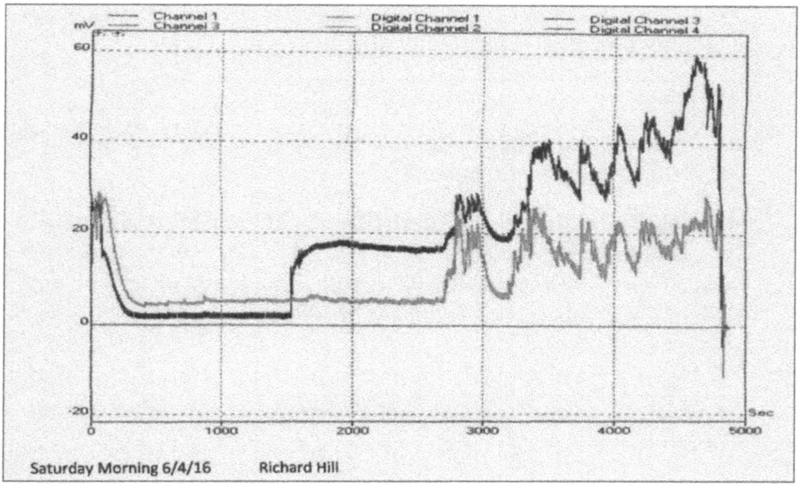

Abb. 14.8: Das zweite Experiment mit Richard Hill als Proband und Ernest Rossi als Förderer.

Es folgen redigierte Ausschnitte aus dem Gespräch.

ELR ... Hier (bei 900 Sekunden) scheinst du ein wenig aufgewacht zu sein ... und dann bist du in die Trance zurückgekehrt und hast weiter auf den Bildschirm geschaut. ... Jetzt wachst du stärker auf (1800) ... Du hast ... die Wahl ... zurückzukehren oder draußen zu bleiben ... Es sieht so aus, als ob ein Kampf stattfände.

RH Ja ...

ELR Ein Teil von dir möchte hinaus ...

RH Ich versuche, mich immer wieder dazu zu bringen aufzuwachen, aber schau dir die hellere Linie an – sie sagt »Neiiiiiiiiiiin. Ich brauche noch ein wenig ...«

RH schließt die Augen, entspannt sich und öffnet die Augen bei circa 2800 Sekunden wieder.

ELR (3200) Okay ...

RH Ja, äh ... meine hellere Linie ist ... plötzlich viel aktiver ... aber meine dunklere Linie schießt in die Stratosphäre empor ...

ELR Heiliger Bimbam! … Ein Teil von dir ist explodiert … und bewegt sich in Richtung 40 mV …

RH Genau …

ELR … und was sagt dir deine Intuition darüber, was die dunklere Linie aufzeichnet und was die hellere?

RH Ich habe das Gefühl, dass die hellere mein Wohlgefühl darstellt … äh … die dunklere fühlt sich an wie eine Aktivität … aber ich bin mir nicht sicher, was für eine Aktivität das ist … Ich sehe zwar, dass ziemlich viel los ist, aber … ich spüre die hellere Linie stärker …

ELR Hm …

RH Es ist, als würde man um zwei Uhr morgens aufwachen … somnambul …

ELR Ich habe mir die dunklere Linie als den Beobachter vorgestellt, der ständig die äußere Welt im Auge behält … schau, sie geht wieder nach oben …

RH Ach du …

ELR Der Beobachter geht nach oben, und das Behagen ist immer noch okay …

RH Ich höre dir zu, aber hauptsächlich bin ich daran interessiert, ich bin neugierig darauf …

ELR Du meine Güte! … Zeichnen wir hier Neugier auf?

RH … Es fühlt sich jedenfalls so an …

ELR Wie merkwürdig und tiefsinnig, dass die Linien immer noch auseinander sind, obwohl sie einem ähnlichen Pfad folgen … Ich weiß nicht, welche führt und welche folgt.

RH Ich kann den Unterschied spüren, und jetzt sehe ich ihn auch. Die rechte und die linke Seite können etwas Unterschiedliches tun, aber trotzdem miteinander verbunden sein und auf etwas hinarbeiten, das mir insgesamt hilft … Schau nur, ich bewege mich wieder aufwärts (4400) … das sind große Gedanken … aber das Wohlgefühl bleibt konstant; es liegt immer noch bei circa 25 mV …

ELR Das ist nach meiner Meinung der Punkt, an dem das Kognitive dem entspricht, was sich in unserem Inneren befindet … es spiegelt irgendwie die Makro-Ebene des Bewusstseins, es reflektiert etwas …

RH ... dass alles aus dem gleichen konzeptuellen Material besteht ...

ELR ... aus Protonen und Elektronen, Positronen und Gluonen, aus den Elementarteilchen.

RH Das entspricht dem Wesen der Teilchen, aber sogar sie sind grundsätzlich einem Konzept inhärent ...

ELR Ja ...

RH ... und dieses Konzept ist überall präsent ... und es gelangt in allem anderem zum Ausdruck ...

ELR Ja, genau ...

RH ... dann spiegelt sich also eine Aktivität der Biologie in der Psychologie ...

ELR ... und während du dich ausdrückst, bewegt sich deine blaue Linie steil nach oben, und die rote Linie bleibt im behaglichen Bereich. Es ist, als wären deine intellektuellen Funktionen in deinem Staunen manifest, in deiner Neugier, ein intellektuelles Abenteuer ... Du fühlst dich zuversichtlich, nicht in deiner Integrität bedroht, wie ein Oboist, der ein »Riff« spielt [eine Passage unablässig wiederholt]... während dein inneres Ich sich sicher ist, dass du etwas Originelles schaffen könntest ... Dieses Diagramm sieht völlig anders aus als das von gestern ...

RH Ja ... und phänomenologisch waren meine visuellen Erlebnisse völlig anders als die von gestern ...

ELR Der Schock fand gestern statt ...

RH ... aber heute ist es interessanter, vielleicht wegen gestern ... die dunklere Linie war ...

ELR Ja, das ist deine Neugier, weil du dich in deinem Randbereich des Wachstums und der Entwicklung befindest ...

RH Und doch fühle ich mich wohl ...

ELR Ganz genau!

Therapeutische Sicht

Die positive Wirkung dieses Erlebnisses wird in dem Gespräch gut erfasst. Sie bestand nicht nur in der tiefen inneren Reflexion von RH, sondern auch im Nachdenken über diese Reflexion in Verbindung mit der im Pico-Diagramm aufgezeichneten Aktivität. Obwohl wir die wissenschaftlichen Untersuchungen noch nicht durchgeführt haben, die genau aufzeigen, warum sich die linke und die rechte Energiemessung voneinander unterscheiden und wie diese unterschiedlichen Ebenen koexistieren und zusammen ein einziges bewusstes Erlebnis produzieren, waren die Unterschiede offensichtlich, und RH konnte die Messergebnisse in positive persönliche Wahrnehmungen übersetzen. Entspricht das der Übersetzung einer technischen Messung, wie sie bei den Experimenten mit dem Locked-in-Patienten in Kapitel 7 dokumentiert wurde? Möglicherweise ja. Dies ist eine weitere interessante Frage für zukünftige Untersuchungen. Die tiefen Realisationen von RH, die ELR als kreativen »Riff« bezeichnete, sind ein wichtiger Durchbruch seines Erlebens. Diese Gedanken gingen aus der kreativen Interaktion zwischen RHs impliziten natürlichen Problemlösungsprozessen *und* der bewussten Übersetzung der Informationen aus dem Pico-Diagramm hervor und gelangten in sein Bewusstsein.

Rückblick

Alle Probanden waren in der Lage, sich an wichtige Augenblicke emergenter Einsichten zu erinnern und anschließend die entsprechenden Spitzen im Pico-Diagramm zu erkennen. Dies war sowohl der Unternehmensleiterin in Fall 1 als auch der Schlaganfallpatientin in Fall 2 klar. RH konnte außerdem bewusste Erlebnisse zu Bewegungen in der Linie des Pico-Diagramms in Beziehung setzen. Ebenso faszinierend und ein wenig überraschend war, dass RH über bewusste Wahrnehmungen berichtete, die *nicht* der Bewegung einer der beiden Linien des Diagramms entsprachen. Weil RH die Entstehung des Pico-Diagramms mitverfolgen konnte, konnten wir in Realzeit die *Inkongruenz* zwischen der bewussten Wahrnehmung und dem impliziten Zustand verfolgen, den das Pico-Diagramm aufzeichnete. Tatsächlich übersetzte RH in einem bestimmten Moment, dass die hellere Linie des Diagramms ihm implizit mitteile, es sei für ihn vorteilhafter, seine bewusste kognitive Aktivität zu verringern und zur inneren Reflexion zurückzukehren. Achtet der Therapeut gleichzeitig auf die kognitiven Reaktionen des Klienten *und* auf die impliziten *Quantenqualia,* die der Klient auf unterschiedliche nichtbewusste Arten spüren kann, befinden sich seine klientenresponsiven Improvisationen tief im Einklang mit dem Klienten. Es mag sich zwar so anfühlen, als geschehe dies *ganz von selbst* d. h. ohne bewusste Anweisung), doch die

Improvisationen ermöglichen es dem Klienten, sich in die eigenen natürlichen Problemlösungs- und Geist-Körper-Heilungsfähigkeiten einzustimmen.

Die Experimente mit dem Pico-Gerät in diesem Kapitel zeigen:

- dass das linke und das rechte Feld des Körpers deutliche Unterschiede aufweisen können,
- dass dies energetisch in den Händen messbar ist,
- dass diese Messungen zum phänomenologischen Erleben des Probanden in Beziehung gesetzt werden können.

Natürlich sind noch erheblich mehr Untersuchungen erforderlich und müssen noch viele Fragen gestellt werden, wenn wir die Wirkmechanismen von Mirroring Hands besser verstehen wollen. Einer der interessantesten und anspruchsvollsten Untersuchungsbereiche besteht darin zu erforschen, was auf der Mikro-Skala energetischer Aktivität geschieht. Um dies erforschen und Variationen hinsichtlich der elektrodynamischen Aktivität produzieren zu können, müssen wir die Quantenwelt erforschen, die sich stark von der »klassischen« Welt oder Makrowelt, die wir kennen, unterscheidet. Zwar verstehen Physiker noch nicht völlig, wie diese beiden Welten koexistieren können, aber es besteht kein Zweifel daran, dass das, was in unserer beobachtbaren Welt geschieht, eine Manifestation von Dingen ist, die auch im Quantenfeld geschehen. Das nächste Kapitel führt uns in jene außergewöhnliche Welt, und wir werden dort unsere Untersuchungen darüber erläutern, inwiefern unsere natürlichen Rhythmen und Zyklen – unter anderem – das Erleben von etwas sehr Kleinem und sehr Außergewöhnlichem beinhalten.

15 Hinab in das Kaninchenloch

Das Quantum und das Noch-nicht-Erkannte

> ELR ... Es geht sogar noch tiefer, als ein Förderer zu sein ... In der ganzen Geschichte der Menschheit haben Weise Gedichte über das Licht geschrieben ... Moderne Vorstellungen von Bewusstsein beziehen sich auf die Amplitude oder Intensität, die erreicht wird, wenn man genug bekommt ... Das menschliche Auge kann angeblich ein einzelnes Photon wahrnehmen; andere sagen, es müssten fünf oder sechs sein. Wie viele Photonen braucht man, um eine Idee aus dem Unbewussten – *dem Quantum* – über die Schwelle des intuitiven Gewahrseins zu befördern? Die Neugier hilft dann weiter ...
>
> RH ... Es geht also nicht nur um Wissenschaft, es geht um ein Gefühl ... Können wir das Quantum wirklich spüren? Ich denke, dass ich das getan habe ... na ja, jedenfalls etwas ... während unserer Pico-Experimente ... das Quantum – was für ein aufregendes Mysterium!
>
> (Aus den Gesprächen von Rossi und Hill im Juni 2016)

Was *bedeutet* es, die Quantenfeldtheorie zu verstehen? Was müssen wir über sie wissen und warum? Was bringt uns das? Bei den meisten Menschen stellt sich das Verständnis der Quantenfeldtheorie in der zweiten Phase des kreativen Zyklus ein: Es ist für sie schwierig und belastend, kann ihnen als fernliegend und sogar als für das Alltagsleben unnötig erscheinen. Aber das ist für Phase 2 normal, weil wir uns in Richtung des Durchbruchs bewegen, der die Freisetzung der emergenten kreativen Veränderungen und das Wachstum ermöglicht. Weil sich so viele von uns in Phase 2 des kreativen Zyklus befinden, ist es nicht verwunderlich, dass schon allein die Erwähnung der Quantentheorie ausreichen kann, um bei manchen den Blick trübe werden oder das Gehirn abschalten zu lassen.

Phase 1, die der Informationsgewinnung und -verarbeitung dient, macht seit über 100 Jahren stetig Fortschritte. An der Entwicklung der Quantentheorie waren viele Menschen beteiligt. Zu ihnen zählte zunächst Max Planck (Planck 1909, S. 553), dessen Auffassung von Albert Einstein (Pais 1979, S. 863–914; Fine 1993, S. 257–273) hinterfragt wurde, den wiederum Niels Bohr (Bohr 1913, S. 1–25) kritisierte. Der französische Physiker Louis de Broglie (de Broglie 1970, S. 5–15;

Hanle 1977, S. 606–609) vertiefte sich in das aus der speziellen Relativitätstheorie stammende Konzept, dem zufolge Teilchen die Charakteristika von Wellen zeigen können (Hendry 1980, S. 59–79). Die moderne Quantenmechanik wurde um 1925 durch die Arbeit der deutschen Physiker Werner Heisenberg (Enz 1983, S. 993–1001), Max Born (Pais 1982, S. 1193–1198) und Pascual Jordan (Schroer 2010, S. 377–434) sowie des österreichischen Physikers Erwin Schrödinger (Rohrlich 1987, S. 1205–1220) entwickelt. Heisenberg formulierte 1927 die Unschärferelation (Roth 1993, S. 669–680) und entwickelte um die gleiche Zeit zusammen mit Niels Bohr die Kopenhagener Deutung (Hanson 1959). Parallel begann Paul Dirac, die Quantenmechanik mit der speziellen *Relativitätstheorie* zu verbinden, indem er die diracsche Gleichung für das Elektron entwickelte (Breit 1932, S. 616–624; Rossi a. Rossi 2014b, S. 183). Die diracsche Gleichung ermöglichte die Beschreibung der Wellenfunktion eines Elektrons im Sinne der speziellen Relativitätstheorie, die Schrödinger nicht gelungen war.

Sie sehen also, dass die Quantenfeldtheorie nicht neu ist und dass die größten Genies der Physik an ihrer Entwicklung beteiligt waren. Wir beginnen heute erst gerade, ein wenig darüber herauszufinden, welche Relevanz und welchen Wert die Welt der Quanten für unseren Alltag haben könnte. Wir fangen an zu *spüren*, dass diese Welt uns nützlich sein könnte. Der Kampf darum, sie für uns zu nutzen, hat zur Entwicklung einiger populärer Deutungen geführt, die von übermäßigen Vereinfachungen zu völligen Fehldarstellungen reichen; aber vielleicht ist all dies nur ein Teil des für die Phase 2 des kreativen Zyklus charakteristischen natürlichen Kampfes. Einige versuchen vielleicht nur, auf diese Weise möglichst schnell einen Zugang zum Portemonnaie anderer Menschen zu finden; aber damit werden wir uns hier nicht beschäftigen. Uns geht es vielmehr darum, die Möglichkeiten der Quantenwelt für die Suche nach Sinn und Zweck in unserem Alltagsleben, die psychotherapeutische Praxis und alle Heilkünste zu nutzen. Untersuchungen haben gezeigt, dass Vorgänge in der Quantenwelt von einigen uns sehr vertrauten Prozessen nicht so weit entfernt liegen und auch keineswegs irrelevant sind. Dazu zählen die Fotosynthese bei Pflanzen und möglicherweise auch unser Geruchssinn. Wir werden uns jedoch zunächst mit einer weiteren Geschichte beschäftigen, in der es um Vögel geht.

Das Rotkehlchen

Es kann kein Zweifel daran bestehen, dass die Quantenwelt sich völlig von unserer Alltagswelt unterscheidet. Sie wird als gespenstisch und bizarr beschrieben, weil sich in ihr Teilchen an zwei oder mehr Orten gleichzeitig befinden, sich wie geisterhafte Wellen ausbreiten, eigentlich unbezwingbare Barrieren überwinden und sogar unmittelbare Verbindungen über große Entfernungen hinweg herstellen können (Starr 2015;Grant 2015). Wir hoffen, dass Sie sich nicht nur auf den Seiten dieses Buches mit den Geheimnissen der Quantenwelt beschäftigen werden, aber Sie brauchen andererseits auch nicht zwingend alle Einzelheiten des Verhaltens von Quanten zu kennen. In diesem Kapitel bitten wir Sie nur, vorläufig zu akzeptieren, dass die merkwürdigen Eigenschaften von Quanten *tatsächlich existieren.* Wir leben in der »klassischen« Welt, die größtenteils auf der newtonschen Physik basiert und die auch »Makro«-Welt genannt wird.[37] Wir leben in einem System natürlicher »Gesetze«, die auch für sehr kleine Objekte gelten, die wir nur mithilfe eines Mikroskops sehen können. Die noch kleinere Quantenwelt existiert im subatomaren Raum, wo völlig eigene Gesetze gelten.

Wie helfen die Aktivitäten dieser subatomaren Teilchen dem kleinen Rotkehlchen, ohne Kompass weite Strecken zu fliegen, oder seiner Fähigkeit, Orientierungspunkte zu erkennen und genau dort anzukommen, wohin es fliegen muss? Die Quantentheorie legt eine Antwort nahe, die als Beispiel dafür gelten kann, wie Quantenverhalten unmittelbar in die Funktionsweisen der klassischen Welt eingreift. Untersuchungen über das Rotkehlchen lassen vermuten, dass dieser Vogel das Konzept der *Quantenverschränkung (Quantum Entanglement)* (Fickler et al. 2013; Science Alert 2014), das Einstein als »geisterhafte Aktivität aus der Ferne« bezeichnete, für die Navigation nutzt.

Verschränkung ist ein Quantenphänomen, bei dem zwei Teilchen in einer Korrelation gefangen sind, buchstäblich in einer Co-Relation, wobei ihr *Drehimpuls* immer von dem des jeweils anderen Teilchens abhängig ist und unabhängig von der Distanz zwischen beiden zu ihm in Beziehung steht. In Atomen mit mehr als einem Elektron können sich *gepaarte Elektronen* in einem Zustand der *Quantenverschränkung* befinden, und wenn sie voneinander getrennt werden, können sie

37 Siehe: https://www.britannica.com/science/classical-mechanics [22.12.2020].

sich von einem stabilen Zustand innerhalb des Atoms entfernen. Dies wird noch ein wenig dadurch verkompliziert, dass die Elektronen in einem Atom keine Teilchen sind, die wie Planeten um den Kern kreisen, sondern sich als Wahrscheinlichkeitswellen in *Orbitalebenen* (Bahnebenen) um den Kern bewegen. Dies ist nur eines jener merkwürdigen und gespenstischen Phänomene in der Quantenmechanik, die wir im Moment lediglich akzeptieren können. Die Elektronen können also nur dann wieder in ihren stabilen Zustand gelangen, wenn sie in ihre korrekte (und korrelierte) Ausrichtung zurückkehren, die auf dem sogenannten paulischen Ausschließungsprinzip beruht.[38] Dies bedeutet, dass sich Elektronen erst dann wieder mit dem Kern verbinden können, wenn sich ihre Zustände im Einklang befinden, wobei das eine Teilchen oben und das andere unten positioniert ist. Untersuchungen haben gezeigt, dass Elektronen, die voneinander getrennt wurden, durch ein Magnetfeld beeinflusst werden können (Hamish et al. 2016, S. 4634–4639).

In der Netzhaut des Rotkehlchens – das Gleiche gilt möglicherweise auch für andere Spezies – trifft ein Photon, das in das Auge gelangt, auf das atomare Teilchen, und dadurch wird ein verschränktes Elektronpaar eines Atoms getrennt (Morello 2014). Weil die Energie des Photons durch die Kollision absorbiert wird, wird es nicht zum Sehnerv weitergeleitet und kann folglich nicht zur visuellen Wahrnehmung beitragen. Man bedenke, dass wir hier nur über einen sehr kleinen Prozentanteil der auf Atome auftreffenden Photonen sprechen; die meisten Photonen erreichen den Sehnerv und ermöglichen das normale Sehen. Die voneinander getrennten, aber verschränkten Elektronen fangen an, sich in Relation zu dem Magnetfeld zu bewegen, was sie nicht getan haben, als sie sich in einem stabilen, durch *Entrainment* gekennzeichneten Zustand befanden. Fliegt das Rotkehlchen in die richtige Richtung, werden die Elektronen vom Magnetfeld adäquat ausgerichtet, und aufgrund dessen verbinden sie sich wieder. Und wenn das geschieht, setzen sie die Energie frei, die sie zuvor vom Photon absorbiert haben, und diese Energie wird vom Sehnerv empfangen. Das Rotkehlchen nimmt dies so wahr, als könnte es »sehen«, in welche Richtung es fliegen muss.

Es ist nicht so, dass das Rotkehlchen einen bewussten Gedanken daran hat, dass die Elektronen richtig ausgerichtet sind. Wahrschein-

38 Siehe: https://www.aps.org/publications/apsnews/200701/history.cfm [22.12.2020].

lich verspürt es nur eine *Empfindung*, die ihm sagt, dass es von Vorteil ist, in die betreffende Richtung zu fliegen. Es handelt sich also um ein subjektives Erleben dessen, wie es ist, in die richtige Richtung zu fliegen. Wenn es um Menschen geht, wird diese Art von subjektiver Empfindung oder subjektivem Gefühl *Qualia* genannt.[39] Wir wissen nicht, ob das Rotkehlchen etwas in der Art von *Qualia* empfindet, aber wäre das der Fall, so sollte man die Empfindung besser *Quantenqualia* nennen (Rossi a. Rossi 2016b, S. 47–68). Im Folgenden werden wir erläutern, inwiefern Menschen in ihrem Geruchsempfinden *Quantenqualia* erleben könnten; aber vorher werden wir uns damit befassen, wie ein für unser Überleben unverzichtbarer Prozess durch Quantenaktivität ermöglicht wird.

Fotosynthese

Mithilfe der Fotosynthese können die Chlorophyllmoleküle in Pflanzen dem Sonnenlicht Energie abgewinnen, was aufgrund des Prozesses der Quantenkohärenz mit hoher Effizienz vonstattengeht (Romero, Augulis, Novoderezhkin, Ferretti, Thieme, Zigmantas a. van Grondelle 2014, S. 676–682). Vereinfachend könnte man sagen: Wenn ein Photon auf ein Chlorophyllmolekül trifft, lädt es ein Elektron mit Energie auf, und dadurch wird dieses Elektron in ein Teilchen mit Namen »Exziton« verwandelt. Das Exziton bewegt sich als »Energiepaket« durch die Zelle und ermöglicht so die Umwandlung von Kohlendioxid. Für Botaniker war es lange ein Rätsel, warum die Energie des Exzitons zu fast 100 % erhalten bleibt, obwohl sie durch die Zelle transportiert wird. Der klassischen Physik zufolge müsste das Teilchen eigentlich einige Zeit damit zubringen, in der photosynthetischen Maschinerie der Zelle umherzuhüpfen, und dabei müsste es eine beträchtliche Menge Energie verlieren, bevor es auf der anderen Seite wieder aus der Zelle austritt. Ein Experiment, das erstmals im Jahre 2007 in Berkeley (Kalifornien) ausgeführt wurde, zeigte, wie das Energiepaket es schaffte, jedes Mal den optimalen Pfad durch die Zelle zu finden (Engel et al. 2007, S. 782–786). Dies gelang ihm, indem es sich nicht wie ein Teilchen, sondern wie eine Quantenwelle verhielt. Im Quantenzustand kann sich das Energiepaket in dem befinden, was *Quantensuperposition* genannt wird: Es befindet sich dann wie eine ausgebreitete Welle in

39 Siehe: https://plato.stanford.edu/entries/qualia/ [22.12.2020].

allen Positionen gleichzeitig. Dann kann es den bestmöglichen Pfad finden und seinen Weg durch die Zelle sowohl schnell als auch mit minimalem Energieverlust zurücklegen. Dies ist nur in der Quantenwelt auf der subatomaren Ebene der Energieteilchen möglich. Der in der Fotosynthese wirkende Quantenprozess ist unmittelbar für die Effizienz des Pflanzenwachstums und möglicherweise auch für den Fortbestand des Lebens auf der Erde verantwortlich.

Unser Geruchssinn

Der Geruchssinn ist für Menschen sehr wichtig, und er kann lebhafte Erinnerungen und starke emotionale Reaktionen hervorrufen. Heute wird angenommen, dass unsere Fähigkeit, Gerüche wahrzunehmen, unmittelbar durch Quantenverhalten gefördert wird. Älteren Erklärungen zufolge sind unsere Nasenöffnungen in der Lage, verschiedene Gerüche mithilfe von Molekularrezeptoren in der Nasenhöhle zu unterscheiden. Problematisch an dieser Theorie ist, dass einige Moleküle sehr unterschiedlich sind, aber ähnlich riechen, wohingegen andere zwar sehr ähnlich sind, sich ihr Geruch jedoch sehr stark unterscheidet. Der molekulare Unterschied zwischen Vanille und Eugenol beispielsweise ist sehr gering, aber Eugenol riecht wie Gewürznelken. Luca Turin, ein Chemiker, der am BSRC Alexander Fleming Institute in Griechenland arbeitet, hat die Auffassung vertreten, dass nicht die Form von Molekülen, sondern die Quanteneigenschaften ihrer chemischen Verbindungen entscheidend sind (Gane et al. 2013). Wenn das Molekül eines Duftes sich mit einem Rezeptor in der Nase verbindet, reagiert es auf der Quantenebene der energetischen Verbindungen. Dadurch wird ein Elektron auf eine bestimmte Art mit Energie aufgeladen und ist aufgrund dessen in der Lage, das so genannte *Quantum Tunneling* zu bewerkstelligen.

Beim *Quantum Tunneling* kann ein Elektron von Punkt A nach Punkt B springen, ohne sich durch den dazwischenliegenden Raum bewegen zu müssen. Uns ist klar, dass das sehr merkwürdig klingt, bitten Sie aber, es zunächst einmal zu akzeptieren. Springt das Elektron auf die andere Seite über, wird dem Gehirn der Annahme zufolge signalisiert, dass der Rezeptor zum betreffenden Molekül in Kontakt getreten ist. Turin erhärtete diese Hypothese, indem er zwei Duftmoleküle mit sehr ähnlichen chemischen Verbindungen untersuchte. Er wusste, dass Natriumsulfid nach faulen Eiern riecht. Dann testete er Boran, dessen Geruch demjenigen fauler Eier ebenfalls sehr ähnlich ist.

Bei den *Qualia* der Gerüche handelt es sich somit um mehr als eine subjektive Empfindung, wie eine Beobachtung im Sinne der klassischen Welt sie ermöglicht. Vielmehr entsprechen sie dem Konzept der *Quantenqualia*. Wie viel von unserem subjektiven Erleben, unserem *Felt Sense*, in direkter Beziehung zu unserer Sensibilität für *Quantenqualia* steht, ist nicht bekannt, weil wir gerade erst zu entdecken beginnen, wie die Quantenwelt in der klassischen Welt erlebt wird.

Es werde Licht!

Wenn wir aus all diesen Atomen und subatomaren Teilchen bestehen, warum können wir dann nicht an zwei Orten gleichzeitig sein, durch Wände gehen und ohne Zeitverzögerung über große Entfernungen kommunizieren? Die Verbindung zwischen der Quantenwelt und der klassischen Welt ist zweifellos nach wie vor eine der großen Fragen der Physik, und sie hat berufenere Geister verwirrt, als wir es sind. Möglicherweise werden die Quantenphänomene neutralisiert, wenn so viele Teilchen vorhanden sind, dass Komplexität möglich wird. Das wissen wir nicht, aber unser Körper besteht aus Billionen von Zellen, und die Merkwürdigkeit der Quanten scheint sich an einem bestimmten Punkt zu verwandeln. Objekte der klassischen Welt können Quantenverhalten zeigen, aber sie müssen dazu fast auf den absoluten Nullpunkt abgekühlt werden und sich in einem Vakuum befinden – was nun gerade nicht besonders charakteristisch für die klassische Welt ist. Diejenigen, die der Quantentheorie generell skeptisch gegenüberstehen, verweisen gern auf diese irrige Vorstellung – dass Quanten nicht mit dem Leben vereinbar seien, weil in der Nähe des absoluten Nullpunkts kein Leben existieren könne. ELR erzählt folgende Geschichte.

> ELR Neueste Untersuchungen haben mich von der Realität der menschlichen Fähigkeit, auf Quantenebene zu empfinden, wahrzunehmen und zu reagieren, überzeugt. Sie haben gezeigt, dass *das Quantum* Empfindung und Wahrnehmung untermauert, die natürlich das Fundament des Bewusstseins, der Kognition und des Verhaltens bilden. Als Wissenschaftler vor einer Generation erstmals zu messen versuchten, wie viele Photonen … Du weißt sicher, dass

Photonen die kleinsten Teilchen oder Lichteinheiten und Quantenteilchen sind? … Ich beziehe mich hier auf die Split-Screen-Experimente (Strnad 1986, S. 650; Merali 2015, S. 278–280).

RH Ja, Ernie, sowohl Teilchen als auch Wellen sind …

ELR Genau … Jedenfalls wollten die Wissenschaftler herausfinden, wie viele Photonen die Netzhaut erreichen müssen, damit wir Licht sehen. Zunächst fanden sie verschiedene Antworten, die von Hunderten bis zu Tausenden oder sogar Millionen von Photonen reichten, je nachdem, wie empfindlich ihre Messgeräte waren. Als die Geräte im Laufe der Jahre besser wurden, sanken die Angaben über die Zahl der für die Wahrnehmung von Licht erforderlichen Photonen allmählich immer weiter. Schließlich wurde bestätigt, dass ein einziges Photon genügte (Tinsley et al. 2016, 12172). Dies ist ein deutlicher Beweis dafür, dass wir auch bei Raumtemperatur Quantengeschöpfe sind. Die Implikationen dieser Sensibilität für die *Quantenqualia* betreffen den innersten Kern menschlichen Erlebens. Dies ist eine sehr grundlegende Erkenntnis.

(Aus den Gesprächen von Rossi und Hill im Juni 2016)

Erwin Schrödinger, der für die Entwicklung unseres Verständnisses der Quantenwelt eine so wichtige Rolle gespielt hat, vertritt in seinem Buch *Was ist Leben?* (Schrödinger 2012) die Auffassung, dass die Quantenwelt die *Ordnung* liefern könnte, die es ermöglicht, das Leben in der klassischen Welt aufrechtzuerhalten, die sich den Gesetzen der Thermodynamik zufolge einer zunehmenden Unordnung nähert. Schrödinger äußerte, die Vererbbarkeit der DNS, die auf Molekülen beruht, welche aus sehr wenigen Teilchen bestehen, scheine nicht den Gesetzen der Thermodynamik zu entsprechen, denen zufolge sich die Ordnung zu einer zunehmenden Unordnung und Komplexität hinbewegt. Paradoxerweise unterliegen lebende Organismen in sehr starkem Maße der Existenz einer Ordnung. Hat Schrödinger mit seiner Auffassung recht, dass die Ordnung lebender Organismen auf einer noch unbekannten Beziehung zwischen der *Ordnung* der Quantenwelt und der *Unordnung* der klassischen Welt beruht? Wir fragen uns, ob dies irgendeine Bedeutung für die scheinbar völlig selbstständigen Bewegungen unserer Hände sowie für unsere implizite Problemlösungs- und Geist-Körper-Heilungsfähigkeit hat. Sind dies Arten des Ausdrucks von *Quantenqualia*? Sind unsere *Quantenqualia* für die energetischen Zustände der Quantenwelt sensibel, und in welcher Beziehung könnten sie zu den energetischen Zuständen der klassischen Welt stehen? All dies wissen wir noch nicht.

Nach ELRs Auffassung besteht der nächste Schritt auf dem Weg zur Weiterentwicklung der Psychotherapie darin, diese Fragen sowie andere, die sich mit diesen Übergängen zwischen der klassischen Welt und der Quantenwelt im Alltagsleben befassen und die natürlich auch der Psychotherapie zugrunde liegen müssen, zu beantworten:

> »Die wichtigste praktische Implikation für eine integrierte Quantenfeldtheorie der Physik, Mathematik, Biologie und Psychologie im Hinblick auf die aktuelle Entwicklung der Psychotherapie besteht darin, dass sie Menschen hilft, die sensibelsten und unbeschreiblichsten *Quantenqualia* ihres *Beobachter-Operators* wertzuschätzen und sich auf sie einzustimmen, damit sie mit den Gefahren des alltäglichen akuten und chronischen Stresses fertig zu werden vermögen, den die meisten weit verbreiteten Formen von Psychopathologie und die Süchte erzeugen können. Wir müssen die Neigung zu jeder Verunglimpfung als ›nur subjektive Erlebnisse, die auf Intuition und Imagination basieren‹, überwinden, die zur Bevorzugung der ›Tugenden des objektiven Denkens und der Vernunft‹ führt, welche in Kulturen, die dem Wettbewerb um jeden Preis zu große Bedeutung beimessen, so leicht durch Narzissmus, Egoismus, Werbung, Geiz und Krieg korrumpiert werden können. Wir müssen fade reduktionistische Ideologien und manipulative psychotherapeutische Modelle überwinden, indem wir zum Leben, Erfahren und zum Vorrang des lebendigen NNNE zurückkehren, um unser bestes kreatives Selbst zu realisieren, und darauf fokussieren, wie die *Quantenqualia* des menschlichen *Beobachter-Operators* während des subjektiven Erlebens auf objektiver molekularer/genomischer Ebene als Agent der Förderung von Gesundheit und Problemlösungen fungieren …«

Was ist mit der Energie?

Wir haben uns mit dem Thema »Energie« schon ausführlich beschäftigt. Es kann fragwürdig sein, das Wort »Energie« zu benutzen. Auf der Quantenebene ist Energie von großer Bedeutung (Strassler 2013). Ein gewisser Missbrauch des Energiebegriffs durch pseudowissenschaftlich agierende Praktiker stiftet hinsichtlich seiner Bedeutung und Benutzung Verwirrung. Einige erwecken den Eindruck, es handle sich um eine Kraft, die man nutzen könne, um sich über andere Menschen zu erheben, oder Energie verschaffe Menschen, die darüber verfügen, einen gewissen Vorteil. Energie ist weder eine Zauberkraft noch ein mysteriöses Allheilmittel für sämtliche Probleme, und es handelt sich auch nicht um eine Kraft, die uns gegenüber anderen Menschen, der Natur und der Nutzung der Möglichkeiten im Universum irgendwelche Vorteile verschafft. Diese Sichtweise hat vermutlich mehr mit der Gewinner-Verlierer-Welt zu tun als mit sauberer Wissenschaft. Doch selbst wenn wir gewissenhaft über Energie sprechen, ist zu bedenken, dass unterschiedliche Vorstellungen von Energie existieren. Energie kann in verschiedenen Formen zum Ausdruck kommen, unter anderem kinetisch, elektrisch, chemisch, als Hitze, Licht, Klang und in Form von Schwingungen. Energie ist auch ein *Potenzial*, das einem Element innewohnt, aber diese Art von Energie gelangt erst zum Ausdruck und wird erst empfunden, wenn eine äußere Störung eintritt, etwa beim Auftreffen eines Photons oder bei der Interaktion mit einer *Differenz*, beispielsweise einer Differenz hinsichtlich der elektrischen Ladung oder der Polarität. Energetische Prozesse spielen während einer Therapie auf der Ebene der Elementarteilchen, die sich als subjektive Empfindungen manifestieren, eine Rolle, beispielsweise in Form von *Veränderungen infolge einer Katharsis*, Aha-Erlebnissen und Phasenübergängen, die durch die vier Phasen des kreativen Zyklus verlaufen.

Es handelt sich um einen energetischen Prozess, der die molekulare Aktivität der Neuronen im Gehirn stimuliert, die dem Bewusstsein und der Kognition zugrunde liegt. Wenn sich im Gehirn (über die Membran eines Axons hinweg) die Ionenladung verändert, entsteht eine Differenz hinsichtlich der (elektrischen) Ladung der Ionen (Debanne 2004, S. 304–316). Dadurch wird ein Prozess eingeleitet, bei dem positiv geladene Natrium-Ionen in das Axon eindringen und dort nicht ganz identisch positiv geladene Kalium-Ionen dazu bringen, das Axon zu verlassen, wodurch ein Energiefluss am Axon entlang hin zur Synapse entsteht. Ist die an der Synapse initiierte Aktivität stark genug, werden Teilchen ausgeschüttet, die in die Synapsenspalte eindringen und über sie hinweg das nächste Neuron erreichen. Fließt die energetische Aktivität weiter von Neuron zu Neuron, entsteht ein anhaltendes *Aktionspotenzial*, das ein neuronales Muster oder ein System von Neuronen erzeugt (Kress a. Mennerick 2009, S. 211–222). Durch dieses Muster neuronalen Feuerns entsteht ein Informationsbezirk, der in einen Gedanken übersetzt wird, welcher dann in unserem Bewusstsein auftaucht (Segev et al. 2016). Wir wissen noch nicht, wie die energetische Aktivität eines Neuronen-Sets zu einem bewussten Gedanken wird (dies ist Chalmers' »Hard Problem«) (Adolphs 2015, S. 173–175), aber genau das geschieht. Bei der Aktivität des Gehirns geht es ausschließlich um Energieströme und die Informationen, die diese Energieströme repräsentieren (Siegel 2015). Der Prozess geht *völlig selbstständig* vonstatten, und wir können ihn nur wahrnehmen, wenn er in etwas übersetzt wird, das wir bewusst erleben können. Für Teile dieses Prozesses ist die Quantenmechanik von grundlegender Bedeutung. Wir wissen nicht genau, wie das geschehen könnte, aber wie schon an früherer Stelle beschrieben. besteht unsere Aufgabe als fördernde Therapeuten in jedem Fall zumindest darin, aufmerksam die emergenten Eigenschaften wahrzunehmen, zu beobachten und in der relationalen Improvisation, die das therapeutische Erlebnis mit unseren Klienten darstellt, zu reagieren.

Die *Quantenqualia* der Gesundheit und des Wohlbefindens

Unsere Eingestimmtheit und Verbundenheit auf der Grundlage sensibler Beobachtung und intuitiven Gewahrseins hilft uns zu erkennen, wann wir die nützlichsten neuronalen Muster und die positivsten somatischen Zustände erleben und wann wir den förderlichsten neuropsychobiologischen Seinszustand aktivieren, in dem wir am besten unsere Aufgaben erfüllen, überleben, uns reproduzieren und gedeihen können. Möglicherweise sind uns tiefere energetische Vorgänge ebenso wenig bewusst wie dem Rotkehlchen das Verhalten verbundener Teilchen. Philosophen, bildende Künstler und Dichter spekulieren seit Jahrtausenden darüber, wie sich diese Idealzustände erkennen lassen. Positivität, Güte, Mitgefühl, Liebe, Gutartigkeit, Stärke, Behagen, Frieden und Wohlbefinden gelten als Indikatoren für den bestmöglichen Seinszustand (Chapman 2011; Tiberius 2006, S. 493–505; Shakespeare 2004). Dies könnten die *Quantenqualia* energetischer Einstimmung in den menschlichen Idealzustand sein. ELR hat vor mehr als zehn Jahren einen Aufsatz mit dem Titel *Art, beauty, and truth* (Kunst, Schönheit und Wahrheit) veröffentlich, der die Möglichkeit der Nutzung der *Qualia* des therapeutischen Erlebens erläutert (Rossi 2004a, S. 10–17). Der Astrophysiker Murray Gell-Mann wusste trotz Konfrontation mit starker Kritik, ob eine seiner Gleichungen korrekt war, weil sie nach seiner Ansicht zu schön war, um falsch sein zu können (Gell-Mann 2007). Was um Himmels willen ist eine »schöne Gleichung«? Ebenso »gut« könnten wir fragen, woher ein Vogel weiß, dass ein Flug im Einklang mit dem Magnetfeld der Erde ihn nach Hause geleiten wird. Woher wissen wir, dass wir mit unserem inneren Selbst verbunden sind, wenn sich unsere Hände völlig selbstständig bewegen? Nach unserer Auffassung gibt es eine Verbindung über unsere *Quantenqualia,* unser subjektives Empfinden der Quantenwelt.

Ist deshalb Einfühlsamkeit gegenüber dem vierphasigen kreativen Zyklus, dem ultradianen Rhythmus und der ultradianen Heilungsreaktion so wichtig? Wissen wir deshalb, dass wir verliebt sind? Wissen wir deshalb, ob es uns gut geht oder ob nicht? Besteht Sinn und Zweck der Psychotherapie darin, die Sensibilität des Klienten gegenüber seinen *Quantenqualia* zu verbessern und den idealen Fluss von Energie und Information auf Molekularebene zu fördern, um die Problemlösungs- und Geist-Körper-Heilungsfähigkeiten zu aktivieren? Können wir gegenüber den sehr kleinen Bewegungen und Veränderungen im Quantenraum sensibilisiert werden, die den Weg weisen und uns zu dem subjektiven Gewahrsein dessen verhelfen, dass wir »in die richtige Richtung fliegen«? Und schließlich: Hilft uns das Verständnis der Quantenfeldtheorie, diese Sensibilität zu entwickeln?

Dies sind die Fragen, über die nachzudenken wir Ihnen empfehlen, so wie wir selbst es tun. Vielleicht ist es nicht notwendig, all dies zu wissen. Vielleicht reicht es aus, dem Gefühl dafür zu vertrauen, was das Beste ist, ohne dass wir die dem zugrunde liegenden Einzelheiten kennen müssen. Wir entlassen Sie mit einem letzten Zitat aus unseren Gesprächen.

RH Es ist schon interessant: Jedes Mal wenn ich etwas über das Leben und die Welt, die mich umgibt, lerne, ist es wie ein Sprung in meinen Randbereich des Wachstums und der Entwicklung. Etwas Neues zu verstehen scheint eine Veränderung in mir zu bewirken, die eine Anziehung oder eine Abstoßung verursacht … Mein Seinszustand wird mit der Energie versehen, die ihn in irgendeiner Hinsicht dazu bringt, in eine Richtung zu fließen … Ich nehme an, dass das bei jedem von uns anders ist. Ernie, es muss merkwürdig sein, mich so weiter reden zu hören nach all den Jahren, in denen du diese erstaunlichen Gedanken entwickelt und all diese Entdeckungen gemacht hast … Du hast so vieles geschaffen, das mich inspiriert hat …

ELR Wir sollten ein Buch darüber schreiben …

Zum Abschluss

Sinn und Zweck Ihrer Ausbildung ist nicht, jede Technik zu erlernen, sondern dass Sie jede Gelegenheit nutzen, die Dinge zu sich heranzuziehen, die einen natürlichen Rhythmus haben, die bei Ihnen auf Resonanz stoßen und die tief in Ihnen etwas ansprechen. Dies alles kann sich im Laufe der Zeit wandeln, wenn neue Dinge in Ihrem Umfeld auftauchen und Ihre Arbeitsweise verändern. Gleich bleiben wird das, worauf Sie hinarbeiten: Ihre Klienten durch Ihre sensible Anteilnahme und Ihre Beziehung zu ihnen zu *befähigen* – statt sie durch die Manipulation und Anleitung, zu der Sie als Experte in der Lage sind, zu gängeln.

Literatur

Abramsky, S. a. B. Coecke (2017): Picturing Quantum Processes: A First Course in Quantum Theory and Diagrammatic Reasoning. New York (Cambridge University Press).

Adolphs, R. (2015): The unsolved problems of neuroscience. *Trends in Cognitive Sciences* 19 (4): 173–175. DOI: http://doi.org/10.1016/j.tics.2015.01.007.

Alcaro, A. a. J. Panksepp (2011): The SEEKING mind: primal neuro-affective substrates for appetitive incentive states and their pathological dynamics in addictions and depression. *Neuroscience and Biobehavioral Reviews* 35 (9): 1805–1820.

Alter, D. S. a. L. I. Sugarman (2017): Reorienting hypnosis education. *American Journal of Clinical Hypnosis* 59: 235–259.

Ambady, N., M. Shih, A. Kim et al. (2001): Stereotype susceptibility in children: effects of identity activation on quantitative performance. *Psychological Science* 12: 385–390.

American Psychiatric Association (2013): Diagnostic and Statistical Manual of Mental Disorders, Fifth Edition (DSM-5). Washington DC (APA).

American Psychological Association Presidential Task Force on Evidence-Based Practice (2006): Evidence-based practice in psychology. *American Psychology* 61 (4): 271–285.

Andersen, M. L. a. S. Tufik (2015): Sleep and the modern society. *Journal of Sleep Disorders and Therapy* 4 (5). DOI: 10.4172/2167-0277.1000e131.

Ardito, R. B. a. D. Rabellino (2011): Therapeutic alliance and outcome of psychotherapy: historical excursus, measurements, and prospects for research. *Frontiers in Psychology* 2: 270.

Aron, E. J. (2004): Revisiting Jung's concept of innate sensitiveness. *Journal of Analytical Psychology* 49 (3): 337–367.

Aronson, J., M. J. Lustina, C. Good et al. (1999): When white men can't do math: necessary and sufficient factors in stereotype threat. *Journal of Experimental Social Psychology* 35: 29–46.

Ashton-Jones, G. a. J. D. Cohen (2005): An integrative theory of locus coeruleus-norepinephrine function: adaptive gain and optimal performance. *Annual Review of Neuroscience* 28: 403–450.

Atkinson, D., S. Iannotti, M. Cozzolino et al. (2010): A new bioinformatics paradigm for the theory, research, and practice of therapeutic hypnosis. *American Journal of Clinical Hypnosis* 53 (1): 27–46.

Backus, M. (2015): Completeness and the ZX-calculus (Diss. Oxford University).

Baggott, J. (2011): The Quantum Story: A History in 40 Moments. New York (Oxford University Press).

Baggott, J. (2015): Origins: The Scientific Story of Creation. New York (Oxford University Press).

Bandura, A. (1977): Self-efficacy: toward a unifying theory of behavioral change. *Psychological Review* 84 (2): 191–215.

Bar-Joseph, Z., A. a. S. Itamar (2012): Studying and modeling dynamic biological processes using time-series gene expression data. *Nature Reviews Genetics* 13: 552–564.

Bateson, G., D. D. Jackson, J. Haley et al. (1956): Towards a theory of schizophrenia. *Behavioral Science* 1 (4): 251–264.

Bauby, J-D. (2009): The Diving-Bell and the Butterfly. London (Fourth Estate).

BBC Four (2019): The Secrets of Quantum Physics. Verfügbar unter https://www.bbc.co.uk/programmes/b04v5vjz [12.11.2020].

Bell, E. (2012): Winning in Baseball and Business: Transforming Little League Into Major League Profits for Your Company. New York (Aviva Publishing).

Berlyne, D. E. (1950): Novelty and curiosity as determinants of exploratory behaviour. *British Journal of Psychology* 41: 68–80.

Berlyne, D. E. (1954): A theory of human curiosity. *British Journal of Psychology* 45: 180–191.

Berne, E. (1970): Games People Play: The Basic Handbook of Transactional Analysis. New York (Ballantine Books), 1996. [dt. (2017): Spiele der Erwachsenen. Psychologie der menschlichen Beziehungen. Reinbek bei Hamburg (Rowohlt), 18. Aufl.].

Berrondo, M. a. M. Sandoval (2016): Defining emergence: learning from flock behavior. Complexity 21 (1): 69–78.

Bertulani, C. A. (2013): Nuclei in the Cosmos. Singapore (World Scientific).

Bilalić, M. a. P. McLeod (2014): Why good thoughts block better ones. *Scientific American* 310 (3): 74–79.

Birren, S. a. E. Marder (2013): Plasticity in the neurotransmitter repertoire. *Science* 340 (6131): 436–437.

Blood, A. J. a. R. J. Zatorre (2001): Intensely pleasurable responses to music correlate with activity in brain regions implicated in reward and emotion. *Proceedings of the National Academy of Sciences of the United States of America* 98 (20): 11818–11823.

Blom, J. H. G. (2017): Pain and attention. Thesis. Twente (University of Twente). DOI: https://doi.org/10.3990/1.9789036542715.

Boeing, G. (2016): Visual analysis of nonlinear dynamical systems: chaos, fractals, self-similarity and the limits of prediction. *Systems* 4 (4): 37.

Bohr, N. (1913): On the constitution of atoms and molecules. *Philosophical Magazine* 26 (6): 1–25. Verfügbar unter http://web.ihep.su/dbserv/compas/src/bohr13/eng.pdf [16.11.2020].

Borenstein, L. (2002): The impact of the therapist's curiosity on the treatment process of children and adolescents. *Child and Adolescent Social Work Journal* 19 (5): 337. DOI: https://doi.org/10.1023/A:1020218413598.

Born, M. u. P. Jordan (1925): Zur Quantenmechanik. *Zeitschrift für Physik* 34: 858–888.

Boring, E. (1950): A History of Experimental Psychology. New York (Appleton-Century-Crofts).

Boyatzis, R. E. (2006): An overview of intentional change from a complexity perspective. *Journal of Management Development* 25 (7): 607–623.

Breit, G. (1932): Dirac's equation and the spin-spin interactions of two electrons. *American Physical Society* 39 (4): 616–624.

Buzsaki, G. a. F. H. Gage (1989): The cholinergic nucleus basalis: a key structure in neocortical arousal. *Experientia Supplementum* 57: 159–171.

Calcagno, J. a. F. Fuentes (2012). What makes us human? Answers from evolutionary anthropology. *Evolutionary Anthropology* 21 (5): 184–194. DOI: https://doi.org/10.1002/evan.21328.

Camazine, S., J.-L. Deneubourg, N. R. Franks et al. (2001): Self-Organization in Biological Systems. Princeton, NJ (Princeton University Press).

Campbell, J. (1990): The Hero's Journey: Joseph Campbell on His Life and Work. (Ed.: P. Cousineau). Novato, CA (New World Library), 2014.

Campbell, J. a. B. Moyers (1991): The Power of Myth, ed. B. S. Flowers. New York (Anchor Publishing).

Carey, T. A., W. Mansell a. S. J. Tai (2014): A biopsychosocial model based on negative feedback and control. *Frontiers in Human Neuroscience* 8: 94. DOI: http:// doi. org/10.3389/fnhum.2014.00094.

Carlson, L., T. L. Beattie, J. Giese-Davis et al. (2015): Mindfulness-based cancer recovery and supportive-expressive therapy maintain telomere length relative to controls in distressed breast cancer survivors. *Cancer* 121 (3): 476–484.

Caves, C., C. Fuchs a. R. Schack (2001): Quantum probabilities as Bayesian probabilities. Verfügbar unter arXiv:quant- ph/0106133v2.pdf [16.11.2020].

Chalmers, D. (1996): Facing up to the problem of consciousness. In: S. Hameroff, A. Kaszniak a. A. Scott (eds.): Toward a Science of Consciousness: The First Tucson Discussions and Debates, 7–28. Cambridge, MA (MIT Press).

Chan, S. (2001): Complex adaptive systems. Verfügbar unter http://web.mit.edu/esd.83/www/notebook/Complex%20Adaptive%20Systems.pdf [16.11.2020].

Chapman, H. M. (2011): Love: a biological, psychological and philosophical study. Verfügbar unter https://digitalcommons.uri.edu/srhonorsprog/254/ [16.11.2020].

Chaudhari, D. (2017): The advertising world hates women who are comfortable in their skin. Verfügbar unter https://feminisminindia.com/2017/01/02/advertising-hates-women-comfortable-skin/ [16.11.2020].

Chaudhary, U., B. Xia, S. Silvoni et al. (2017): Brain-computer interface-based communication in the completely locked-in state. *PLOS Biology* 15 (1): e1002593.

Chetty, S., A. R. Friedman, K. Taravosh-Lahn et al. (2014): Stress and glucocorticoids promote oligodendrogenesis in the adult hippocampus. *Molecular Psychiatry* 19: 1275–1283.

Chiarucci, R., D. Madeo, M. Loffredo et al. (2014): Cross-evidence for hypnotic susceptibility through nonlinear measures on EEGs of non-hypnotized subjects. *Scientific Reports* 4: 5610. DOI: https://doi.org/10.1038/srep05610.

Cheek, D. B. (1994): Hypnosis: The Application of Ideomotor Techniques. Boston, MA (Allyn & Bacon).

Cheung, M., L. Chavez a. J. Onuchic (2004): The energy landscape for protein folding and possible connections to function. *Polymer* 45: 547–555.

Clayton, D. (2013): Genomics of memory and learning in songbirds. *Annual Review of Genomics and Human Genetics* 14: 45–65.

Coecke, B. (2005): Kindergarten quantum mechanics. Verfügbar unter https://arxiv.org/abs/quant-ph/0510032 [16.11.2020].

Coecke, B. (2010): Quantum picturalism. *Contemporary Physics* 51: 59–83. Verfügbar unter: https://arxiv.org/abs/0908.1787 [16.11.2020].

Coecke, B. a. R. Duncan (2011): Interacting quantum observables: categorical algebra and diagrammatics. *New Journal of Physics* 13 (4). DOI: 10.1088/1367-2630/13/4/043016.

Coecke, B. a. A. Kissinger, (2017): Picturing Quantum Processes: A First Course in Quantum Theory and Diagrammatic Reasoning. New York (Cambridge University Press).

Cohen, I., A. Whitman a. J. Budenz (1999): Isaac Newton: The Principia. Mathematical Principles of Natural Philosophy. Berkeley, CA (University of California Press). Verfügbar unter https://www.jstor.org/stable/10.1525/j.ctt9qh28z [16.11.2020].

Cole, S. (2009): Social regulation of human gene expression. *Current Directions in Psychological Science* 18: 132–137.

Cole, S., W. Yan, Z. Galic et al. (2005): Expression-based monitoring of transcription factor activity: the TELiS database. *Bioinformatics* 21: 803–810.

Cole, S., L. Hawkley, J. Arevalo et al. (2007): Social regulation of gene expression in human leukocytes. *Genome Biology* 8: R189–R189.

Cole, S., J. Arevalo, R. Takahashi et al. (2010): Computational identification of gene–social environment interaction at the human IL6 locus. *Proceedings of the National Academy of Sciences of the United States of America* 107: 5681–5686.

Cole, S., L. Hawkley, J. Arevalo et al. (2011): Transcript origin analysis identifies antigen-presenting cells as primary targets of socially regulated gene expression in leukocytes. *Proceedings of the National Academy of Sciences of the United States of America* 108: 3080–3085.

Commissariat, T. (2013): ›Quantum microscope‹ peers into the hydrogen atom. Verfügbar unter https://physicsworld.com/a/quantum-microscope-peers-into-the-hydrogen-atom/ [16.11.2020].

Conger, C. (2008): How food cravings work. Verfügbar unter https://science.howstuffworks.com/innovation/edible-innovations/food-craving.htm [16.11.2020].

Connolly Gibbons, M. B., R. Mack, J. Lee et al. (2014): Comparative effectiveness of cognitive and dynamic therapies for major depressive disorder in a community mental health setting: study protocol for a randomized non-inferiority trial. *BMC Psychology* 2 (1): 47.

Corrigan, P. W. a. A. C. Watson (2002): Understanding the impact of stigma on people with mental illness. *World Psychiatry* 1 (1): 16–20.

Cozolino, L. (2016): The Neuroscience of Human Relationships: Attachment and the Developing Social Brain. New York (W. W. Norton).

Cozolino, L. (2017): The Neuroscience of Psychotherapy: Healing the Social Brain. New York (W. W. Norton).

Cozzolino, M., R. Tagliaferri, S. Castiglione et al. (2014): The creative psychosocial and cultural genomic healing experience: a new top-down epigenomic psychotherapeutic protocol. *International Journal of Psychosocial Genomics: Consciousness and Health Research* 1 (1): 18–25.

Cozzolino, M., A. Cicatelli, V. Fortino et al. (2015): The mind-body healing experience (MHE) is associated with gene expression in human leukocytes. *International Journal of Physical and Social Sciences* 5 (5): 1–31. Verfügbar unter https://www.ijmra.us/2015ijpss_may.php [16.11.2020].

Crease, R. (2010): The Great Equations: Breakthroughs in Science from Pythagoras to Heisenberg. New York (W. W. Norton).

Crease, R. a. C. Mann (1996): The Second Creation. New Brunswick, NJ (Rutgers University Press).

Croizet, J. a. T. Claire (1998): Extending the concept of stereotype threat to social class: the intellectual underperformance of students from low socioeconomic backgrounds. *Personality and Social Psychology Bulletin* 24: 588–594.

Creswell, J., M. Irwin, L. Burklund et al. (2012): Mindfulness-based stress reduction training reduces loneliness and pro-inflammatory gene expression in older adults: a small randomized controlled trial. *Brain, Behavior, and Immunity* 26 (7): 1095–1101. DOI: https://doi.org/10.1016/j.bbi.2012.07.006.

Dantzer, R. (2009): Cytokine, sickness behavior, and depression. *Immunology and Allergy Clinics of North America* 29 (2): 247–264. DOI: https://doi.org/10.1016/j.iac.2009.02.002.

Darwin, C. (1859): The Origin of Species. New York (Bantam Dell), 2008.

Davis, D. M. a. J. A. Hayes (2011): What are the benefits of mindfulness? A practice review of psychotherapy-related research. *Psychotherapy* 48 (2): 198–208.

de Botton, A. (2005): Status Anxiety. London (Penguin).

de Broglie, L. (1970): The reinterpretation of wave mechanics. *Foundations of Physics* 1 (1): 5–15.

de Langhe, B., S. Puntoni a. R. Larrick (2017): Linear thinking in a nonlinear world. Verfügbar unter https://hbr.org/2017/05/linear-thinking-in-a-nonlinear-world [16.11.2020].

de Simone, J. (2006): Reductionist interference-based medicine, i.e. EBM. *Journal of Evaluation in Clinical Practice* 12 (4): 445–449.

Deacon, B. J. a. G. L. Baird (2009): The chemical imbalance explanation of depression: reducing blame at what cost? *Journal of Social and Clinical Psychology* 28 (4): 415–435.

Debanne, D. (2004): Information processing in the axon. *Nature Reviews Neuroscience* 5: 304–316. DOI: https://doi.org/10.1038/nrn1397.

Dehaene, S. (2014): Consciousness and the Brain: How the Brain Codes Our Thoughts. New York (Viking).

Dember, W. N. a. R. W. Earl (1957): Analysis of exploratory, manipulatory, and curiosity behaviors. *Psychological Review* 64: 91–96.

Devlin, M. J., S. Z. Yanovski a. G. T. Wilson (2013): Obesity: what mental health professionals need to know. *American Journal of Psychiatry* 157 (6): 854–866.

Di Bernardo, M. (2010): Natural selection and self- organization in complex adaptive systems. *Rivista di Biologia* 103 (1): 89–110.

Dirac, P. (1928): The Quantum Theory of the Electron. London (Harrison). DOI: https://doi.org/10.1098/rspa.1928.0023.

Dirac, P. (1930): The Principles of Quantum Mechanics. Oxford (Clarendon Press).

Dirac, P. (1978): Directions in Physics. New York (Wiley).

Doxiadis, A. a. B. Mazur (2012): Circles Disturbed: The Interplay of Mathematics and Narrative. Princeton, NJ (Princeton University Press).

Drnevich, J., K. Replogle, P. Lovell et al. (2012): The impact of experience-dependent and independent factors on gene expression in songbird brain. *Proceedings of the National Academy of Sciences of the United States of America* 109: 17245–17252.

Duke University Medical Center (2004): Anger, hostility and depressive symptoms linked to high C-reactive protein levels. Verfügbar unter https://www.sciencedaily.com/releases/2004/09/040922070643.htm [16.11.2020].

Dulcis, D., P. Jimshidi, S. Leutgeb et al. (2013): Neurotransmitter switching in the adult brain regulates behavior. *Science* 340 (6131): 449–453.

Dusek, J., H. Otu, A. Wohlhueter et al. (2008): Genomic counter-stress changes induced by the relaxation response. *PLOS ONE* 3 (7): e2576. DOI: https://doi.org/10.1371/journal.pone.0172845.

Dweck, C. S. (1988): A social-cognitive approach to motivation and personality. *Psychological Review* 95: 256–273.

Ebstein, R. (1997): Saga of an adventure gene: novelty seeking, substance abuse and the dopamine D4 receptor exon III repeat polymorphism. *Molecular Psychiatry* 2: 381–384.

Eisenberger, N. I. a. M. D. Lieberman (2004): Why it hurts to be left out: the neurocognitive overlap between physical and social pain. *Trends in Cognitive Sciences* 8: 294–300.

ENCODE Project Consortium (2012): An integrated encyclopedia of DNA elements in the human genome. *Nature* 489: 57–74.

Engel, G. S., T. R. Calhoun, E. L. Read et al. (2007): Evidence for wavelike energy transfer through quantum coherence in photosynthetic systems. *Nature* 446: 782–786. DOI: https://doi.org/10.1038/nature05678.

Engel, S. (2013): The case for curiosity. Educational Leadership. *Creativity Now* 70 (5): 36–40.

Enz, C. P. (1983): Heisenberg's applications of quantum mechanics (1926–33) or the settling of the new land. *Helvetica Physica Acta* 56 (5): 993–1001.

Erickson, M. H. (1964): The burden of responsibility in effective psychotherapy. *American Journal of Clinical Hypnosis* 6 (3): 269–271.

Erickson, M. H. (2008–2015): The Collected Works of Milton H. Erickson, M. D. (Eds.: E. L. Rossi, R. Erickson-Klein a. K. L. Rossi). 16 vols. Phoenix, AZ (Milton H. Erickson Foundation).

Erickson, M. H. a. E. L. Rossi (1979): Hypnotherapy: An Exploratory Casebook. New York (Irvington Publishers).

Erickson, M. H. a. E. L. Rossi (1981a): Experiencing Consciousness: Therapeutic Approaches to Altered States. New York (Irvington Publishers).

Erickson, M. H. a. E. L. Rossi (1981b): Electronic monitoring of catalepsy: a two-factor theory of hypnotic experience. In: E. L. Rossi, R. Erickson-Klein a. K. L. Rossi (eds.): M. H. Erickson. The Collected Works of Milton H. Erickson. Volume 12: Experiencing Hypnosis: Therapeutic Approaches to Altered States, S. 63–65. Phoenix, AZ (Milton H. Erickson Foundation Press), 2014.

Erickson, M. H. a. E. L. Rossi (2006): The Complete Works of Milton H. Erickson, M. D. on Therapeutic Hypnosis, Psychotherapy and Rehabilitation. The Neuroscience Edition. E. L. Rossi, R. Erickson-Klein a. K. L. Rossi (eds.). 8 vols. Phoenix, AZ (Milton H. Erickson Foundation Press).

Fadiga, L., L. Fogassi, G. Pavesi et al. (1995): Motor facilitation during action observation: a magnetic stimulation study. *Journal of Neurophysiology* 73: 2608–2611.

Fedak, W. a. J. Prentis (2009): The 1925 Born and Jordan paper »On quantum mechanics.« *American Journal of Physics* 77 (2): 128–139.

Feistel, R. a. R. Eberling (2011): The Physics of Self- Organization and Evolution. Weinheim (Wiley-VCH).

Festinger, L. (1957): A Theory of Cognitive Dissonance. New York (Basic Books).

Fickler, R., M. Krenn, R. Lapkiewicz et al. (2013): Real-time imaging of quantum entanglement. *Scientific Reports* 3: Article 1914.

Fine, A. (1993): Einstein's interpretations of the quantum theory. *Science in Context* 6 (1): 257–273. DOI: https://doi.org/10.1017/S026988970000137X.

Foa, E., J. Cohen, T. Keane et al. (2008): Effective Treatments for PTSD: Practice Guidelines from the International Society for Traumatic Stress Studies. New York (Guilford Press).

Frankl, V. (1958): Man's Search for Meaning. Boston, MA (Beacon Press), 2006.

Frantz, C. M., A. J. C. Cuddy, M. Burnett et al. (2004): A threat in the computer: the race implicit association test as a stereotype threat experience. *Personality and Social Psychology Bulletin* 30: 1611–1624.

Fredrickson, B. (2001): The role of positive emotions in positive psychology: the broaden-and-build theory of positive emotions. *American Psychologist* 56 (3): 218–226.

Fredrickson, B. (2004): The broaden-and-build theory of positive emotions. Philosophical Transactions of the Royal Society B: *Biological Sciences* 359: 1367–1377.

Fredrickson, B. (2005): The broaden-and-build theory of positive emotions. In: F. A. Huppert, N. Baylis a. B. Keverne (eds.): The Science of Well-Being. Oxford (Oxford University Press), S. 216–239. DOI: 10.1093/acprof:oso/9780198567523.003.0008.

Fried, R. G. (2013): Nonpharmacologic management of psychodermatologic conditions. *Seminars in Cutaneous Medicine and Surgery* 32 (2): 119–125.

Fuchs, C. (2001): Quantum foundations in the light of quantum information. Verfügbar unter https://arxiv.org/abs/quant-ph/0106166 [16.11.2020].

Fuchs, C. (2010): QBism, the perimeter of quantum Bayesianism. Vefügbar unter https://arxiv.org/abs/1003.5209 [16.11.2020].

Fuchs, C. (2011): Coming of Age with Quantum Information: Notes on a Paulian Idea. Cambridge (Cambridge University Press).

Fuchs, C. (2012): Interview with a Quantum Bayesian. Verfügbar unter https://arxiv.org/abs/1207.2141 [16.11.2020].

Fuchs, C., N. Mermin a. R. Schack (2013a): An Introduction to QBism with an application to the locality of quantum mechanics. Verfügbar unter https://arxiv.org/abs/1311.5253 [16.11.2020].

Fuchs, C. a. J. Schack (2013b): Quantum-Bayesian coherence: the no-nonsense version. Verfügbar unter https://arxiv.org/abs/1301.3274 [16.11.2020].

Galea, S., M. Riddle a. G. A. Kaplan (2010): Causal thinking and complex system approaches in epidemiology. *International Journal of Epidemiology* 39 (1): 97–106.

Gallagher, M. W. a. S. J. Lopex (2007): Curiosity and well-being. *Journal of Positive Psychology* 2 (4): 236–248.

Gane, S., D. Georganakis, K. Maniati et al. (2013): Molecular vibration-sensing component in human olfaction. *PLOS ONE* 8 (1): e55780. DOI: https://doi.org/10.1371/journal.pone.0055780.

Gatchel, R. J. (2004): Comorbidity of chronic pain and mental health disorders: the biopsychosocial perspective. *American Psychologist* 59 (8): 795–805.

Gell-Mann, M. (1994): The Quark and the Jaguar: Adventures in the Simple and Complex. New York (Freeman).

Gell-Mann, M. (2007): Beauty, truth and ... physics. Verfügbar unter https://www.ted.com/talks/murray_gell_mann_beauty_truth_and_physics?language=de [16.11.2020].

Gide, A. (1925): Les faux-monnayeurs [The Counterfeiters]. Harmondsworth (Penguin), 1990.

Ginsberg, K. R. (2007): The importance of play in promoting healthy child development and maintaining strong parent–child bonds. Pediatrics, 119 (1). Verfügbar unter https://doi.org/10.1542/peds.2006-2697 [16.11.2020].

Greene, B. (2011): NOVA: The Fabric of the Cosmos. Verfügbar unter https://www.pbs.org/wgbh/nova/series/the-fabric-of-the-cosmos/ [16.11.2020].

Grant, A. (2015): Confirmed: quantum mechanics is weird. Verfügbar unter https://www.sciencenews.org/blog/science-ticker/confirmed-quantum-mechanics-weird [16.11.2020].

Grens, K. (2013a): Feeding time. Verfügbar unter https://www.the-scientist.com/the-literature/feeding-time-39853 [16.11.2020].

Grens, K. (2013b): Out of sync. Verfügbar unter https://www.the-scientist.com/features/out-of-sync-38762 [16.11.2020].

Grodzinsky, Y. a. I. Nelken (2014): The neural code that makes us human. *Science* 343: 978–979.

Gruber, M. J., B. D. Gelman a. C. Ranganath (2014): States of curiosity modulate hippocampus-dependent learning via the dopaminergic circuit. *Neuron* 84 (2): 486–496.

Gunaratne, P., Y. Lin, A. Bemham et al. (2011): Song exposure alters the profile of microRNAs in the zebra finch auditory forebrain. *BMC Genomics* 12: 277.

Hameroff, S. a. R. Penrose (1996): Orchestrated reduction of quantum coherence in brain microtubules: a model for consciousness. In: S. Hameroff, A. Kaszniak a. A. Scott (eds.): Toward a Science of Consciousness: The First Tucson Discussions and Debates. Cambridge (MIT Press), S. 507–540.

Hamish, G., H. G. Hiscock, S. Worster et al. (2016): The quantum needle of the avian magnetic compass. *Proceedings of the National Academy of Sciences of the United States of America* 113 (17): 4634–4639.

Hanle, P. A. (1977): Erwin Schrödinger's reaction to Louis de Broglie's thesis on the quantum theory. *Isis* 68 (4): 606–609. DOI: https://doi.org/10.1086/351880.

Hanson, N. R. (1959): Copenhagen Interpretation of quantum theory. *American Journal of Physics* 27 (1). DOI: http://dx.doi.org/10.1119/1.1934739.

Hardesty, L. (2010): Explained: linear and nonlinear systems. Verfügbar unter https://news.mit.edu/2010/explained-linear-0226 [16.11.2020].

Harrison, L. A., C. M. Stevens, A. N. Monty et al. (2006): The consequences of stereotype threat on the academic performance of white and non-white lower income college students. *Social Psychology of Education* 9: 341–357.

Harrison, N. A., L. Brydon, C. Walker et al. (2009): Inflammation causes mood changes through alterations in subgenual cingulate activity and mesolimbic connectivity. *Biological Psychiatry* 66 (5): 407–414.

Hatcher, R. L. (2015): Interpersonal competencies: responsiveness, technique, and training in psychotherapy. *American Psychologist* 70 (8): 747–757.

Heisenberg, W. (1927): The physical content of quantum kinematic and mechanics: principle of indeterminism. In: J. Wheeler a. W. Zurek (eds.): Quantum Theory and Measurement. Princeton (Princeton University Press), pp. 62–84, 1983.

Helmholtz, H. von (1896): Vorträge und Reden. Brunswick (Friedrich Viewig und Sohn).

Hendry, J. (1980): The development of attitudes to the wave-particle duality of light and quantum theory, 1900–1920. *Annals of Science* 37 (1): 59–79.

Herman, S. M. (1998): The relationship between therapist–client modality similarity and psychotherapy outcome. *Journal of Psychotherapy Practice and Research* 7 (1): 56–64.

Heunen, C., M. Sadrzadeh a. E. Grefenstette (2013): Quantum Physics and Linguistics: A Compositional, Diagrammatic Discourse. New York (Oxford University Press).

Hill, R. (2006): How the »Real World« is Driving Us Crazy! Solving the Winner/Loser World Problem. Sydney (Hill & Hill).

Holland, J. (2012): Signals and Boundaries: Building Blocks for Complex Adaptive Systems. Cambridge, MA (MIT Press).

Holtmeier, W. a. D. Kabelitz (2005): Gamma delta T cells link innate and adaptive immune responses. *Chemical Immunology and Allergy* 86: 151–183.

Hope, A. E. a. L. I. Sugarman (2015): Orienting hypnosis. *American Journal of Clinical Hypnosis* 57 (3): 212–229.

Hopps, J., G. E. Pinderhughes a. R. Shankar (1995): The Power to Care: Clinical Practice Effectiveness with Overwhelmed Clients. New York (Free Press).

Hornung, J. P. (2003): The human raphe nuclei and the serotonergic system. *Journal of Chemical Neuroanatomy* 26 (4): 331–343.

Hoyt, M. F. a. M. Talmon (2014): Capturing the Moment: Single Session Therapy and Walk-In Services. Carmarthen (Crown House Publishing).

Humble, M. B. (2010): Vitamin D, light and mental health. *Journal of Photochemistry and Photobiology B: Biology* 101 (2): 142–149.

Huth, A. G., W. A. de Heer, T. L. Griffiths et al. (2016): Natural speech reveals the semantic maps that tile the human cerebral cortex. *Nature* 532: 453–458.

Iacoboni, M. (2007): Face to face: the neural basis of social mirroring and empathy. *Psychiatric Annals* 37 (4): 236–241.

Iacoboni, M. (2008): Mirroring People: The Science of Empathy and How We Connect with Others. New York (Farrar, Straus and Giroux).

Insel, T. (2009): Disruptive insights in psychiatry: transforming a clinical discipline. *Journal of Clinical Investigation* 119 (4): 700–705.

Insel, T. (2010): Faulty circuits. *Scientific American* 302 (4): 44–51.

Insel, T. (2012): Next-generation treatments for mental disorders. *Science Translational Medicine* 4 (155). DOI: 10.1126/scitranslmed.3004873.

Irwin, M. a. K. Vedhara (2005): Human Psychoneuroimmunology. New York (Oxford University Press).

Jaenisch, R. a. A. Bird (2003): Epigenetic regulation of gene expression: how the genome integrates intrinsic and environmental signals. *Nature Genetics Review* 33: 245–254.

Jamieson, G. a. A. Burgess (2014): Hypnotic induction is followed by state-like changes in the organization of EEG functional connectivity in the theta and beta frequency bands in high-hypnotically susceptible individuals. *Frontiers in Human Neuroscience* 8: 528. DOI: https://doi.org/10.3389/fnhum.2014.00528.

Jempa, M., R. G. Verdonschot, H. van Steenbergen et al. (2012): Neural mechanisms underlying the induction and relief of perceptual curiosity. *Frontiers in Behavioral Neuroscience* 6: 5. DOI: https://doi.org/10.3389/fnbeh.2012.00005.

Jeong, H., Y. Lim a. M. Kim (2014): Coarsening measurement references and the quantum-to-classical transition. *Physical Review Letters* 112. DOI: https://doi.org/10.1103/PhysRevLett.112.010402.

Jorgensen, R. A. (2011): Epigenetics: biology's quantum mechanics. *Frontiers in Plant Science* 2: 10. DOI: https://doi.org/10.3389/fpls.2011.00010.

Kang, M. J., M. Hsu, I. M. Krajbich et al. (2008): The hunger for knowledge: neural correlates of curiosity. Verfügbar unter https://www.semanticscholar.org/paper/

The-Hunger-for-Knowledge-%3A-Neural-Correlates-of-Kang-Hsu/43b06df4bcef7435a12e22dc8bbfb9891e3e3bf7#references [16.11.2020].

Kawamoto, T., M. Ura a. K. Hiraki (2017): Curious people are less affected by social rejection. *Personality and Individual Differences* 105: 264–267.

Kellogg, R. (2013): The Making of the Mind: The Neuroscience of Human Nature. New York (Prometheus Books).

Kidd, C. a. B. Y. Hayden (2015): The psychology and neuroscience of curiosity. *Neuron* 88 (3): 449–460. DOI: http://doi.org/10.1016/j.neuron.2015.09.010.

Kirsch, I. (2001): The response set theory of hypnosis: expectancy and physiology. *American Journal of Clinical Hypnosis* 44 (1): 69–73.

Klauber, R. (2015): Student Friendly Quantum Field Theory: Basic Principles and Quantum Electrodynamics. Fairfield (Sandtrove Press).

Kleitman, N. (1957): Sleep, wakefulness, and consciousness. *Psychological Bulletin* 54: 354–359.

Kleitman, N. (1982): Basic rest–activity cycle – 22 years later. *Journal of Sleep Research & Sleep Medicine* 5 (4): 311–317.

Knutson, B., C. M. Adams, G. W. Fong et al. (2001): Anticipation of increasing monetary reward selectively recruits nucleus accumbens. *Journal of Neuroscience* 21 (RC159): 1–5.

Koenig, A. M. a. A. H. Eagly (2005): Stereotype threat in men on a test of social sensitivity. *Sex Roles* 52: 489–496.

Kolb, D. A., R. E. Boyatzis a. C. Mainemelis (2000): Experiential learning theory: previous research and new directions. In: R. J. Sternberg a. L. F. Zhang (eds.): Perspectives on Cognitive, Learning, and Thinking Styles. Mahwah (Lawrence Erlbaum), S. 227–248.

Kolcaba, K. (2003): Comfort Theory and Practice: A Vision for Holistic Health Care and Research. New York (Springer).

Koopmans, M. (2014): Change, self-organization and the search for causality in educational research and practice. *Complicity: An International Journal of Complexity and Education* 11 (1): 20–39.

Krauss, L. M. (2011): Quantum Man: Richard Feynman's Life in Science. New York (W. W. Norton).

Kress, G. J. a. S. Mennerick (2009): Action potential initiation and propagation: upstream influences on neurotransmission. *Neuroscience* 158 (1): 211–222. DOI: http://doi.org/10.1016/j.neuroscience.2008.03.021.

Kwek, G. (2012): Death of the Angel of The Gap: the man who saved the suicidal from themselves. Verfügbar unter https://www.smh.com.au/national/nsw/death-of-the-angel-of-the-gap-the-man-who-saved-the-suicidal-from-themselves-20120514-1ymle.html [16.11.2020].

Lambert, M. J. a. D. E. Barley (2001): Research summary on the therapeutic relationship and psychotherapy outcome. *Psychotherapy: Theory, Research, Practice, Training* 38 (4): 357–361.

Lancaster, T. a. S. Blundell (2014): Quantum Field Theory for the Gifted Amateur. New York (Oxford University Press).

Leslie, M. (2013): NIH effort gambles on mysterious extracellular RNAs. *Science* 341: 947.

Lavretsky, H., E. S. Epel, P. Siddarth et al. (2013): A pilot study of yogic meditation for family dementia caregivers with depressive symptoms: effects on mental health, cognition, and telomerase activity. *International Journal of Geriatric Psychiatry* 28 (1): 57–65.

Levsky, J., S. Shenoy, C. Pezo et al. (2002): Single-cell gene expression profiling. *Science* 27: 836–840.

Lichtenberg, P., R. Bachner-Melman, I. Gritsenko et al. (2000): Exploratory association study between catechol-o-methyltransferase (COMT) high/low enzyme activity polymorphism and hypnotizability. *American Journal of Medical Genetics* 96: 771–774.

Lichtenberg, P., R. Bachner-Melman, R. Ebstein et al. (2004): Hypnotic susceptibility: multidimensional relationships with Cloninger's Tridimensional Personality Questionnaire, COMT polymorphisms, absorption, and attentional characteristics. *International Journal of Clinical and Experimental Hypnosis* 52: 47–72.

Lifshitz, M. a. A. Raz (2012): Hypnosis and meditation: vehicles for attention and suggestion. *Journal of Mind–Body Regulation* 2 (1): 3–11.

Litman, J. A. (2005): Curiosity and the pleasures of learning: wanting and liking new information. *Cognition and Emotion* 19 (6): 793–814.

Litman, J. A. a. T. L. Jimerson (2004): The measurement of curiosity as a feeling-of-deprivation. *Journal of Personality Assessment* 82: 147–157.

Lloyd, D. a. E. L. Rossi (1992): Ultradian Rhythms in Life Processes: An Inquiry into Fundamental Principles of Chronobiology and Psychobiology. New York (Springer).

Lloyd, D. a. E. L. Rossi (2008): Ultradian Rhythms from Molecules to Mind: A New Vision of Life. New York (Springer).

Loewenstein, G. (1994): The psychology of curiosity: a review and reinterpretation. *Psychological Bulletin* 116 (1): 75–98.

Loewenstein, W. (1999): The Touchstone of Life: Molecular Information, Cell Communication, and the Foundations of Life. New York (Oxford University Press).

Loewenstein, W. (2013): Physics in Mind: A Quantum View of the Brain. New York (Basic Books).

Looper, K. J. a. L. J. Kirmaye (2002): Behavioral medicine approaches to somatoform disorders. *Journal of Consulting and Clinical Psychology* 70 (3): 810–827.

Lull, M. E. a. M. L. Block (2010): Microglial activation and chronic neurodegeneration. *Neurotherapeutics* 7 (4): 354–365. DOI: https://doi.org/10.1016/j.nurt.2010.05.014.

Luzupone, C. A., J. I. Stonbaugh, J. I. Gordon et al. (2012): Diversity, stability and resilience of the human gut microbiota. *Nature* 489: 220–230. DOI: https://doi.org/10.1038/nature11550.

Marks-Tarlow, T. (2008): Psyche's Veil: Psychotherapy, Fractals and Complexity. Abingdon/New York (Routledge).

Maslow, A. (1968): Toward a Psychology of Being. New York (Van Nostrand Reinhold).

Mazzoni, G., A. Venneri, W. McGeown et al. (2013): Neuroimaging resolution of the altered state hypothesis. *Cortex* 49 (2): 400–410.

McFadden, J. (2000): Quantum Evolution. How Physics' Weirdest Theory Explains Life's Biggest Mystery. New York (W. W. Norton).

McFadden, J. a. J. Al-Khalili (2014). Life on the Edge: The Coming of Age of Quantum Biology. New York (Crown).

McGilchrist, I. (2009): The Master and his Emissary: The Divided Brain and the Making of the Western World. London (Yale University Press).

Mednick, S. a. M. Ehrman (2006): Take a Nap! Change Your Life. New York (Workman Publishing).

Merali, Z. (2015): Quantum physics: what is really real? *Nature News* 521 (7552): 278–280. Verfügbar unter https://www.nature.com/news/quantum-physics-what-is-really-real-1.17585 [16.11.2020].

Miller, S. D., B. L. Duncan, J. Brown et al. (2006): Using formal client feedback to improve retention and outcome: making ongoing, real-time assessment feasible. *Journal of Brief Therapy* 5 (1): 5–22.

Miller, S. D., M. A. Hubble, D. L. Chow et al. (2013): The outcome of psychotherapy: yesterday, today, and tomorrow. *Psychotherapy* 50 (1): 88–97.

Milojevich, H. M. a. A. F. Lukowski (2016): Sleep and mental health in undergraduate students with generally healthy sleep habits. *PLOS ONE* 11 (6): e0156372.

Morell, V. (2014): When the bat sings. *Science* 344: 1334–1337.

Morello, A. (2014): The quantum world around you. Verfügbar unter https://www.youtube.com/watch?v=tnfur3fqklc&list=PLqSkUknJXoS9olTYuJ5SOl1D6pbza-PuWx [16.11.2020].

Moret, C. a. M. Briley (2011): The importance of norepinephrine in depression. *Neuropsychiatric Disease and Treatment* 7 (Suppl. 1): 9–13. DOI: https://doi.org/10.2147/ndt.s19619.

Morsella, E. a. T. A. Poehlman (2013): The inevitable contrast: conscious vs. unconscious processes in action control. *Frontiers in Psychology* 4: 590. DOI: https://doi.org/10.3389/fpsyg.2013.00590.

Mueller, D. L. (2003): Tuning the immune system: competing positive and negative feedback loops. *Nature Immunology* 4: 210–211. DOI: https://doi.org/10.1038/ni0303-210.

Nave, R. (2016): HyperPhysics. Verfügbar unter: http://hyperphysics.phy-astr.gsu.edu/hbase/hframe.html [16.11.2020].

Nicolis, G. a. I. Prigogine (1989): Exploring Complexity: An Introduction. New York (W. H. Freeman).

Olander, D. (2007): General Thermodynamics. Boca Raton (CRC Press).

Ornish, D., J. Lin, J. Daubenmier et al. (2008): Increased telomerase activity and comprehensive lifestyle changes: a pilot study. *The Lancet Oncology* 9 (11): 1048–1057. DOI: doi:10.1016/ S1470-2045(08)70234-1.

Ornish, D., J. Lin, J. Daubenmier et al. (2013): Effect of comprehensive lifestyle changes on telomerase activity and telomere length in men with biopsy-proven low-risk prostate cancer: 5-year follow-up of a descriptive pilot study. *The Lancet Oncology* 14 (11): 1112–11120. DOI: doi:http:// dx.doi.org/10.1016/S1470-2045(13)70366-8.

Otto, R. (1923): The Idea of the Holy: An Inquiry into the Non-Rational Factor in the Idea of the Divine and its Relation to the Rational, tr. J. W. Harvey. New York (Oxford University Press), 1950.

Pais, A. (1979): Einstein and the quantum theory. *Reviews in Modern Physics* 51 (4): 863–914.

Pais, A. (1982): Max Born's statistical interpretation of quantum mechanics. *Science* 218 (4578): 1193–1198.

Panksepp, J. (2010): Affective neuroscience of the emotional BrainMind: evolutionary perspectives and implications for understanding depression. *Dialogues in Clinical Neuroscience* 12 (4): 533–545.

Pascale, R. T., M. Millemann a. L. Gioja (2001): Surfing the Edge of Chaos: The Laws of Nature and the New Laws of Business. New York (Three Rivers Press).
Peil, K. T. (2014): Emotion: the self-regulatory sense. *Global Advances in Health and Medicine* 3 (2): 80–108. DOI: http://doi.org/10.7453/gahmj.2013.058.
Pekala, R., V. Kumar, R. Maurer et al. (2010): Suggestibility, expectancy, trance state effects, and hypnotic depth. I: Implications for understanding hypnotism. *American Journal of Clinical Hypnosis* 52 (4): 275–290.
Penrose, R. (2004): The Road to Reality: A Complete Guide to the Laws of the Universe. New York (Knopf).
Planck, M. (1909): On the law of distribution of energy in the normal spectrum. *Annalen der Physik* 4: 553.
Plato (1968): The Republic of Plato, tr. A. Bloom. New York (Basic Books).
Poincaré, H. (1908/2000): Mathematical creation [reprinted from Science et méthode]. *Resonance* 5 (2): 85–94.
Pollard, K., S. Salama, N. Lambert et al. (2006): An RNA gene expressed during cortical development evolved rapidly in humans. *Nature* 443 (7108): 167–172.
Pollard, K. (2012): The genetics of humanness. *Evolutionary Anthropology* 21 (5): 184.
Ravitz, L. J. (1950): Electrometric correlates of the hypnotic state. *Science* 112: 341–342.
Ravitz, L. J. (1951): Standing potential correlates of hypnosis and narcosis. AMA Archives of Neurology and Psychiatry 65 (4): 413–436. DOI: 10.1001/archneurpsyc.1951.02320040003001.
Ravitz, L. J. (1962): History, measurement and applicability of periodic changes in the electromagnetic field in health and disease. *American Archives of New York Science* 98: 1144–1201.
Ravitz, L. J. (2002): Electrodynamic Man: Electromagnetic Field Measurements in Biology, Medicine, Hypnosis and Psychiatry. Danbury (Routledge).
Reese, E. (2013): Fathers and family storytelling: a natural fit. Verfügbar unter https://www.psychologytoday.com/intl/blog/tell-me-story/201306/fathers-and-family-storytelling-natural-fit [16.11.2020].
Rizzolatti, G. a. L. Craighero (2004): The mirror neuron system. *Annual Review of Neuroscience* 27: 169–192.
Rizzolatti, G. a. C. Sinigaglia (2008): Mirrors in the Brain: How our Minds Share Actions and Emotions. New York (Oxford University Press).
Rogers, C. R. (1957a): A note on the »nature of man.« *Journal of Counseling Psychology* 4 (3): 199–203.
Rogers, C. R. (1957b): The necessary and sufficient conditions of therapeutic personality change. *Journal of Consulting Psychology* 21 (2): 95–103.
Rogers, C. R. (2007): The necessary and sufficient conditions of therapeutic personality change. *Psychotherapy: Theory, Research, Practice, Training* 44 (3): 240–248.
Rohrlich, F. (1987): Schrödinger and the interpretation of quantum mechanics. *Foundations of Physics* 17 (12): 1205–1220.
Romero, E., R. Augulis, V. I. Novoderezhkin et al. (2014): Quantum coherence in photosynthesis for efficient solar-energy conversion. *Nature Physics* 10: 676–682. DOI: https://doi.org/10.1038/nphys3017.
Rosen, J. (2004): Encyclopedia of Physics. New York (Facts on File).
Rosenberg, T., S. Gal-Ben-Ari, D. C. Dieterich et al. (2014): The roles of protein expression in synaptic plasticity and memory consolidation. *Frontiers in Molecular Neuroscience* 7: 86. DOI: https://doi.org/10.3389/fnmol.2014.00086.

Rosenfeld, B. D. (1992): Court ordered treatment of spouse abuse. *Clinical Psychology Review* 12 (2): 205–226.
Rossi, E. L. (1967): Game and growth: two dimensions of our psychotherapeutic zeitgeist. *Journal of Humanistic Psychology* 7 (2): 139–154.
Rossi, E. L. (1968): The breakout heuristic: a phenomenology of growth therapy with college students. *Journal of Humanistic Psychology* 8 (1): 16–28.
Rossi, E. L. (1982): Hypnosis and ultradian cycles: a new state(s) theory of hypnosis? American *Journal of Clinical Hypnosis* 25: 21–32.
Rossi, E. L. (1987): From mind to molecule: a state- dependent memory, learning, and behavior theory of mind–body healing. *Advances* 4 (2): 42–60.
Rossi, E. L. (1988a): Perspectives: consciousness and the new quantum psychologies. *Psychological Perspectives* 19 (1): 4–13.
Rossi, E. L. (1988b): Beyond relativity and quantum theory: an interview with David Bohm. *Psychological Perspectives* 19 (1): 25–43.
Rossi, E. L. (1988c): Perspectives: a mind-gene connection: *Psychological Perspectives* 19 (2): 212–221.
Rossi, E. L. (1988d): Non-locality in physics and psychology: an interview with John Stewart Bell. *Psychological Perspectives* 19 (2): 294–319.
Rossi, E. L. (1992): The wave nature of consciousness. In: J. K. Zeig (ed.): The Evolution of Psychotherapy: The Second Conference. New York (Routledge), 216–238.
Rossi, E. L. (1993 [1986]): The Psychobiology of Mind-Body Healing: New Concepts of Therapeutic Hypnosis. New York (W. W. Norton).
Rossi, E. L. (1996): The Symptom Path to Enlightenment: The New Dynamics of Self-Organization in Hypnotherapy. An Advanced Manual for Beginners. (Ed.: K. L. Rossi). Los Osos (Palisades Gateway Press).
Rossi, E. L. (1997a): The Feigenbaum Scenario in a unified science of life and mind. *World Futures* 50: 633–645.
Rossi, E. L. (1997b): The symptom path to enlightenment: the psychobiology of Jung's constructive method. *Psychological Perspectives* 36: 68–84.
Rossi, E. L. (1998a [1972]): Dreams and the Growth of Personality. Los Osos (Palisades Gateway Press).
Rossi, E. L. (1998b): The Feigenbaum Scenario as a model of conscious information processing. *Biosystems* 40: 1–10.
Rossi, E. L. (1999): The co-creative dynamics of dreams, consciousness and choice. *Psychological Perspectives* 38: 116–127.
Rossi, E. L. (2000 [1972]): Dreams, Consciousness, Spirit: The Quantum Experience of Self-Reflection and Co-Creation. New York (Zeig, Tucker, Theisen).
Rossi, E. L. (2002a): A conceptual review of the psychosocial genomics of expectancy and surprise: neuroscience perspectives about the deep psychobiology of therapeutic hypnosis. *American Journal of Clinical Hypnosis* 45 (2): 103–118.
Rossi, E. L. (2002b): The Psychobiology of Gene Expression: Neuroscience and Neurogenesis in Hypnosis and the Healing Arts. New York (W. W. Norton).
Rossi, E. L. (2002c): Psychosocial genomics: gene expression, neurogenesis, and human experience in mind-body medicine. *Advances in Mind-Body Medicine* 18 (2): 22–30.
Rossi, E. L. (2004a): Art, beauty, and truth: the psychosocial genomics of consciousness, dreams, and brain growth in psychotherapy and mind-body healing. *Annals of the American Psychotherapy Association* 7 (3): 10–17.

Rossi, E. L. (2004b): A Discourse with Our Genes: The Psychosocial and Cultural Genomics of Therapeutic Hypnosis and Psychotherapy. Phoenix (Zeig, Tucker and Theisen).

Rossi, E. L. (2004c): Gene expression and brain plasticity in stroke rehabilitation: a personal memoir of mind-body healing dreams. *American Journal of Clinical Hypnosis* 46 (3): 215–227.

Rossi, E. L. (2005): Einstein's eternal mystery of epistemology explained: the four-stage creative process in art, science, myth, and psychotherapy. *Annals of the American Psychotherapy Association* 8: 4–11.

Rossi, E. L. (2007): The Breakout Heuristic: The New Neuroscience of Mirror Neurons, Consciousness and Creativity in Human Relationships. The Selected Papers of Ernest Lawrence Rossi, Vol. 1. Phoenix (Milton H. Erickson Foundation Press).

Rossi, E. L. (2012): Creating Consciousness: How Therapists Can Facilitate Wonder, Wisdom, Truth and Beauty. The Selected Papers of Ernest Lawrence Rossi, Vol. 2. Phoenix (Milton H. Erickson Foundation Press).

Rossi, E. L. a. D. B. Cheek (1988): Mind–Body Therapy: Methods of Ideodynamic Healing in Hypnosis. New York (W. W. Norton).

Rossi, E. L. a. B. Lippincott (1992): The wave nature of being: ultradian rhythms and mind–body communication. In: D. Lloyd a. E. L. Rossi (eds.): Ultradian Rhythms in Life Processes: A Fundamental Inquiry into Chronobiology and Psychobiology. New York (Springer), S. 371–402.

Rossi, E. L. a. D. Nimmons (1991): The Twenty- Minute Break: The Ultradian Healing Response. Los Angeles (Jeremy Tarcher) [dt. (1993): 20 Minuten Pause. Wie Sie körperlichen und seelischen Zusammenbruch verhindern können. Paderborn (Junferman), 7. Aufl. 2013.]

Rossi, E. L. a. K. L. Rossi (2008a): The New Neuroscience of Psychotherapy, Therapeutic Hypnosis and Rehabilitation: A Creative Dialogue with Our Genes. Los Osos.

Rossi, E. L., S. Iannotti, M. Cozzolino et al. (2008b): A pilot study of positive expectations and focused attention via a new protocol for therapeutic hypnosis assessed with DNA microarrays: the creative psychosocial genomic healing experience. Sleep and Hypnosis: *An International Journal of Sleep, Dream, and Hypnosis* 10 (2): 39–44.

Rossi, E. L. a. K. L. Rossi (2011): Decoding the Chalmers hard problem of consciousness: qualia of the molecular biology of creativity and thought. *Journal of Cosmology* 14. http://journalofcosmology.com/Consciousness126.html. Reprinted in: R. Penrose, S. Hameroff a. S. Kak (eds.) (2011): Consciousness and the Universe: Quantum Physics, Evolution, Brain, and Mind. Cambridge (Cosmology Science Publishers), S. 210–227.

Rossi, E. L. a. K. L. Rossi (2012): Creating New Consciousness in Everyday Life: The Psychosocial Genomics of Self-Creation [E-Book]. Malibu, CA (Palisades Gateway Publishing).

Rossi, E. L. a. K. L. Rossi (2014a): An evolutionary RNA/DNA psychogenomic theory of the transformations of consciousness: the quest for therapeutic mind/gene search algorithms. *International Journal for Transformations of Consciousness* 1: 1–20.

Rossi, E. L. a. K. L. Rossi (2014b): Quantum perspectives of consciousness, cognition and creativity: the Dirac equation in a new contour integral model of brain plasticity. Journal of Applied & Computational Mathematics 3 (6): 183. DOI: 10.4172/2168-9679.1000183.

Rossi, E. L. a. K. L. Rossi (2015): Optimizing the human condition with psychosocial genomic star maps: implicit processing heuristics in the 4-stage creative cycle. *International Journal of Psychosocial Genomics: Consciousness and Health Research* 1 (2): 5–17.

Rossi, E. L. a. K. L. Rossi (2016a): How quantum field theory optimizes neuropsychotherapy. *The Neuropsychotherapist* 4 (4): 14–25.

Rossi, E. L. a. K. L. Rossi (2016b): A quantum field theory of neuropsychotherapy: semantic mind–brain maps and the quantum qualia of consciousness. *International Journal of Neuropsychotherapy* 4 (1): 47–68. DOI: 10.12744/ijnpt.2016.0047-0068.

Roth, W.-M. (1993): Heisenberg's uncertainty principle and interpretive research in science education. *Journal of Research in Science Teaching* 30 (7): 669–680. DOI: https://doi.org/10.1002/tea.3660300706.

Saey, T. (2010): First songbird genome arrives. *Science News* 177 (9): 16.

Salim, S., G. Chugh a. M. Asghar (2012): Inflammation in anxiety. *Advances in Protein Chemistry and Structural Biology* 88: 1–25. DOI: https://doi.org/10.1016/B978-0-12-398314-5.00001-5.

Samios, Z. (2017): Bonds tells tales of uncomfortable underwear in new Leos campaign for Comfytails. Verfügbar unter https://mumbrella.com.au/ bonds-tells-tales-of-uncomfy-undies-in-new-leos- campaign-424205 [16.11.2020].

Sanders, R. (2014): New evidence that chronic stress predisposes brain to mental illness. Verfügbar unter https://news.berkeley.edu/2014/02/11/chronic-stress-predisposes-brain-to-mental-illness/ [16.11.2020].

Scharmer, C. O. (2016): Theory U: Leading from the Future As It Emerges. Oakland (Berret-Koehler).

Scheel, M. J., C. K. Davis a. J. D. Henderson (2013): Therapist use of client strengths: a qualitative study of positive processes. *Counseling Psychologist* 41 (3): 392–427.

Scherer, K. R. (2009): Emotions are emergent processes: they require a dynamic computational architecture. *Philosophical Transactions of the Royal Society B Biological Sciences* 364 (1535): 3459–3474.

Schiller, C. (2015): Motion Mountain: The Free Physics Textbook. Verfügbar unter http://motionmountain.net [16.11.2020].

Schore, A. N. (1994): Affect Regulation and the Origin of the Self: The Neurobiology of Emotional Development. New York (Psychology Press).

Schore, A. N. (2003): Affect Disregulation and Disorders of the Self. New York (W. W. Norton).

Schore, A. N. (2012): The Science of the Art of Psychotherapy. New York (W. W. Norton).

Schrödinger, E. (1967): What Is Life? Cambridge (Cambridge University Press), 12th ed. 2012.

Schroer, B. (2010): Pascual Jordan's legacy and the ongoing research in quantum field theory. *European Physical Journal H. Historical Perspectives on Contemporary Physics* 35: 377–434.

Schulte, B. (2014): Overwhelmed: Work, Love, and Play When No One Has the Time. New York (Sarah Crichton Books).

Schwartz, J. M., H. S. Stapp a. M. Beauregard (2004): Quantum physics in neuroscience and psychology: a neurophysical model of mind–brain interaction. *Philosophical Transactions of the Royal Society B: Biological Sciences* 360: 1309–1327. DOI: doi:10.1098/ rstb.2004.1598.

Science Alert (2014): The best explanation of quantum entanglement so far. Verfügbar unter https:// www.sciencealert.com/watch-the-best-explanation-of- quantum-entanglement-so-far [09.09.2014].

Sczepanski, J. a. G. Joyce (2014): A cross-chiral RNA polymerase ribozyme. *Nature* 515: 440–442.

Segev, A., D. Curtis, S. Jung et al. (2016): Invisible brain: knowledge in research works and neuron activity. *PLOS ONE* 11 (7): e0158590. DOI: https://doi.org/10.1371/journal.pone.0158590.

Seligman, M. E. (2013): Authentic Happiness: Using the New Positive Psychology to Realize Your Potential for Lasting Fulfillment. New York (Free Press).

Shakespeare, W. (1998): The Tempest. Oxford (Oxford University Press).

Shakespeare, W. (2004): Shakespeare's Sonnets and Poems (Folger Shakespeare Library,) ed. B. A. Mowat a. P. Werstine. New York (Washington Square Press).

Sharma, A., V. Madaan a. F. D. Petty (2006): Exercise for mental health. *Primary Care Companion to the Journal of Clinical Psychiatry* 8 (2): 106.

Shapiro, F. (2014): The role of eye movement desensitization and reprocessing (EMDR) therapy in medicine: addressing the psychological and physical symptoms stemming from adverse life experiences. *Permanente Journal* 18 (1): 71–77.

Shelka, S. a. J. Piccirilli (2014): RNA made in its own mirror image. *Nature* 515: 347–348.

Siegel, D. J. (2007): The Mindful Brain: Reflection and Attunement in the Cultivation of Well-Being. New York (W. W. Norton).

Siegel, D. J. (2015): The Developing Mind: How Relationships and the Brain Interact to Shape Who We Are. New York (Guilford Press).

Siegel, D. J. (2017): Mind: A Journey to the Heart of Being Human. New York (W. W. Norton).

Simpkins, C. A. a. A. M. Simpkins (2010): Neuro-Hypnosis: Using Self-Hypnosis to Activate the Brain for Change. New York (W. W. Norton).

Simpson, D., R. Ryan, L. Hall et al. (2017): Quantum magnetic resonance microscopy. Verfügbar unter https://arxiv.org/abs/1702.04418 [16.11.2020].

Sliwinski, J. a. G. Elkins (2013): Enhancing placebo effects: insights from social psychology. *American Journal of Clinical Hypnosis* 55: 236–248.

Smith, S. M. a. W. W. Vale (2006): The role of the hypothalamic-pituitary-adrenal axis in neuroendocrine responses to stress. *Dialogues in Clinical Neuroscience* 8 (4): 383–395.

Spencer, S. J., C. M. Steele a. D. M. Quinn (1999): Stereotype threat and women's math performance. *Journal of Experimental Social Psychology* 35: 4–28.

Spielberger, C. D. a. E. C. Reheiser (2009): Assessment of emotions: anxiety, anger, depression, and curiosity. *Applied Psychology: Health and Well-Being* 1 (3): 271–302.

Starr, M. (2015): Physicists prove Einstein's ›spooky' quantum entanglement. Verfügbar unter https://www.cnet.com/news/physicists-prove-einsteins-spooky-quantum-entanglement/ [16.11.2020].

Steele, C. M. (1997): A threat in the air: how stereotypes shape intellectual identity and performance. *American Psychologist* 52: 613–629.

Steele, C. M. (1998): Stereotyping and its threat are real. *American Psychologist* 53: 680–681.

Steele, C. M. a. J. Aronson (1995): Stereotype threat and the intellectual test performance of African- Americans. *Journal of Personality and Social Psychology* 69: 797–811.

Stone, J. (2002): Battling doubt by avoiding practice: the effect of stereotype threat on self-handicapping in white athletes. *Personality and Social Psychology Bulletin* 28: 1667–1678.

Stetka, B. (2014): Changing our DNA through mind control? Verfügbar unter https://www.scientificamerican.com/article/changing-our-dna-through-mind-control/ [16.11.2020].

Stiles, W. B., L. Honos-Webb a. M. Surko (1998): Responsiveness in psychotherapy. *Clinical Psychology: Science and Practice* 5: 439–458.

Stodolna, A. S., A. Rouzée, F. Lépine et al. (2013): Hydrogen atoms under magnification: direct observation of the nodal structure of stark states. *Physical Review Letters* 110 (21): 213001. DOI: https://doi.org/10.1103/ PhysRevLett.110.213001.

Stoll, C. (2006): The call to learn. Verfügbar unter https://www.ted.com/talks/clifford_stoll_the_call_to_learn [16.11.2020].

Storr, A. a. J. Holmes (2012): The Art of Psychotherapy. London (Taylor & Francis).

Strassler, M. (2013): Quantum fluctuations and their energy. Verfügbar unter https://profmattstrassler.com/articles-and-posts/particle-physics-basics/quantum-fluctuations-and-their-energy/ [16.11.2020].

Strnad, J. (1986): Photons in introductory quantum physics. *American Journal of Physics* 54 (7): 650. DOI: http:// dx.doi.org/10.1119/1.14526.

Stutz, P. a. B. Michels (2012): The comfort zone. Verfügbar unter https://www.psychologytoday.com/nz/blog/the-tools/201205/the-comfort-zone [16.11.2020].

Susskind, L. a. A. Friedman (2014): Quantum Mechanics: The Theoretical Minimum. New York (Basic Books).

Tiberius, V. (2006): Well-being: psychological research for philosophers. *Philosophy Compass* 1: 493–505. DOI: https://doi.org/10.1111/j.1747-9991.2006.00038.x.

Tinsley, J. N., M. I. Molodtsov, R. Prevedel et al. (2016): Direct detection of a single photon by humans. *Nature Communications* 19 (7): 12172. DOI: https://doi.org/10.1038/ncomms12172.

Tronson, N. C. a. J. R. Taylor (2007): Molecular mechanisms of memory reconsolidation. *Nature Reviews Neuroscience* 8: 262–275. DOI: https://doi.org/10.1038/nrn2090.

Tuckey, I. (2017): In good time: why are football matches 90 minutes long? Here's everything we know. Verfügbar unter https://www.thesun.co.uk/sport/football/2526687/why-are-football-matches-90-minutes-long-heres-everything-we-know/ [16.11.2020].

Tugade, M. M. a. B. L. Fredrickson (2004): Resilient individuals use positive emotions to bounce back from negative emotional experiences. *Journal of Personality and Social Psychology* 86 (2): 320–333. DOI: https://doi.apa.org/doi/10.1037/0022-3514.86.2.320.

Tulving, E. (2002): Episodic memory: from mind to the brain. *Annual Review of Psychology* 53: 1–26.

Tulving, E. (2005): Episodic memory and autonoesis: uniquely human? In: H. S. Terrance a. J. Metcalfe (eds.): The Missing Link in Cognition. Oxford (Oxford University Press), S. 3–56.

Unternaehrer, E., P. Luers, J. Mill et al. (2012): Dynamic changes in DNA methylation of stress-associated genes (OXTR, BDNF) after acute psychosocial stress. *Translational Psychiatry* 2: e150. DOI: https://doi.org/10.1038/tp.2012.77.

van den Dungen, W. (2016): Ancient Egyptian Readings. Brasschaart (Taurus Press).

Vedral, V. (2012): Decoding Reality: The Universe as Quantum Information. New York (Oxford University Press).

von Baeyer, H. (2013): Quantum weirdness? It's all in your mind. *Scientific American* 308 (6): 46–51.

Wagstaff, G. (2010): Hypnosis and the relationship between trance, suggestion, expectancy and depth: some semantic and conceptual issues. *American Journal of Clinical Hypnosis* 53 (1): 47–59.

Wallas, G. (1926): The Art of Thought. New York (Harcourt, Brace, and World).

Walsh, M., C. Hickey a. J. Duffy (1999): Influence of item content and stereotype situation on gender differences in mathematical problem solving. *Sex Roles* 41: 219–240.

Wampold, B., C. Flückiger, A. Del Re et al. (2016): In pursuit of truth: a critical examination of meta-analyses of cognitive behavior therapy. *Psychotherapy Research* 27 (1): 14–32.

Wang, H. a. J. Li (2015): How trait curiosity influences psychological well-being and emotional exhaustion: the mediating role of personal initiative. *Personality and Individual Differences* 75: 135–140.

Wang, J. (2006): Consciousness as an emergent property. Disputatio philosophica: *International Journal on Philosophy and Religion* 8 (1): 89–119.

Wang, J., Y. Jeng-Yuan, I. M. Fazal et al. (2012): Terabit free-space data transmission employing orbital angular momentum multiplexing. *Nature Photonics* 6: 488–496.

Warren, W., D. Clayton, H. Ellegren et al. (2010): The genome of a songbird. *Nature* 464: 757–762.

Weir, K. (2016): The science of naps. *Monitor on Psychology* 47 (7): 48.

Wibowo, J. (2016): Plush Sofas invites dogs onto the couch in new comfort campaign. Verfügbar unter https://mumbrella.com.au/french-bulldog-finds-comfort-new-plush-sofas-ad-389603 [16.11.2020].

Wilber, K. (1993): The Spectrum of Consciousness. Wheaton (Quest Books).

Wilczek, F. (2002): A piece of magic: the Dirac equation. In: G. Farmelo (ed.): It Must Be Beautiful: Great Equations in Modern Science. New York (Granta Books), S. 102–130.

Wilczek, F. (2015): A Beautiful Question: Finding Nature's Deep Design. New York (Penguin).

Wolf, K. (2015): Measuring facial expression of emotion. *Dialogues in Clinical Neuroscience* 17 (4): 457–462.

Xie, L., H. Kang, Q. Xu et al. (2013): Sleep drives metabolite clearance from the adult brain. *Science* 342: 373–377.

Yee, J. R., W. M. Kenkel, J. L. Frijling et al. (2016): Oxytocin promotes functional coupling between paraventricular nucleus and both sympathetic and parasympathetic cardioregulatory nuclei. *Hormones and Behavior* 80: 82–91. DOI: https://doi.org/10.1016/j.yhbeh.2016.01.010.

Yount, G. a. K. Rachlin (2014): A novel mouthwash protocol for noninvasive genomic analyses. International Journal of Psychosocial Genomics: *Consciousness and Health Research* 1 (1): 12–17.

Zeig, J. K. (1991): Psychotherapie – Entwicklungslinien und Geschichte. Tübingen (DGVT).

Zeig, J. K. (1992): The Evolution of Psychotherapy: The Second Conference. New York (Routledge).